園藝
治療
基 本 功

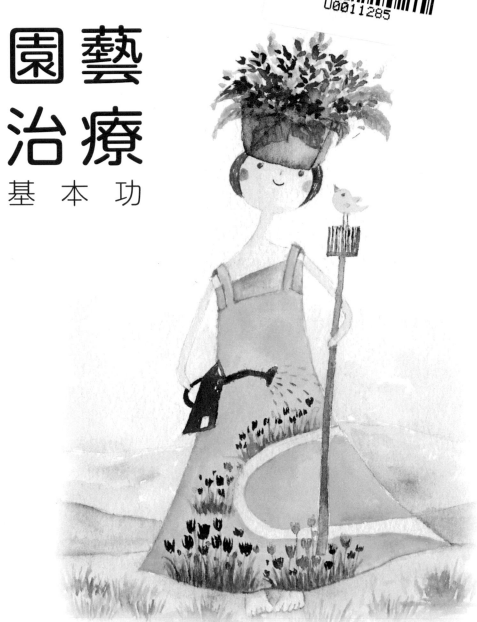

廖曼利／翁晴韻　合著

謝誌

感謝因園藝治療而相遇的一切

這本書終於能完稿付梓，心中想感謝的人好多、好多。

最想感謝的是，一路走來，在進行園藝治療操作的專業道路上，無私且信任、陪伴我，同時教導我各種疾病可能情況的老師們—所有與我有緣相聚的個案們。如果沒有您們，便沒有這些寶貴的知識與經驗，更遑論將這些經驗寫成文字分享。謝謝您們，謝謝!

感謝郭毓仁老師開啟了我園藝治療的道路、感謝歐聖榮教授和張俊彥教授的教導、曹幸之教授引介美國園藝治療課程的學習機會與對我的諸多鼓勵、伊利諾大學香檳分校景觀建築學系主任Dr. William Sullivan的協助、美國園藝治療學會（Horticultural Therapy Institute, HTI）的Rebecca L. Haller和Christine L. Capra以及Pamela A. Catlin的專業授課與種種協助、Skyland Trail 機構的美國園藝治療師Libba Shortridge 的專業實習督促與指導、以及來自不同國家或地區一起在美國學習園藝治療課程的同學們。因為有您們施與專業的養液澆灌，才有園藝治療健康美麗的果實，謝謝!

感謝我的 上師-噶瑪噶居寺及蔣揚慈善基金會創辦人 洛本天津仁波切的慈悲加持，讓我勇敢的不斷提醒自己以慈悲和智慧面對所有的一切。感謝最親愛的家人們及朋友們的協助，不論是經濟或是精神上，無怨無悔地支持我成就這一切—怕我異鄉求學冷到餓到，準備暖暖的衣服、食品乾料讓我帶去美國，又再遠從台

灣和加拿大寄去一箱一箱的衣服和台灣食物過去；怕我錢不夠用，給予我所有經濟上的支持…，滿滿無止盡的疼愛與呵護，讓在異鄉做研究及求學的我從不覺得孤單。時至今日每每回想起來，仍常令我淚溼眼眶。摯深地謝謝您們，謝謝!!!

感謝城邦文化麥浩斯出版社張社長淑貞，推動了台灣園藝治療界的百花齊放。張社長用心良苦，鼓勵也緊緊督促我將所學轉換吐納出來，並不計成本地讓這本書誕生問世，唯一單純的目的只希望園藝治療能深而廣地利益台灣。這份無私的愛，令人感動，謝謝您，謝謝!!

也感謝正在閱讀這本書的親愛讀者們。因為有您們，這本書才有存在的價值，謝謝!

何其幸運與幸福！我們因「園藝治療」而相遇…。

廖曼利 謹誌於台北土城
2019/06/18

謝誌

獻上所有的榮耀

　　首先，感謝共同作者廖曼利學姊，從研究所到美國學習園藝治療課程，一路以來的提攜和幫助。能和學姊一同將美國習得的知識及技巧書寫成冊，真的感到非常榮幸與感激。此外，透過學姊找到張淑貞社長，感謝社長肯定我們的理念，在社長的鼓勵與支持下，深深感受到她對推廣園藝治療的熱情，才使「園藝治療基本功」得以問世。

　　感謝恩師歐聖榮教授於為我開啟園藝治療的學術大門，教我用更寬廣的角度看事情；感謝美國實習指導人Pam Catlin給予的啟發：當重症個案沒回應時，仍帶著熱忱、正向、尊重的態度與個案互動，讓我見證人與植物之間可以有如此柔軟卻堅定的連結。感謝老師Rebecca L. Haller教導在執行園藝治療時的操作技巧、治療流程、園藝治療師角色定位…等，學習後才深感「魔鬼藏在細節裡啊！」

　　感謝求學過程的貴人們，HTI的計畫經理Christine Capra，當初耐心地與我往來無數封email，我才能順利到美國習得園藝治療學分。感謝Dee&Thad在

美國有如爸爸媽媽般的照顧，當我在異鄉生重病時，無怨無求地幫助我。謝謝Yawen&Eddy在丹佛時，像家人般慷慨地給予生活及學習上的幫助。

感謝我的父母和哥哥，謝謝一直以來你們都很相信我，省吃儉用地存錢就為了讓我順利出國取得證照。最後，感謝我的老公陳翰儒，為了讓我成立園藝治療工作室接案子，支持我放棄原本穩定的工作，獨自扛起家裡的經濟大樑。謝謝我的兒子沐謙，在肚子裡陪伴我寫書，和這本書一起誕生。

感謝所有讓我有機會執行園藝治療的機構單位，以及服務過的對象們，謝謝你們陪同我共築園藝治療的美好。所有榮耀都獻給一路上幫助過我的您們。

翁晴韻

2019/06/18

推薦序 （推薦依姓名筆劃排序）

An Impact on Horticultural Therapy in Taiwan

I'm excited to see that two excellent past students of the Horticultural Therapy Institute have embarked on imparting their knowledge and learning to others in their home country. Their new endeavor encompasses a wide range of horticultural therapy topics as well as their educational and practical journey in this field. Both authors share a thorough knowledge of the field and will most surely have an impact with this new book.

Christine L. Capra, HTR

Horticultural Therapy Institute (HTI),

Program Manager

（中譯）對台灣園藝治療領域的影響

　　我非常高興看到園藝治療學會(Horticultural Therapy Institute)過去兩位優秀的學生，已經開始向他們的國人傳授他們的知識和所學。他們在這本新書中說明了廣泛的園藝治療主題，以及他們在該領域的教育和實踐的旅程。兩位作者分享園藝治療領域全面性的知識，我也非常確信這本書將對園藝治療領域產生影響。

Christine L. Capra

美國園藝治療協會(AHTA)註冊園藝治療師

美國園藝治療學會(HTI) 方案經理

Fortunate Readers: Dig In!

Man-Li Liao and her colleague Chin-Yung Wung have boldly put forth a meaningful handbook on horticultural therapy with exceptional graphics in a field that yearns for this magnitude of resourcefulness, worldwide.

I am honored to inform you beyond the covers of this book about one of these authors- Man-Li Liao- and her compassion behind the resourcefulness that is evident in this handbook on horticultural therapy.

As Man-Li's supervisor at Skyland Trail, a nationally recognized nonprofit mental health treatment organization serving adults ages 18 and older, in Atlanta, GA, USA, I was the fortunate one to have witnessed Man-Li's many talents and genuine compassion.

During her 3-month horticultural therapy internship in 2016, Man-Li guided the clients in their recovery journey, enlivened by the horticultural therapy programing and activities that she created. From the "River of Green" to "Painting Stacking Pots" and "Orchids on Driftwood," Man-Li encouraged the clients to explore their creativity and to take ownership in the landscape of the treatment facility. She named it "Play in the Garden," and invited the clients to create 2 signs to welcome just that. She gave the clients a new perspective in their purpose at a time when one is often stripped of purposefulness.

She gave the clients Joy too, because that was the language that Man-Li spoke- Joy and the reverence of the people plant connection. An example of this was when we were tying orchids onto long logs of driftwood over bundles of moss. This required taking the orchids out of their plastic pots. Man-Li (with her enriched knowledge of orchid propagation, aside) simply asked, "Would you want to live in a plastic pot?" as she demonstrated how to remove the bark from the roots of the orchid in order to weave the roots over the moss and onto the driftwood.

Man-Li raised the bar on what is expected during one's internship and she continues to do so in her practice. Her name translates as "Great Benefit," which resonated with the impact that she had on our horticultural department and in the Skyland Trail community.

There is a rare compassionate resourcefulness that comes with Man-Li Liao, her practice and exploration of Horticultural Therapy.

Readers- you are the fortunate recipients. Dig in!

Libba Shortridge, HTR
Skyland Trail, Horticultural Therapist

（中譯）幸運的讀者們：挖寶吧！

　　廖曼利和她的同僚翁晴韻，以全世界皆渴望獲得大量資源智謀的(園藝治療)領域之卓越圖文，勇敢自信地寫了一本別具意義的園藝治療手冊。

　　我很榮幸能在本書的內容之外，告訴您作者中的其中一位─廖曼利，以及她隱藏在這本園藝治療手冊中顯而易見的足智多謀後面的慈悲同理心。

　　Skyland Trail是一個國家級認證的非營利性心理健康治療組織，在美國喬治亞州亞特蘭大市為18歲以上的成年人提供服務。作為曼利在Skyland Trail的主管，我很幸運地目睹了曼利的許多才能和真正的慈悲同理心。

　　在2016年為期3個月的園藝治療實習期間，曼利引導個案進行他們的康復之旅，而這些旅程因為透過她設計的園藝治療方案和活動而生動有趣了起來。從"綠色之河"到"彩繪堆疊著的花盆"和"漂流木上的蘭花"，曼利鼓勵個案探索他們的創造力並掌握負責治療機構的景觀。她將其命名為"在花園裡玩"，並邀請個案們創作了兩個歡迎到花園裡玩的標誌。在一個人經常被剝奪了生活的目的性的時候，她給了他們（個案們）一個嶄新的視角。

　　她也給予個案們歡樂，因為那是曼利所說的語言─歡樂和對人們與植物連結的崇敬。比如有一次，我們正在將蘭花利用水苔包覆並綁在長長的漂流木上，這需要將蘭花從塑膠罐中取出。當她展示如何去除蘭花根上的樹皮塊並以水苔包覆將其固定到漂流木上時，曼利（除了以她豐富的蘭花繁殖知識之外）簡單地問道，"你想生活在一個塑膠瓶裡嗎？"

　　曼利提高了實習生實習期間的預期標準，並且她繼續在她的園藝治療實踐中這樣執行。她的名字的意思為"美妙的利益"，這與她對我們園藝部門和Skyland Trail整個機構的影響是同具共鳴的。

　　廖曼利，她的園藝療法的實踐和探索帶來了一種罕見的富有慈悲心的智慧。

　　讀者們─您是幸運的接收者。盡情挖寶吧！

Libba Shortridge
美國園藝治療協會(AHTA)註冊園藝治療師
美國喬治亞州亞特蘭大市Skyland Trail 專職園藝治療師

A Book for Wishing to Advance Their Knowledge & Desire for " Best Practices" in HT

Through their individual passions for the "people plant" possibilities, Man-Li and Chin-Yung share with those who read this book of their journeys of obtaining training and experience in the field of horticultural therapy (HT). Both received their starts with HT in Taiwan. Their commitment to advancing their knowledge in HT led them each to the United States to obtain certificates in HT and complete internships in pursuit of professional registration from the American Horticultural Therapy Association (AHTA).

This book is a culmination of the HT education and practices of these two remarkable women. There are three primary components to the publication. First, all worthwhile ventures start with a personal vision that is the impetus for action. The authors share about the insights, passions and experiences that brought them to the point of writing this book. Secondly, a strong evidence base is included to support the theories and practices, clearly identifying the successes that are available through the use of horticultural based programming. Thirdly, responses from individuals being served in HT programming are incorporated, emphasizing the healing power of working with plants in a therapeutic setting. In addition, the examples of HT programs and therapeutic gardens in the book demonstrate the many ways in which HT can provided, serving diverse populations.

The authors have woven together the personal, the research and evidence and the voices of those being served. This is a book for anyone wishing to advance their knowledge and desire for "best practices" in the field of horticultural therapy.

Pamela A. Catlin, HTR
Horticultural Therapy Private Contractor

（中譯）一本適合希望獲得園藝治療進一步知識與最佳實踐的書

　　經由她們個人對於“人們與植物”的可能性之熱情，曼利和晴韻與閱讀本書的讀者們分享了她們在園藝治療領域獲得培訓和經驗的旅程。兩人都在台灣開始接觸園藝治療，因為希望獲得園藝治療進一步的知識而使得他們來到美國學習園藝治療的認證課程並完成實習，以追求美國園藝治療協會（AHTA）的專業註冊認證。

　　這本書是這兩位傑出女性的園藝治療教育和實踐的美好結果。此書主要有三個部分：首先，所有富有價值的冒險始於個人的願景，這是行動的動力。作者分享了促使他們編寫本書的內在洞察觀點、熱情和經驗。其次，包括強有力的證據基礎來支持(園藝治療的)理論和實務，其清楚地定義藉由使用以園藝為基礎的方案設計可以獲得的成功。第三，結合在園藝治療服務方案中個體的回應，強調在治療環境中與植物一起工作的療癒力。此外，本書園藝治療方案和治療性庭園的案例，揭示了服務於不同族群的園藝治療可以提供的多種方式。

　　作者將個人、研究和實證、以及所服務者的聲音編織在一起。這本書適合希望在園藝治療領域獲得更進一步的知識以及渴望“最佳的實踐”的任何人。

Pamela A. Catlin
美國園藝治療協會(AHTA)註冊園藝治療師
園藝治療私人承攬者

完整園藝治療操作介紹的好書

逾半世紀以來，台中育嬰院致力提供兒童及身心障礙者適切的專業照護，也運用多樣化的治療方式，讓弱勢孩童擁有更多成長的機會。

本院有幸地，在作者的專業帶領下，運用園藝治療的力量，療癒孩子們的身心理。每來到院內的希望花園，不僅看到美麗的花草、也有孩子們在陽光下綻放的自信、揮灑汗水後豐收的成就感、整理花園時的互相合作…等，這些日常寫照，直接地見證園藝治療的力量。

我們了解園藝治療是一種有益身心健康的輔助療法，但是，如何藉由園藝治療來幫助服務的對象，往往是活動帶領者首要面臨的一大挑戰。兩位作者用心集結從美國習得的專業知識及技能，並且融合台灣實際的操作經驗，無私分享，讓這本「園藝治療基本功」得以問世。相信藉由本書，肯定能讓讀者們建立完整的園藝治療理論基礎，進而應用園藝治療於各個服務族群，點亮每一個需要關懷的角落。

朱明輝
台中育嬰院 院長

現代社會的反思與反璞歸真——園藝療法

人是自然界裡的一種動（生）物。在這個地球上，所有的動（生）物都離不開大自然。為什麼呢？因為大自然提供了空氣、水、陽光、食物，讓人類因此而能生活及活（運）動。

現代人有越來越多後天生理或心理上的疾病，原因為何？推究起來，乃因現代人的生活方式改變了，也就是離開了大自然。例如工作事業的壓力與焦慮、憂鬱、副交感神經失調導致的各種消化系統疾病、空氣污染的相關疾病、食安問題導致的疾病---等，這些都與人類的身心靈長期與大自然脫節有關。

西方社會有越來越多的反思與呼籲反璞歸真的聲音興起，園藝療法就是其中的一種方式。早在19世紀，被公認為"美國精神病學之父"的Benjamin Rush博士（1746-1813）首先記錄了在花園中工作對精神疾病患者積極正向的影響，而英國、法國、德國、瑞士、奧地利、澳洲，以及亞洲地區的韓國、日本、香港等，也爭相效起，目前這些國家已都有專業園藝治療師的培訓。

曼利老師，作為一個台灣少數獲得美國園藝治療課程完整訓練且註冊認證的美國園藝治療師，擁有專業的學術背景與豐富的實務經驗，是一位不可多得的園藝療癒專業人才。本書紀錄了作者所學的知識、經驗與歷程，是一本在園藝治療專業上極為實用但卻也知性有趣的書籍，值得讀者細細品味。

我個人本科學的是電腦，大學讀企管，博士專攻金融，做的是建築事業，但因自小在農村長大，非常懷念過去成長的農村自然環境。在順緣之下，宏國德霖科技大學成立了園藝系，把園藝療癒作為專項培養的課程，也很榮幸聘請到曼利老師來為我們負責培養台灣未來一代的園藝治療師，這是目前台灣唯一在大學培訓專業園藝療癒人才的科系。我期許宏國德霖園藝系，能為台灣下一代的未來創造更好、更優質健康的生活環境與方式。

林鴻志

宏國德霖科技大學 副董事長

完整的架構到案例，提供園藝治療專業學習者的引導

現代人生活壓力大已是不爭的事實，造成的身心問題更是越來越多，依據衛生福利部統計臺灣領有身心障礙證明（手冊）者已達總人口數之5%，且有逐年增加之趨勢。除了傳統中西醫的治療方法外，多元的輔助治療亦越來越受重視，尤其園藝治療近幾年來在一些身心照顧機構開始扮演重要的角色。

在實務工作者的培訓上台灣亦頗具規模，目前共有五個民間協會提供園藝治療師的認證及培訓課程，然而訓練的課程內容及時數卻各有千秋，因此缺乏課程內容的一致性與標準化，也常讓人分不清楚園藝治療與園藝活動的差異。因此聽到同為取得美國園藝治療師認證的曼利，希望能出版一本專業的園藝治療概論書籍時心中真是振奮，看到內容後更是十分認同書中對園藝治療的詮釋與方法論述，治療需要經由專業者的評估後依據個案的需求訂定治療目標，再規劃適合的園藝活動並評量目標的達成度及後續的修正，可以說是一個動態循環式的實施程序，並強調以個案為核心（person center），有別於以植物為核心的園藝活動體驗，這也讓園藝治療師的能力不僅僅是園藝操作的訓練而已，從身心問題的認識到個案評估、制定園藝方案及目標效益評量等都需要有方法的學習及經驗累積。

這本書從理論架構到案例的整理，可提供有心鑽研園藝治療專業的助人工作者有系統的學習引導，尤其書中介紹的各種評估與紀錄（documentation）方法更是目前台灣實務工作者較為缺乏的專業知識，也期許此書能激發更多的研究者與實務工作者一起合作進行實證研究（evidence-based research），獲得一般大眾及醫療專業的認可，讓身心患者除了吃藥以外能有更自然且愉悅的另一種治療選擇。

林儷蓉

國立臺灣師範大學運動休閒與餐旅管理研究所 副教授

中華休閒教育與康復學會理事長

美國認證合格休閒治療師、園藝治療師

園藝治療的基礎敲門石

一直以來，關於園藝治療的用詞，在不同的領域有著不同的解讀，要充分理解其理論基礎與實務應用，除了需要勇氣與耐心之外，更需要長期的投入、學習與養成。

曼利與晴韻從學理出發，深入園藝治療領域，進行個案觀察後，建立起基礎觀念；接著到美國進行園藝治療師培育課程、實習、志工服務等，完全浸潤於園藝治療領域，並將所學應用國內、外相關領域與案例中，獲得大家的肯定與認同。

在此同時，作者們將所學、所聽、所聞、所作的一切，編撰於此書，為台灣的園藝治療領域建立一道基線，相信此書將是引導有興趣者、有需要者進入園藝治療領域的敲門石。

吳振發

中興大學園藝學系 教授兼系主任

充實園藝治療專業知識的最佳入門書

從人類幾百萬年的發展史觀之，植物不僅供給人類食、衣、住、行的需要，同時也是創造人類精神文化生活的基礎。許多文獻顯示人類接近或看到植物或自然景物時，會感到舒適、安全，進而達到紓壓、療癒的效果。

人類是在「農業革命」（約一萬年前）開始之後，才以米麥等穀類作物為主食，在此之前，人類一直是以野生水果、蔬菜維生，之後才加上獸肉、昆蟲或魚類。園藝的水果蔬菜是『身體的補品(nutritious food for the body)』，而花卉及優質景觀是『心靈的美食(beautiful food for the soul)』，所以從事「園藝治療」活動，不但可幫助一般人樂活養生，亦可用來協助亞健康人士或病患，達到增進健康的效果。

本書兩位作者：廖曼利老師和翁晴韻老師，均屬我們園藝界的後起之秀，她們具有相同的特質：良好的「園藝」背景和本職學能、積極學習「園藝治療」的熱情和貢獻台灣社會的責任感。她們透過本書與讀者分享從美國到台灣，理論到實踐過程的所見所聞，希望未來台灣「園藝治療」的發展可以更深、更廣。個人深感佩服之意！

仔細分析「園藝治療」的定義，可發現其治療對象可分為「所有人」（廣義）以及「針對病患」（狹義）兩種；後者需要更多的專業知識和技能，而本書所提供的優質專業訊息，正是目前國內相關書籍比較欠缺的部分，因此個人認為本書是「充實園藝治療專業知識的最佳入門書」。

本書從作者精彩豐富的「園藝治療」學習淬鍊過程談起；接著論述「園藝治療」的基本觀念、學理和做法；之後將「園藝治療」實作的對象（精神疾病者、高齡者與高齡失智症患者、腦血管意外患者、發展障礙者）之相關知識和具體操作法以及案例進行有系統的整理；最後針對療癒庭園的種類和設計要點有完整的

敘述,並介紹10個美國園藝治療庭園案例。全書結構完整、資料新穎實用,相信無論是對於「園藝治療」有興趣的初學者和專業人士,甚至於一般普羅大眾,閱讀本書都會有相當良好的收穫和助益,因此樂意積極向讀者推薦之!

張育森
臺灣大學園藝暨景觀學系教授
臺灣園藝福祉推廣協會理事長
樂齡族健康園藝研發推廣聯盟召集人

深耕華人園藝治療專業領域的好書

本書是兩位作者在已有的專業基礎上再飄洋過海、精進學習並發揮應用的心路歷程。由她們的起心動念、從頭學起、園藝治療實作、到療癒庭園,強調服務對象及其益處才是園藝治療核心。書中配有許多圖片美不勝收,其中基本功的理論、元素和技巧及對10種不同需要之服務對象的活動方案佔了全書近半的篇幅。完整呈現的實作每一部分細節,好像作者們將自己走過的困難與努力化成對讀者的呵護與叮嚀。十個園藝治療庭園的案例及分析佔全書三分之一強,還特別介紹一些「改良」使適用的工具,有圖有文。各療癒庭園的特色讓讀者可置身其中感受植栽的鼓勵與自然賞賜。

好知識就如口渴時要喝的水,作者們紮實的作業經驗讀來讓人喜悅,是甘美的鼓舞。期望本書讀者跟作者一起深耕發展我們及華人世界的園藝治療專業。

曹幸之
國立臺灣大學園藝暨景觀學系 退休副教授

活動、輔療、治療 ： 園藝療法的成長蛻變

園藝療法(horticultural therapy)，hort 源自拉丁語hortus，古羅馬分給公民，可圍起種植的小塊地。Culture為cultura，為耕種、栽培之意。 therapy 源自希臘語therapeia，意為治療或療法。

古埃及醫師早已用散步、陽光、植物為處方，中國古代風水、園林也以自然環境植物來療癒，70年代美國紐約大學Rusk復健中心率先納入園藝療法到團隊中。台灣綠色養生學會2010年首創由中醫、復健、精神科醫師偕同學者專家在復健、老年、精神疾患使用園藝療法並建立培訓制度。

隨人口老化、環境、病種改變，發展遲緩、長期照護等新議題浮現，園藝治療須更多面向深入。過往獨門秘招要成為醫療共通語言，需引進【適應禁忌症】、【標準評估】、【個人化處方】，及復健醫學【全人照護】、【功能評估】、【實證醫學】等觀點。

很高興曼利與晴韻貢獻見學和治療心得，依疾病別系統性介紹園藝治療，並強調治療評估 (因評估之所在，療效之所在)。這是一本適合初學者研讀的實用園藝療法工具書，也是一本能和專業醫療人員共鳴的好書，希望未來能看到她們分享更多台灣本土案例。推薦給有志於學習園藝療法的夥伴!

許宏志
台灣綠色養生學會理事長
嘉義長庚醫院復健科第二屆主任
嘉義縣兒童發展中心主任
復健、老年醫學專科醫師

推薦一本看見與學習園藝治療結合景觀案例的好書

2017年夏天，幾位台灣學者及農政人員有機會在本文作者的協助安排下，參訪了幾個美國園藝治療機構。

其中作者實習的 Skyland Trail是心理疾患成年人的健康照護機構。在自然環境包圍下，踩在松葉與碎石鋪成的地面，進行由園藝治療師帶領的園藝活動，或身處機構環境中與自然互動，都是令人療癒放鬆的體驗。我們停留駐足身處其中，瞭解到Skyland Trail如何以園藝治療結合療癒景觀來減緩患者負向的心理症狀。而 Hillside School則是特別針對兒童與青少年心理疾病方面的特別教育中心，讓孩童在樹林、花園、菜園與小木屋等多元的自然環境中學習，獲得心理問題的改善。

在整個參訪的過程裡，我們瞭解到以專業園藝治療協助不同個案的方式。如同作者所強調的，各機構均以「專業的評估與治療」來幫助個案；同時，從事園藝治療的整個過程重點在於「治療」而非「活動」。個人也經由該次的參訪活動，了解作者對於園藝治療推動的投入及專業。鑑於作者的用心與努力，本人樂見作者將其學習園藝治療的成果，進一步以出版方式與大眾分享，讓更多的讀者了解園藝治療的重點及效益。

張俊彥
國立台灣大學園藝暨景觀學系 教授兼系主任

一本具正統性、嚴謹性、好看又好用的園藝治療操作手冊

曼利和晴韻都稱呼我學長，這二位姑娘所做的事都是我想做的，到美國接受正統的園藝治療訓練，然後將辛苦所學的付諸文字，分享給眾人，這是我很想做卻做不來的，富有熱忱的她們做到了。

以正統性和嚴謹性而言，這是一本足以提供給各相關科系老師們，用來教導學生認識真正的園藝治療，並能按圖操作的一本具有系統性的論述教科書。

以實用性與參考性來說，這是一本可提供給復健機構、養老單位或特殊團體機構的操作手冊，照樣操作可以減輕機構在活動設計上的負擔，由實際操作中也同時享受到園藝治療的快樂秘笈。

以趣味性來說，這是一本可放在案前床頭隨手翻閱，在植物相伴下安然入夢的休憩書。閒來無事，依照書中內容，可獨自享用，亦可與週遭親友同樂，除滌淨自己思慮更能增進親友之連結，不亦樂乎。

這本書以美麗植物花園與豐富人情溫度交錯其間，可讓你與植物的距離更貼近，植物無言卻有語，邀請您一同來享受它。

陳彥睿

園藝治療領域博士

台灣快樂學園藝協會 理事長

對華人園藝治療將具發展貢獻的案頭參考好書

　　知道好友與同道曼利和晴韻合著園藝治療的專著時，我早已充滿期待。到得她們邀我撰寫推薦文，更是深感榮幸，當然義不容辭。現在捧讀新著《園藝治療基本功》，內容紮實豐富，知識與趣味融合無間，真是難得佳作！

　　第1章「展開一場奇幻冒險的練功之旅」講述兩位作者負笈美國修習園藝治療之真實經歷，充滿故事性與趣味性，宛如讀武俠小說，更體現了「不經一番寒徹骨，那得梅花撲鼻香」之意境。事實上，美國園藝治療協會(AHTA)所設立的專業認證制度確是特別嚴謹，不刻苦「練功」，絕不能輕易過關。作者將修學歷程娓娓道來，讓人彷如親歷其境，引起我在當地修習園藝治療的種種美好回憶，感受作者敢於「冒險」之勇氣，努力求學之堅毅，還有當中的歡欣與感動時刻。作者也清晰介紹了AHTA的修學實習和認證制度、還有留學的準備建議等，對於有志到當地修學者，真可謂指路明燈。目前，兩岸四地已經有推廣園藝治療的不同組織，各盡其力，各有勝場。一些組織也開設有培訓課程，讀者不妨與AHTA的制度比較，應可見其嚴謹與完善，令人心悅誠服。雖然各地發展條件不同，不宜硬搬美國之標準以為圭臬，然而其嚴格標準之用心也全為達到治療之確效。我相信唯有此等高標準，方有助園藝治療之長遠發展，使其被醫護政策正式認可，足可與其他受廣泛肯定之治療方式如職能治療、物理治療等比肩，成為常設之治療方式或一基本選項，讓更多人能夠體驗植物的療癒與改善身心康寧之力量。

　　第2章「觀念，從頭學起」簡明闡述多個人文科學的理論，例如「超載及喚起理論」、「注意力恢復理論」等以說明園藝治療的基礎，再細說園藝治療的必要元素、對不同群體所能帶來的效益，並各舉學術發表以為證據，彰顯園藝治療的

可信。其後按不同層面的效益或目標，如身體、認知、社會心理、促進就業等而介紹園藝治療的方案類型，以及個案評估、訂定治療目標與設計治療計畫，以至領導和執行園藝治療活動之各種實務，都是條理分明、清晰具體。

第3章「現場園藝治療實作」再進一步，說明經常使用園藝治療作為輔助療法的十種族群，例如精神疾病、高齡者與高齡失智症患者、發展障礙者等等之實務應用方法，內容集合兩位作者在美國的學習、實務經驗與多種優良教材之大成，必能讓讀者在實務操作的知識與技能上更為專精。

第4章則帶領讀者認識園藝治療的另一主要面向－療癒庭園。設計完善的療癒庭園，置身其中已經有療癒力量，若於園中進行園藝治療活動，更是相得益彰。本章不只講述了不同類型的療癒庭園，還詳細說明各項組成要素，如道路之設計、種植設施之可及性、植栽及園藝工具之選擇等，並以多個美國的療癒庭園實例，逐一介紹各園之特色與上述要素之運用。細讀本章，本身就是一趟擴闊知識、眼界與療癒之旅。

我深信《園藝治療基本功》的出版，對於華語地區園藝治療的發展是一大貢獻，必會成為園藝治療的優良課本和案頭參考書；不論是想一窺園藝治療堂奧的新入門讀者，或者是學有專精、經驗豐富的同道，一定能夠從本書中獲益良多。

馮婉儀

註冊園藝治療師(美國園藝治療協會)、註冊社會工作者
香港園藝治療協會會長
美國園藝治療協會2015年蕾亞・麥肯迪尼斯專業服務獎
及2019年查爾斯・劉易斯傑出研究獎得獎者

練好園藝治療基本功的必備書籍

近年來園藝治療的觀念及實踐受到諸多世界先進國家重視，這股熱潮也在台灣引動並受到各界的歡迎。究其原因可知園藝治療具多面向的效益，透過園藝治療師的指引，使受治療者之身心靈逐步受到改善與精進。因此園藝治療不僅是一種輔助性的療法，更是一種有功德的療法。

本人在園藝治療的研究、教學與推廣上投入甚多時光，每當有新進學生想投入此領域進行研究或實踐時，大都從國外的書籍或期刊中獲取相關資訊，但大家心中都同時有疑問，為什麼沒有台灣本地出版兼具理論與實務的園藝治療相關著作？而今看到從我研究室畢業的兩位高徒廖曼利、翁晴韻，在留學美國並獲得美國園藝治療師之後，將其自身之專長與實務經驗，合作撰寫成「園藝治療基本功」這本書，令人特別感動。

本書不只談論觀念及針對各種患者安排的園藝治療實作，更介紹療癒庭園，對於有志於園藝治療的人來說，是一本必備的書籍。相信練好本書所介紹的園藝治療基本功，對您未來園藝治療的功力將有不可限量的提升作用。

歐聖榮
朝陽科技大學 教授兼設計學院院長

目錄 CONTENTS

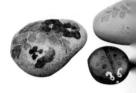

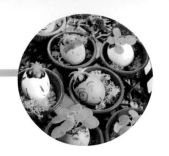

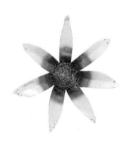

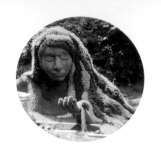

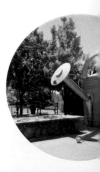

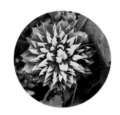

寫在前面

這是一本寫給對於園藝、園藝治療、園藝治療專業發展有興趣的人，甚至於給一般普羅大眾看的書。

走過台灣與美國，我們希望未來台灣園藝治療的發展可以更深化與細緻，觸及的專業範圍能更深、更廣，可以媲美長期以來有制度且深耕發展園藝治療的美國，甚至希望我們能做得比美國更好！

台灣是一個園藝治療蓬勃發展的地方，幾個現有培育園藝治療師的認證系統各有其特色，不過在培訓課程時數、內容與實習時數上卻也大相逕庭，這帶動了台灣園藝治療的發展熱潮，也反映出台灣社會高度自由化的思想。此現況無好壞之說，是熱情的台灣發展出來的特色。

不過，熱潮發展至今日，我們實在應該停下來檢視一下，看看自己、看看別人，想想在希望園藝治療成為「助人的專業」這條路上，我們是否有什麼做得還不夠？或是哪裡是可以再精進之處？或許許多人認為園藝治療不過就是多看看幾本書，懂一些植物的相關知識，就可以來帶個園藝治療的活動，然後做完活動後讓大家開開心心帶個小成品回家便是了。

雖然在外觀可見的物件上，這也可能會是眾多園藝治療方案中會出現的一種小外貌，但若以為這樣就是全部，那就太小看園藝治療了。

　　他山之石可以攻錯。作為一個從1950年代二次大戰後，就開始大量以園藝來協助退役軍人處理創傷後壓力症候群以便回歸正常生活，然後在1973正式成立專業發展協會團體，到現在將園藝治療作為專業發展已近50年的美國，在園藝治療師的專業要求和認證體制上，究竟與台灣有甚麼不同？有甚麼是值得我們了解與學習的呢？

　　偌大的美國，其實進行園藝治療師認證的組織只有一個─美國園藝治療協會（American Horticultural Therapy Association, AHTA）。美國園藝治療協會講起來算是一個獨立的平台，致力於宣傳園藝療治作為一種治療方式的原則和如何實踐、訓練園藝治療專業實踐者的成長、建立專業標準和認證方式、促進園藝治療的實證研究、並擁護提倡園藝治療作為公眾、醫療院所及健康照護機構的治療方式等。目前，整個美國園藝治療的培訓課程內容及認證系統大致如下：

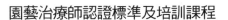

美國園藝治療協會

建立專業標準和認證制度
進行園藝治療師認證

園藝治療師認證標準及培訓課程

- 具大專院校園藝治療學士學位，或是大專院校學士學位但修畢下列課程
- 下列課程須由美國園藝治療協會認可之大專院校出示學期制（semester）學分

植物科學領域	人類科學領域	園藝治療領域	實習
必修(9學分[註]) • 園藝學原理(3) • 植物繁殖學(3) • 植物病害與蟲害管理學(3) **選修(3學分以上)** • 植物生理學 • 溫室生產學/管理學 • 苗圃生產學/管理學 • 景觀設計 • 植物材料學	**必修(9學分[註])** • 普通心理學(3) • 變態心理學(3) • 人類發展學(3) **選修(3學分以上)** • 輔導諮商理論 • 疾病與殘疾概論 • 團體動力學 • 治療原理/概論 • 人類解剖學/生理學 • 成人發展和老化	**必修(9學分[註])** • 園藝治療概論 • 園藝治療方案管理 • 園藝治療的技能/技術/實行 • 園藝治療方法和方案計畫 • 園藝治療中的人類議題 • 人與植物的關係	• 須在美國園藝治療協會認證註冊園藝治療師的監督下完成。 • 總實習時數為480小時，須在3個月～2年內完成。 • 個案直接服務佔60%，非直接個案服務與園藝服務佔40%。 • 須擬定短期計畫、長期計畫以及進行一個個案研究。

註：大專院校學期制(semester)中的1學分，約為15-18個學習小時；若學校用的是學季制
(quarter)，則還需另補學分。

目前美國有園藝治療學士學程或美國園藝治療協會認證課程開課地點

• Colorado State University 　（與 Horticultural Therapy Institute合作） • Murray State University • Nazareth College of Rochester • Oregon State University • Portland Community College • Rutgers University	• Chicago Botanic Garden • Horticultural Therapy Institute • Delaware Valley University • Temple University-Ambler College • Tennessee Tech University • University of Tennessee, Knoxville

（資料來源：https：//www.ahta.org/university-programs; 取用日期04／22／2019）

由此可知，美國園藝治療協會對於園藝治療師學術課程的學習要求，是扎扎實實的大學33學分數，換算成時數大約在500～600小時左右。他們認為「園藝治療」並不等於「園藝活動」。「園藝活動」是稍懂園藝的人就能帶領的，學習的重點偏向於活動的類型與內容等；而「園藝治療」則是以服務的個案為核心，對服務傳遞過程中的各部分都需要深入的學習與了解，方能「具治療性地運用」活動，整個過程重點在於「治療」而非「活動」。也因此作者發現在上美國園藝治療的系列課程時，老師著重的是讓學生們親身了解體會園藝的「治療」效果、各種常見疾病族群的病因、症狀、治療的議題以及園藝治療的運用原則、園藝治療的方案類型、個案評估方法、目的與目標的擬定方式、園藝治療活動分析方法、因應不同個案的限制與需求進行活動過程或工具的合適性調整原則、紀錄與評量、活動地點的評估與選擇、倫理的議題以及事業的經營和管理等，反而對於園藝的活動類型與內容，著墨甚少。因為他們認為「活動」固然重要，但那只是一種「工具或媒介」，是園藝治療師未來因應個案實際狀況與現實因素再去選擇與思考的事情；園藝治療的學習重點應該在於「治療」與「如何進行治療」。況且，臨床實務上，園藝治療師可能面對三位不同的憂鬱症患者會訂出三種不同的治療目標，其適合的園藝治療活動也可能並不相同。因此學習「專業的評估與治療」是非常重要的，有志於從事園藝治療的讀者，千萬不可放錯重點。

美國園藝治療協會認為園藝治療師必須具有良好的分析能力和資源，以展現出強而適當的領導能力以及合作式的工作風格。除此之外，在整個職業生涯中，必須保持高水準的治療診斷技能和了解損傷問題對個案生活質量的潛在影響，當然，同時也必須具備植物科學和園藝技術的知識。在個人特質方面，園藝治療師需具有同理心、耐心和自信，也必須具有靈活性，有時候還要有創業精神，以便為接受服務的個案提供豐富的體驗。

在美國，園藝治療師經常是參與在醫療臨床專業團隊和復健專業團隊中的一員，在醫院、復健中心、學校、職能訓練方案、心理健康診所、以及許多與健康相關的機構或環境中工作。

然而，目前的台灣，雖然已有部分人士或機構致力於利用專業的園藝治療技術來協助個案，但多數人仍以「非專業」的方式來看待園藝治療，這是非常可惜的。

曾有一些熱心人士告訴我，「園藝治療」不能用「治療」兩個字，只能用「療法」或「輔療」，因為只有醫學才能用「治療」兩個字。我想，如果以這樣的角度在思維人類健康的相關議題，我們未免窄化或矮化了醫學領域的胸襟。

輔助性療法在全世界的醫療體系已經越來越受重視，「整合性」的醫療概念與輔助療法的作為，正在各醫療體系間因為競爭問題講求差異化而異軍突起，因此我們必須跟上時代的腳步；而各類領域知識如此快速進步的現今，以救人濟世為本懷的偉大仁醫者們，其思考問題的角度與範圍，早就超越了這些微不足道的「治療」或「療法」的芝麻議題。因此，我們實在不需要將時間浪費在這些討論上。事情的重點在於「園藝治療」或「園藝輔療」究竟幫助了人類什麼？如何幫助？在讓「園藝治療」成為受人尊重的專業這條道路上，我們還可以如何做得更好？

因為希望園藝治療能深耕在台灣這塊土地上，開出更多美麗而專業馨香花朵來利益更廣大的族群，因此我們著手將所學、所見、所聞寫下來。它不是完美的一本書，但卻是跋山涉水、辛苦努力的汗水與淚水，交織學術專業知識與實務經驗的作品，唯一希望澆灌台灣園藝治療以我們所學專業的養液，與大家分享。

在專業上，我們不是大師，只是還在不斷學習的實踐者 —。

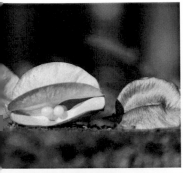

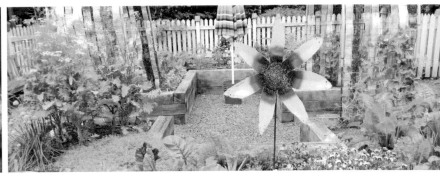

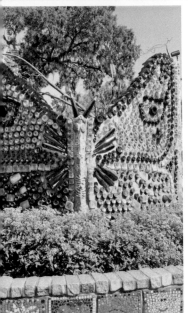

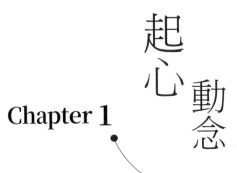

Chapter **1**

起
心
動
念

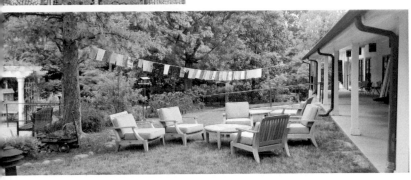

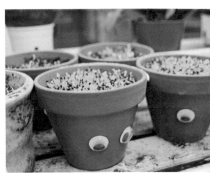

展開一場奇幻冒險的練功之旅

說來有趣，美國園藝治療師的認證學習旅程，像是一場奇幻的冒險之旅。

我大學讀的是園藝系，雖然一直想讀心理，但終究沒有轉系。之後糊里糊塗的跟著大家考上了碩士班，進入花卉研究室。指導教授要我做組織培養的研究，但又怕我做不出東西出來，因此連基礎栽培試驗也要我同時進行。那段日子雖然辛苦，但卻不期然地徹底改變了我和植物的關係——從看似熟悉卻仍有些許陌生的朋友，進一步變成相知、欣賞與擁抱的好麻吉。

愛上植物的變化萬千，深深感動著迷

猶記得每天清早，當金色陽光溫柔的輕灑大地之時，我便騎著單車來到溫室。每每用雙手拉開溫室厚重玻璃門的剎那，總有一股恬然歡愉、清馨優雅的香氣迎面而來，沁入心脾。

眼觀植物隨季節更替而分化、生長、開花，我開始深深、深深的為它們著迷，更打從心裡忍不住讚嘆，大自然隨四季節奏迴旋出的曼妙舞姿。我那被蘭花香味浸潤的大腦邊緣系統，感受植物生長過程多令人驚喜的情緒記憶神經元，時至今日，仍能鮮活演繹當時的歡愉與悸動。

⁜ 踏入園藝治療領域的契機

畢業後在蘭園工作一年,便轉換跑道至蔣揚慈善基金會附設鹿野苑關懷之家擔任生活輔導員,陪伴未成年的非行與家暴少年成長(鹿野苑關懷之家因經費等問題已於2018年初熄燈)。

這是一段辛苦卻難以忘懷的經驗,讓我得以看見每個人生的美好與不完美,如同每一株植物乃至於萬物。工作數年離開鹿野苑後,欣然發現台灣居然開始有結合我所學與工作的「園藝治療」,哇!真是太棒了!

2010年,我歡欣鼓舞上完台灣某園藝治療的認證課程、拿到台灣園藝治療師的認證,也開始了實務操作園藝治療的人生。同時,我也考上園藝景觀領域的博士班,除了在非營利組織操作園藝治療方案(安養中心、更生人職業訓練、特殊教育教師成長營、自閉症協會等),並協助指導教授進行科技部園藝治療的研究計畫(憂鬱症、高齡健康老化、自閉症、醫療院所工作人員、榮民之家等)。

滿懷好奇,美國園藝治療一探究竟

此外,我也開始涉略療癒景觀,並以失智療癒庭園設計作為博士論文主題。但這一路走來,了解越深入也越勾起我的好奇,發展最久、制度最完善的美國園藝治療,究竟與台灣的園藝治療有什麼不同呢?而美國的療癒庭園又是什麼樣子呢?

實在太好奇、太好奇了！為了一窺究竟，我去了美國園藝治療協會舉辦的國際研討會進行報告，藉此聆聽許多專家的相關演說並相互討論問題，但越發模糊與摸不著頭緒。

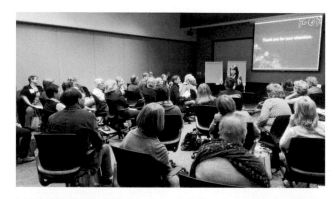

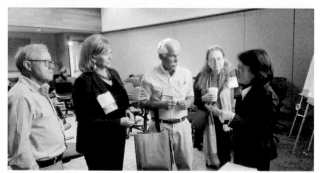

美國園藝治療國際研討會進行報告並與園藝治療的專家們對談。

我知道我必須實際造訪，才有機會深入了解更多，因此我將需要長時間的美國簽證。鼓起勇氣，我向科技部申請了前往美國伊利諾大學香檳分校景觀建築系（the Department of Landscape Architecture at University of Illinois at Urbana-Champaign）進行失智療癒庭園調查的研究計畫，然後在園藝治療學會（Horticultural Therapy Institute）開設園藝治療課程時，便暫停研究從伊利諾州飛往科羅拉多州、北卡羅萊納州等處上課，上完一星期的課再飛回伊利諾州繼續埋首研究。

當時在伊利諾大學就讀語言課程的韓國室友，總羨慕我飛來飛去往返各州上課，或者開車到處做調查研究，殊不知，對膽小如鼠的我而言，需要多大的勇氣逼自己時時面對未知的人、事、物、地點，還有即將發生的事情啊！

◦◦ 異鄉學習，幸而獲得許多幫助

　　一起上美國園藝治療課程的同儕，多半是來自各州的美國人。他們多數是社工、職能治療師、物理治療師、學校老師、心理師、園藝業界工作者等，當然也有學生。他們心地善良且熱情，同一個班級裡，也有遠從祕魯來的同學，偶爾當我搞不清楚老師的要求求救，他們便會熱情相助，讓我開心與安心許多。

　　第二次上課時，晴韻也申請到就近的語言學校跟我一起上課。就這樣，從夏天、冬天到春天，當我完成大部分的園藝治療課程，並趕完失智症療癒庭園設計的相關研究後，眼見10個月的簽證即將到期，所幸獲得伊利諾大學景觀系系主任Dr. William Sullivan的協助展延，得以順利繼續下一階段有趣的園藝治療實習旅程。

　　根據美國園藝治療協會（American Horticultural Therapy Association, AHTA）規定，要取得園藝治療師的認證，必須在一位美國註冊園藝治療師的監督與輔導下，完成480小時的實習。

　　該協會的網站列出幾處擁有專職園藝治療師的機構名稱、簡介、地點與聯絡資訊等。由於平日埋首於趕著完成的研究中，所以除了幾個機場我已非常熟悉外，對美國的其他地方、人文風俗等仍非常陌生。此時問題來了，我馬上必須面臨一週5天、每天8小時以上，對一群特殊的美國人操作園藝治療方案，而且必須持續執行3個月。對我而言，這實在是一大考驗。

　　幾番猶豫與折騰，我選擇了距離伊利諾大學一千多公里遠，喬治亞州亞特蘭大城的「Skyland Trail」機構實習。猶記跟該機構專職園藝治療師Libba Shortridge用電話應徵的前一晚，我緊張到徹夜難眠，因為這是我生平第一次僅用電話跟一位可能成為我主管的美國人面談。終於，我順利將所有在美國的家當裝上第四手的七人座休旅車上，憑藉著一台小小的GPS導航器，隻身前往完全未知的旅程，迎向一個完全陌生的城市──亞特蘭大，展開我的冒險實習生涯。

初到亞特蘭大城

亞特蘭大是一座美麗的城市，描述美國南北戰爭的世界名著《飄（Gone with the Wind）》的故事背景，就是在這裡發生的，西元1996年的世界奧運會也曾在這裡舉行。在我慢慢接觸這個城市後，逐漸發現這裡的人們大多善良純樸，這裡黑人不少，偶爾可以聽見重重的南方口音，他們圓厚的身材，散發熱情毫不遮掩。

初到亞特蘭大已是傍晚時分，高速公路車水馬龍，承接著一只紅澄碩大的夕陽，更顯得喧鬧與迷人。未免中途因故延遲，我比預定開始實習的日子早了3、4天抵達，打算利用那幾天辦好住宿的相關合約，以便開始實習前一天能順利入住，同時逛逛亞特蘭大城。

3個月的短期宿舍，很幸運的是從網路上承接一位大學畢業生的房間，而她的租約剛好剩下3個月到期。在亞特蘭大城流浪了幾天，在實習即將開始的前一天，一早我便興高采烈的載著滿車家當來到宿舍辦公室，告訴工作人員我前兩天已來此完成合約簽署與繳費，今天欲拿鑰匙入住。工作人員慢條斯理的查看電腦資料告訴我：「妳尚未上網填寫完成手續，因此今天無法入住，依照程序最快明天或後天才能入住。」當場我急了起來，因為前兩天簽約繳費時曾告訴工作人員入住日期，但工作人員並沒有告訴我，還需要上網填資料才算完成手續得以入住啊！

一想到前幾天住宿的三星便宜汽車旅館附近，偶爾會看見怪怪猥褻的街友，就讓人覺得恐怖害怕，明天就要開始工作了，我卻還得載著滿滿的家當繼續流浪找住處，人生地不熟的焦慮加上第二天就要開始實習的壓力，讓平時還算堅強的我，突然悲從中來、放聲大哭。

　　原來，哭真的是一帖特效藥，而且不論國籍與種族，多數人皆有惻隱之心。工作人員依其職責雖然無法當天給我鑰匙，但當場馬上應變，幫我打電話請我的新室友開門並借我鑰匙，讓我得以先把家當搬入，這一夜我才能安心睡個好覺，準備迎接第二天開始的實習生活。

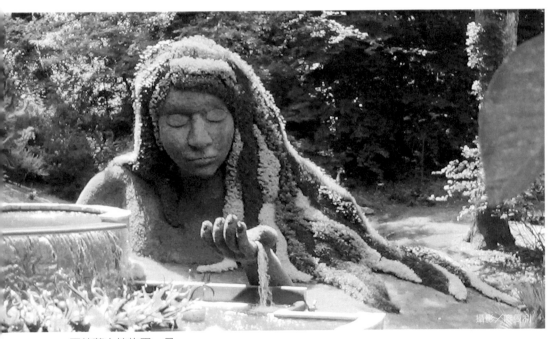

亞特蘭大植物園一景。

實習機構Skyland Trail

Skyland Trail是一個位於美國喬治亞州亞特蘭大城東北角，協助18歲以上精神疾患復癒的機構。個案的疾病類型，包括雙向情緒障礙症（bipolar disorder）（即躁鬱症）、憂鬱症（major depression）、思覺失調症（schizophrenia）、情感型思覺失調症（schizoaffective disorder）、焦慮症（anxiety disorder）、物質濫用且有主要精神心理疾患診斷（substance abuse with a primary psychiatric diagnosis）以及複雜共病發作疾患（complex co-occurring disorders）等。

Skyland Trail提供住宿型、日間型與密集門診型的照顧模式，而方案類型則有職業服務、轉銜方案、個案管理、生活豐富方案等，以提供完整的心理評估、心理諮商、門診照護、個別諮商、團體諮商、家族治療、輔助療法、教牧治療、職業輔導、生活技能教育等。

其中A團隊（A Team）即為Skyland Trail 著名的輔助療法（Adjunctive Therapies）團隊，包括園藝治療、藝術治療、音樂治療、遊憩及休閒治療等。在這個機構裡，所有的輔助療法皆瞄準共同的目標——協助個案改善病徵、探索自我、培養興趣、學習休閒技巧，並從中獲得自信心、成就感與樂趣等。因此，Skyland Trail可以說是採全方位的方法協助個案從精神疾病中復原，或至少能與之穩定共存。

猶記實習第一天，我起了個大早，路經一家麥當勞吃了個滿福堡、喝了杯熱咖啡，滿懷興奮與緊張的前往Skyland Trail。穿過一個綠蔭拱門走進Skyland Trail，映入眼簾是枝葉扶疏有致、自然景物與人為設施融合一體的美麗景觀，我馬上被優美

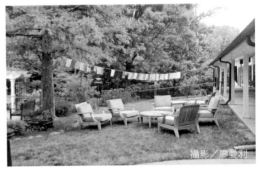

樹蔭下綠草如茵的團體空間。

的環境吸引，心想：「哇！太棒了！我一定會愛上這裡！」果不其然，在Skyland Trail，我度過了緊張卻快樂的3個月實習生活。如同園藝水果風味的評嚐，必須有一定的糖、酸比例風味才佳、才迷人，而非只是一股腦兒的甜而已。在Skyland Trail，我每天忙碌進出花園和溫室間，壓力摻雜著歡喜，收穫滿滿。

⠿ Skyland Trail的療癒景緻與舒適環境

　　Skyland Trail的建築物四周被花園環繞，擁有美麗的療癒景觀，個案有機會與園藝治療師一起在溫室及療癒庭園裡工作，除了照顧植物外，個案也使用自然的素材建造禪庭園、平衡石以及進行專注當下的方案（mindful program）展現創意。整個機構的基地空間，大致可分為舊校園與2016年年底落成的新校園"Young Adults"兩大區。

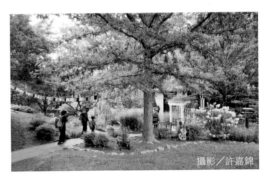

Skyland Trail環境清幽、綠意盎然。

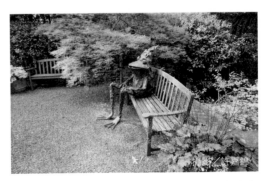

Skyland Trail的庭園處處有讓人駐足休憩的小角落。

舊校園

　　舊校園由兩棟兩層樓的主要建物、一個十幾坪大的溫室及美麗庭園所組成。在舊校園裡，主題小庭園如Rose Garden、Vegetable Garden、Butterfly Garden、Train Garden、Sereneness Garden、Metaphor Garden等座落校園各處，人們行走於校園時，隨時都能有新奇或美麗的發現。

　　而這些主題小庭園，乃利用植栽、雕塑或小水景加以融合設計，或靜或動，饒富趣味。以Train Garden為例，是以約5公尺長的流水為中央主景，周圍環繞火車軌道，平時火車停放在「山洞」裡，遇到重要節日或機構舉辦大型活動時，火車會駛出繞行水池。園藝治療活動個案創作的一些小物件，會隨機出現在火車行經的路線旁，趣味橫生的景象不僅療癒了觀看者，更重要的是，療癒了共同參與創作Train Garden的病患們。

　　整個舊校園裡，有許多大小不同的空間提供戶外團體方案、個別諮商或個人休憩使用。空間或座椅的型式也很多樣化，有一般庭園木椅、石椅、雙人搖椅等，某些個人「駐足停留」的空間，更是以有趣的植物圍塑型式呈現；同時，偶爾也會在座椅附近栽種可食植物如番茄等，讓個案或工作人員坐著休息時，即可隨手摘取享用新鮮的食物。

　　水景在Skyland Trail也是重要的療癒景觀之一，工作人員甚至戲稱，池子裡的烏龜們也是心理治療師的一員，可想而知，烏龜對於病患們的療癒效果有多大。病患會為特定的烏龜命名並餵食，也有病患會照顧魚群或協助清洗水池。在Skyland Trail，時而能看見個案坐在水池旁沉思，或躺在池邊大石頭上閉眼休息，也可能坐

在池邊素描畫畫，甚至在這發洩哭泣等，水池對個案們所發揮的療癒效果不言而喻。

舊校園的植栽設計，大抵偏向英式自然庭園的手法，由於亞特蘭大夏季正午炎熱，因此校園裡不乏有幾株高大可遮蔭的喬木，同時也運用大量的開花灌木和草花。草花的栽植除了妝點庭園外，同時也配合園藝治療活動使用，例如生長快速、花色多樣的百日草，讓個案們在庭園裡可以隨意摘剪作為「插花活動」的材料，完成的作品能擺放在餐桌上供眾人欣賞稱讚；或栽種能誘蝶的Queen Anne's Lace，除了造型美麗同時有利於創造生物多樣性外，採收下來的種子還可以製成「種子禮物包」送人。

至於蔬菜園中種植數種常見的可食性蔬菜，園藝治療師和「生活技能養成方案」的主持營養師共同合作，帶領個案實際到菜園摘採蔬菜，讓個案們了解蔬菜的營養成分、共同探討每日營養所需，並讓個案自行設計菜單或進行烹煮比賽等。

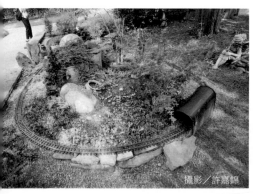

攝影／許嘉錦

趣味橫生的Train Garden。

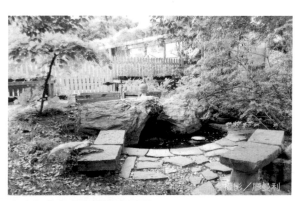

攝影／滕鴻利

水池角落是重要的療癒場所。

（新校園）

而"Young Adults"新校園主要是初次發病的年輕成人（18-25歲）的活動及宿舍區。與舊校區相較，新校園的景觀以開闊的大片草坪為主體，讓人能悠閒半躺在草地上沉思、發呆、曬太陽，或藉此認識他人建立友誼、與他人分享自己的想法，或是在這裡彈奏音樂、運動等。

新校園裡，同樣也有大的團體活動空間或小的私人沉思空間，簷廊下的活動式座椅可依實際需要隨時搬動；餐廳使用大面玻璃窗的設計，讓戶外的療癒景觀能在用餐時一覽無遺，也藉此鼓勵個案們走到戶外。同時，餐廳外的斜坡種植了些許蔬菜，讓個案們能利用餐廳簷廊的半戶外空間一起歡樂BBQ。

對於精神疾患，設計戶外空間要同時能鼓勵社會互動以減少社交退縮的問題，但又需要讓個案有私人獨處的時候，因此，Skyland Trail不論舊校區還是新校園，都具有促進這兩種環境行為自然發生的設計。除此之外，園藝治療也企圖將活動設計併入與環境互動、具有協助個人完成自我照顧的意圖，因此Skyland Trail的個案們能在自然不造作的情況下，享受療癒景觀與園藝治療帶來的最佳效益。

在Skyland Trail的園藝治療實習經驗

Skyland Trail的園藝治療方案，由美國園藝治療師Libba Shortridge所領導。Libba S.為喬治亞理工學院（Georgia Tech）的景觀建築碩士，在Skyland Trail工作擔任園藝治療師已超過10年。

2017年，Libba獲得美國園藝治療協會(AHTA)頒發的專業服務獎——"The Rhea McCandis Professional Service Award"，肯定與表揚她在園藝治療領域的卓越貢獻。

Libba帶領的園藝部門，組織下另編制專職園丁一名、兼職園丁一名、志工數名，工作內容主要為帶領固定每星期5次的園藝治療團體，重點維護管理整個機構的療癒景觀（包含一個主要院區及兩個住宿院區），但大型粗放的修剪維護工作則由外包廠商處理，園藝部門同時也負責機構餐廳及舉辦活動時的綠美化布置。

初見Libba，她給了我一個大大的擁抱。這對當時用電話與她面談時，緊張到都不知道自己在說什麼的我，終於比較放鬆的輕輕吁了一大口氣。我送上一條印有蘇軾念奴嬌草書的故宮絲巾作為見面禮，她開心地收了下來，還問這首詩詞的涵義。Libba親切帶我認識Skyland Trail的環境、將我介紹給大家，同時也簽署了一大疊關於工作倫理規範的文件。後來我才知道，Libba其實來自於一個亞特蘭大的望族，但卻一點架子也沒有，她常自嘲自己個子不高（只比我高半個頭），所以姓Shortridge。Libba心地善良，總能看見旁人的天賦，並給予支持與鼓勵，對於園藝治療的實習生，不分國籍、種族無私帶領，並且充分給予練習發揮的空間。

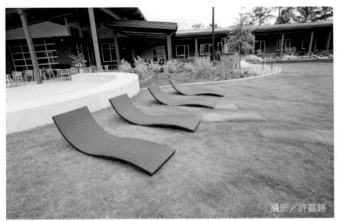

Skyland Trail新校區一隅。

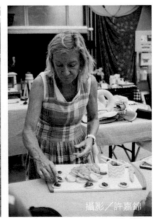

Skyland Trail園藝治療師
Libba S.。

一年一度的Arts in the Garden盛會

由於實習的目的之一，是要了解園藝治療與其他療法間的異同與特殊之處，因此，實習的頭一個星期Libba讓我蜻蜓點水，「品嘗」各種輔助療法的操作實境，包括藝術治療、音樂治療、休閒運動治療、木工房、營養諮詢與協助等。不過欣逢Skyland Trail一年一度的"Arts in the Garden"盛會，即將在我開始實習後的第十天舉行，雖然身為新手，也被迫立即進入忙碌的備戰狀態。

"Arts in the Garden"是Skyland Trail在每年5月舉辦的大型社區義賣活動。平日個案在園藝治療團體中種植的植物、完成的作品，皆可拿出來販售。一旦獲得青睞，個案可以獲得販售所得的70%、園藝部門20%、機構10%。結算所得後，若個案已離開機構，不論金額多寡機構都會開立支票寄給個案，以鼓勵他們工作的能力。活動當天，許多個案的家人會來參觀，常見個案帶領家人逛溫室、跟家人分享他們的作品在哪裡……。因此"Arts in the Garden"是鼓勵精神疾患者表達創意、努力工作，同時也促進他們社會參與的一個有意義的活動。

不同結構性的園藝治療團體

忙完"Arts in the Garden"活動，我已對Skyland Trail這個機構與服務的個案們有初步的了解，也同步完成我的園藝治療實習目的與目標，接下來必須擬定服務個案的短期計畫以及協助機構的長期計畫，同時著手選擇個案研究的對象。

在Skyland Trail，個案參與園藝治療活動不須另外付費，任何時候機構中的個案或工作人員想看看溫室裡的花草植物，皆可到溫室自由逛逛與觀賞（尖銳具傷害

性的工具平時會上鎖）。另一方面，每周也有5次具結構性的園藝治療團體，分別
為「大自然啟發團體」、「庭園到餐桌團體」、「CAFÉ庭園團體」、「機構庭園
照顧團體」以及「大自然療癒團體」。每次團體時間為45分鐘，由園藝治療師或園
藝治療實習師帶領。這些具結構性的園藝治療團體，活動目的及內容簡要並濃縮大
略說明如下：

1. 大自然啟發團體（INSPIRED BY NATURE）

目的	藉由與大自然有關的活動反照內在，使有勇氣、創造力並提升自信心。
方法	通過擁抱各個季節自然的禮物來尊重自我。個案將探索以大自然調色盤為源的創造力、巧妙感，以及有機會了解自我的熱情。
活動	例如種植玻璃屋、自然啟發的詩歌、花藝設計、自然攝影等。

2. 庭園到餐桌團體（GARDEN TO TABLE）

目的	藉由植物從地表生長、向上、收穫豐富，隱喻從心智疾病中復原，並且歡慶植物和人們相仿的旅行方式。
方法	探索大自然和人們及健康間的共生方式。
活動	例如種植和收獲機構裡的蔬菜、花草、水果等，烹煮食材、沖製茶品、製作療癒乳液和護唇膏等。

　　她跟我形容過幾次創作理念，每次我都覺得非常有趣也不難完成，由於希望她有不仰賴他人而成功的經驗，因此只好每次都裝作聽不太懂她的想法，鼓勵她自己動手。歷經多天的掙扎，終於有一天，她自己跨出了一大步，完全不假他人之手完成了一個小作品！這讓園藝治療團隊為她的勇氣與美麗的作品大聲喝采許久。類似這樣的小小感動，不時出現鼓舞著園藝治療團隊的士氣。大自然總以不同的方式，讓我們看見她自身美麗的魅力，牽動鼓勵著Skyland Trail的個案們，用自己的步調與方式步上療癒康復的道路。

⠶ 長期計畫，推廣蘭花的療癒價值

　　至於我的長期計畫，則是協助機構進行種植蘭花的方案。猶記得初到Skyland Trail不久，Libba利用一個週三下午園藝部門固定開會的時間，帶著大家去亞特蘭大植物園參觀。亞特蘭大植物園位於亞特蘭大城中部，緊鄰皮埃蒙特公園（Piedmont Park），是一個占地30英畝（約12公頃）的美麗植物園，主題庭園有兒童庭園、可食植物庭園、玫瑰園、岩石庭園（Rock Garden）、熱帶植物溫室、蘭花溫室、物種保留中心等。

　　記得當我們逛到蘭花溫室及其組織培養室時，我的眼睛為之一亮，沒想到冬天偶爾也下雪的亞特蘭大，也能將生於熱帶、亞熱帶的蘭花種得如此之好！於是我隨口問了Libba，植物園裡利用組織培養大量繁殖出來的蘭花，有沒有機會捐一些給Skyland Trail，好讓我可以協助這美麗的植物家族，在Skyland Trail裡開出美麗的花朵？

　　蘭花家族是我最熟悉、最要好的朋友們，不久，Libba建議我以此作為長期計劃，於是我寫信給亞特蘭大植物園的執行長，說明機構性質、我自身的專長，並且請求植物園每年捐贈些許蘭花給Skyland Trail使用。等候植物園回覆期間，碰巧有個花商捐了一批花朵已謝的蝴蝶蘭，於是我便在星期五的園藝治療團體，帶著個案們創作種植。

　　我希望蝴蝶蘭可以自然的妝點Skyland Trail的校園，但又擔心在亞特蘭大冬天的戶外自然環境下會遭受低溫凍害，因此決定利用團體創作的方式，把蝴蝶蘭種在較大型的枯木上。如此一來，個案們合力完成的枯木蝴蝶蘭的藝術創作，在夏天時會成為美麗校園裡的一景，可作為大自然的藝術作品欣賞，同時也讓大家看見並讚美個案們的能力；到了冬天，再把它們搬到溫室避冬。

　　在我即將完成實習離開Skyland Trail之時，終於接到了亞特蘭大植物園的回覆，答應了我們的請求。於是，我得以將衷心的祝福化作朵朵蘭花，送給Skyland Trail和未來的個案們。

跨越不敢碰觸土
壤障礙的個案的
第一個作品。

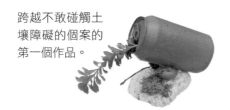

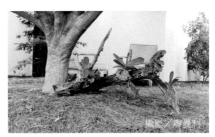

由個案們合力完成的蝴蝶蘭與枯木藝術創作，妝點著校園，同時也巧妙半遮掩後面的戶外諮商區。

一位個案彩繪蝴
蝶蘭和小鳥在四
吋盆上，要我帶
回台灣。

⬛ 個案研究報告──和A先生相互學習

除了短期、長期計畫外,美國園藝治療協會也規定必須完成一份個案研究報告。我的個案是一位年近60歲的A先生,患有思覺失調症,20歲左右第一次發病住院。他在42歲時搬到亞特蘭大,進入Skyland Trail接受融入社會的方案,與避免再度病發的協助。在我來到Slyland Trail實習時,A先生的疾病已經控制得宜與穩定,每周三個半天在園藝部門進行兼職工作有數年之久了。

A先生是標準的老美,身材魁武壯碩、頭髮花白。沉默寡言的他工作認真負責,不過在專業心理治療師眼裡,他最大的問題是極少主動與他人互動。雖然在園藝部門工作多年,但對於是否要澆水這類需要下判斷的事情,仍極為依賴同事或主管的指示。因此,我與Libba討論後,為A先生擬定了短期療癒目標:

1. 能與園藝部門同事(包括實習生)主動互動。

2. 能進行是否需要澆水的判斷。

3. 在園藝部門工作時,能看見自己成功的經驗與獲得成就感。

平日A先生負責的工作項目是澆水、種植校園植物、拔草、清理溫室、幫餵鳥器補充飼料、幫蜂鳥準備蜂蜜水等。為了讓A先生往前邁一步,學習下判斷與指令並獲得成就感,我決定改變角色,充當A先生的學生受教於他,並由Libba在會議中向大家宣布這樣的安排。

　　一開始，A先生和我的對話僅止於「早安」、「下次見」等，即使Libba已經宣布，每周一、三、五早上他來工作時，我是他的助手或學生，但他仍不太理會我。就這樣過了一兩個星期，我想他不可能改變，唯有我自己先改變，才有機會也改變他。因此，我開始不斷提醒他「我是他的學生」，同時還常稱呼他為老師，主動向他請教問題。

　　慢慢地，他開始教我如何為小魚缸換水，有時也會對我下指令：「先把水槽弄乾淨，然後去蝴蝶園澆水」等。偶爾在校園裡工作經過我身邊，還會主動問：「一切都還好嗎？」、「工作進行得如何了？」、「做得很好喔，曼利。」甚至有兩次在星期五下午非上班工作時間，主動留下來幫忙園藝治療團體與認知治療團體整合執行的大型布置活動。潛移默化的改變下，他逐漸開始主動跟園藝部門的同仁說：「今天中餐有冰淇淋喔！」或是「溫室冰箱有西瓜喔！」

　　和以前相比，A先生變得較有自信了。猶記得有一次，當我要去參加每周一次各部門所有實習生都必須參加的實習督導會議時，他跟我說：「告訴他們，你實習做得很好。」我答：「不，應該是你告訴他們，而不是我。」他說：「告訴他們，A先生說你實習做得很好！」當我去到實習督導小組，把經過告訴督導（資深心理師）時，督導對於A先生的表現覺得非常詫異。當我回到溫室告訴A先生，我真的照他的話跟督導說了，他點了點頭，一抹開心自信的笑容快速閃過他的臉龐，雖然稍縱即逝，卻深深烙印在我心上。

　　至於該不該澆水，這個問題屬於較高難度的認知判斷，同時也受到自信心影響。園藝部門的同事教導A先生如何判斷該不該澆水後，我便去「盧他」，也請他教我如何判斷。為了讓我明白，A先生把手指插入土中示範，告訴我當感覺土壤還

濕潤時就不要澆水，但當感覺土壤乾燥時就要澆水（對極了！）。截至我離開實習機構前，A先生已經能做很好的澆水判斷，除非偶爾當表土被雨水打濕、但內部又不夠濕的時候，才需要他人協助。

A先生協助照顧Skyland Trail校園，賺取不多的薪水維持獨立租屋的生活，其實我非常佩服他。常想，如果換成是我，能夠這樣簡單生活而不怨天尤人嗎？看見校園內的植物、池塘裡的小魚和烏龜們健康生長，是A先生最快樂滿足的事情。或許主動打聲招呼、問候別人的近況、決定該不該澆水等問題，對多數的人來說是微不足道的小事，但對A先生而言，卻是必須跨出的大大一步。不論事情或大或小，這重要的一大步，就已經值得別人對他由衷的尊敬。

而在進行A先生個案研究的過程中，我也學習到園藝治療師在臨床的現場，運用自身協助個案達成治療目標的更大彈性與可能。

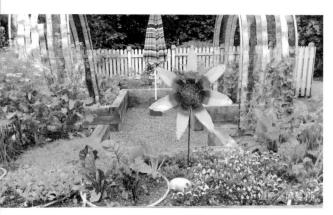

Skyland Trail的繽紛蔬菜園。

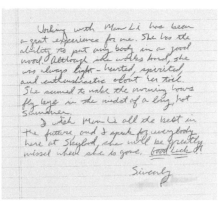

A先生給曼利的祝福。

尾聲，眾人的祝福

很快地，3個月的實習生活，竟在每天硬著頭皮上場的壓力下，一溜煙度過了。

Libba曾說：「大自然是我們最好的朋友，並且是一面真誠的鏡子。」利用大自然這位偉大母親的力量，每一個人都能以自己的方式安住與成長、進而蛻變。在Skyland Trail進行園藝治療師實習的期間，我見證了一些個案，從園藝治療中突破自己的限制、重新發現自己的能力，例如從完全不敢摸土，到悠遊玩耍於大自然中並且創作大量作品；或者從極為害怕與人互動，到當我這個外國實習生即將結束實習生涯返回台灣時，居然能勇於在眾人面前展現作品、表達關懷與祝福之意等，這些都是大自然給予的神奇力量，也是園藝治療成功的例證。

雖然實習前已在美國生活了8個多月，但因為不擅主動跟別人攀談，加上埋首於研究，因此面臨實習時，我的口語能力仍不盡理想。為了達到溝通的目的，帶領園藝治療活動時，我會運用大量的肢體語言輔助我結結巴巴的說明，因此常讓大家覺得好笑與有趣。可能因為這樣的笨拙，讓Skyland Trail的某些個案們覺得我不具威脅性，喜歡找我聊天。離開Skyland Trail之際，我收到了滿滿、滿滿的鼓勵與祝福，遠遠超過我自己所能想像……。這段旅程，也讓我深刻體會到——每一個人都不完美，但也都蘊含著圓滿的心靈，只要我們忘記自己，就能看見對方的美麗原來早已展現無遺……。

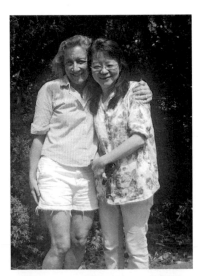

實習結束，收穫滿滿，我也和實習督導Libba也成為知心的好友。

給也想在美國實習的你，扎實練功的建議

分享到這裡，我反問自己，如果有人要在美國進行園藝治療的實習（或在台灣也可以），有什麼好的建議要給他/她們呢？還有什麼最想講的話呢？

仔細想想，打從心裡我最想說的是——每一段過程看似付出，其實自己獲得的收穫，遠遠超過這些被我們服務的個案們。害怕與膽怯是正常的，但請把焦點放在我們能利益別人什麼，而非我們不能或做不到的事情是什麼。

這段遠赴美國的實習歷程，衷心感謝所有一切曾經協助我們完成實習、那些值得我們尊敬的人們，因為如果沒有他（她）們展演人生某部分的缺憾，我們將永遠無法有機會進行或完成園藝治療的實習，哪怕只是1小時。所以，永遠心存感謝，花將開遍山野，此心不孤……。

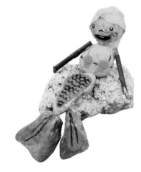

一位個案創作的美人魚。她的祝福隨著美人魚一起隨我回台灣。

寫滿感謝與祝福的陶土盆器，讓我格外思念他們的善心對待。

懷念一起度過「在花園裡玩」的時光。

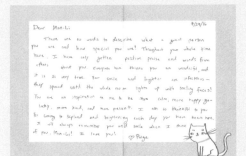

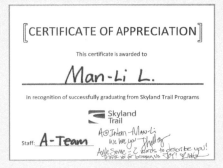

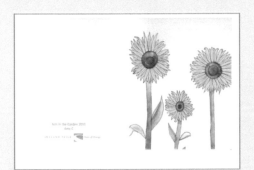

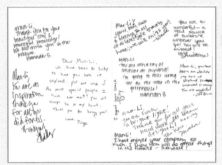

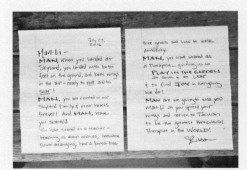

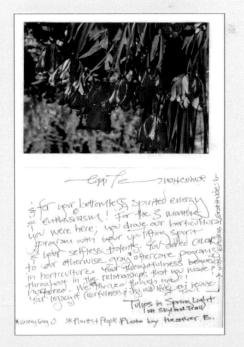

決心踏上練功之路前，
必經一番摧殘

2008年，至親的家人遭受生活打擊，突發重度躁鬱，無助的我因此與園藝治療相遇，在我心中種下了希望。簡單的希望，希望能用園藝治療幫助自己的至親，也希望能幫助更多世界上需要的人，希望……

懷著渺小的希望，心中園藝治療的種子在台灣萌芽，致力研究園藝治療對肌力、肌耐力的效益，進而發表學術論文，參加研討會與專家們交流分享。取得台灣園藝治療師認證的那一刻，原本以為腦海中將有一道陽光灑落，該是時候讓種子發芽了。不料，在習得台灣園藝治療的學術背景、也在台灣產業界取得認證後，內心卻仍充滿疑惑，心想，難道園藝治療就只是帶著大家種花、種菜嗎？可是內心深處我更想知道，如果今天要面對身心障礙者，怎麼做園藝治療才更能夠幫助到他們呢？最終，想要成長，就得飛往園藝治療歷史發展最悠久的美國。

啟程出發前的種種準備

出發前往美國之前，可說是吃盡了苦頭呢。雖然在台灣能從網站上收集到關於美國園藝治療協會的資料，但卻沒有任何資訊告訴來自台灣的我，如何報名他們的課程？如何搞定簽證？於是，我鼓起勇氣寄信詢問一位擁有美國園藝治療師資格的台灣前輩。

一個禮拜過去、一個月過去……我始終沒等到回信，卻收到了不少垃圾郵件。既然郵件行不通，我決定花錢報名這位前輩開設的課程，在課堂中詢問她如何取得美國園藝治療師。

上課過程中，心裡一直緊張惦記著，要如何禮貌詢問這位從美國取得園藝治療師證照的老師，帶著筆記本和一枝筆，我肢體僵硬的走到老師面前：「老師，不好意思，我也想取得美國園藝治療師，不曉得老師當初怎麼取得的呢？」老師回答我：「可以上AHTA網站查詢，上面都有很清楚的資訊。」本想再多問一些的我，依稀記得老師沒有太多回應及分享，我也只好摸摸鼻子作罷。那天下課後落寞的搭車回台中，一路上腦海盤旋著，真後悔沒有把報名費拿去買一年份的雞排啊。

●○ 解決學分、實習與簽證問題

收拾好心情，想起唸研究所期間，有位教授告訴我們，如果期刊論文看不懂可以寄信問作者，他們通常都很樂意回答的。於是，我再次硬著頭皮、厚著臉皮地鼓起勇氣，用我那不是很流暢的英文，把想弄懂的問題一一列出來，寄信給專門開設園藝治療認證課程的美國園藝治療機構（Horticultural Therapy Institute,

HTI）詢問。果然！這次不再只有垃圾郵件，竟然收到來自美國園藝治療機構的專案計劃經理（Program manager）── Christine熱心回信！欣喜若狂的我，甚至連信件都還沒點開，就不自主地跳起怪異舞蹈慶祝大喊：「YES！我可以靠自己做到的！」

　　緊接著持續了一段時間的信件往來，過程中問了好多問題，例如：課程是否能滿足美國園藝治療協會AHTA的學分認證？報名貴機構的課程能否提供I-20？報名費用是否有折扣？……等。於是漸漸釐清，若想要取得美國園藝治療協會（AHTA）的註冊園藝治療師（Horticultural Therapist-Registered, HTR）還真不容易，不僅要滿足「植物科學（Plant Science）」、「人文科學（Human Science）」以及「園藝治療（Horticultural Therapy）」三大領域的所需學分數，此外，更得在兩年內完成480小時的實習時數。

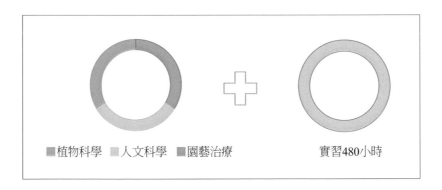

■植物科學　■人文科學　■園藝治療　　　　　　實習480小時

　　園藝系畢業的我，只具備完整的「植物科學」學分，尚缺「人文科學」和「園藝治療」學分，可是，當時台灣並無大學開設能夠滿足美國「園藝治療」學分的課程。因此，我很清楚知道這趟去美國的練功之旅，一定要達成兩個目標：（1）取得園藝治療學分；（2）完成480小時的實習時數。

於是，我特地跑去書局買了特大張的美國地圖，準備展開夢想的藍圖。我開始在美國地圖標上所有可以實習的地點，並在園藝治療認證課程附近尋找合適的實習地點。天哪！美國怎麼那麼大，每個上課和實習的地點都好分散啊！看來還是逃不了在美國不同城市上課、實習的命運。初步估算這趟上課加上實習的時間，最快也要花上一年完成，於是迎面而來的問題是，到底該用什麼簽證，在美國待上一年呢？

顯然美國90天的觀光免簽證，無法滿足我前後為期一年取得歷程的需求，而B1旅遊簽證似乎也只能停留半年，正苦惱怎麼辦之時，幸好曼利學姐很熱心地幫我詢問美國友人，建議報名可以提供I-20（Certificate of Eligibility for Nonimmigrant Student Status）的學校來申請學生簽證，爭取為期一年的完整時間。

就這樣解決了簽證問題、報名了園藝治療認證課程，雖然還沒確定實習地點和指導人，但滿懷著衝勁的我，就這樣一股腦兒的訂好美國來回機票，準備出發了！

實習前的尋尋覓覓

距離上次實習，是五年前大三升大四的那年暑假，老師在班會時列出往年學長姊曾實習過的公司，合作的單位通常會在暑假開出名額讓學生至業界實習，我們唯一需要做的，是從清單中排出喜好順序，等待結果即可。只是這次，若想要符合美國園藝治療協會規定的實習標準可沒那麼輕易，不會有人幫忙安排、不會有固定的名額可以報名、也不會有人幫你找實習地點和指導人……

　　故事從決心前往美國後說起，為了清楚所有相關內容，將AHTA網站上所有相關資料一份一份下載、列印，逐字翻譯。其中厚厚一疊A4大小30頁的美國園藝治療協會實習手冊（AHTA internship handbook），好不容易翻譯完後，得知「實習」必須由具有AHTA認證的HTR或HTM園藝治療師擔任實習指導人、實習生必須自行負責搜尋可能的實習場域、實習指導可分為On-site和Off-site等規範……邊翻譯邊開始擔心，我會不會找不到符合規定的指導人？找不到符合的場域機構？我能在簽證結束回台灣之前完成480小時的實習嗎？

　　還記得2016/02/13晚上七點十分抵達丹佛，出海關後，行李旋轉盤上始終等不到我的兩個托運行李。跑去詢問櫃檯才發現，在LAX轉機時要把托運行李拉到轉運行李的地方，行李才會跟著我飛到DEN機場。

　　眼看著02/16就要開始園藝治療的第一堂課，所有資料卻都在托運行李裡面，當我正緊張等待著行李到來，一面懊惱該怎麼辦的同時，前來接機的美國寄宿家庭打來了，用破英文跟home爸媽溝通之後，他們好心幫忙跟海關行李處說明狀況。幸好趕在上課前，我的兩大托運行李終於送到寄宿家庭，真是太驚險又感謝機場人員的幫忙！讓少根筋的我得以帶著課前作業去上課！

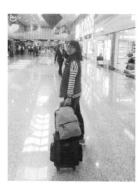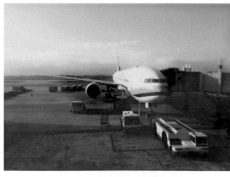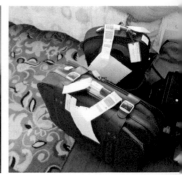

⠶ 找尋實習機會碰壁，最終皇天不負苦心人

　　剛到美國不久後的第一堂園藝治療認證課程，心裡一直擔心著簽證時效問題，怕沒辦法如期完成實習。趁著課程空檔，我用還不是很流暢的英文詢問老師，有沒有在丹佛（Denver）的實習機會？老師告訴我，丹佛只有一位園藝治療師可以當指導人，因此，下課後立刻聯繫上一位在Mental Health Center of Denver（MHCD）擔任諮商師兼園藝治療師的指導人Carol LaRocque, HTR。經過數次信件往來，指導人Carol表示，她通常接受的實習學生需具備心理相關背景，並且已完成所有園藝治療所需學分。但當時的我還沒辦法完成所有學分，如果等我順利完成所有學分，也已經距離簽證到期日不到三個月，再說，我也尚未修得心理領域的背景。信件中提到……

　　"AHTA requires an intern to complete the Introduction to Horticultural Therapy course and one additional required horticultural therapy course（6 semester credits）"

　　不想放棄的我，最後還是追問Carol願不願意在我修得6個學分，大約十月時讓我有機會在那實習？可惜Carol回覆，她最多只能提供一周20小時的實習時數，這樣算下來，隔年一月要離開美國的我，沒辦法完成480小時的實習目標，就算覺得失望，但也只能再另覓指導人了。

　　從2月到美國後，就積極跟Carol陸陸續續接洽，同時也和其他指導人聯繫，不是Email寄過去沒有回應，就是指導人可能在我有限的時段剛好沒空。時間過得很快，到了6月，我已經快要放棄在美國實習，心裡盤算著大不了先回台灣，再找找有沒有亞洲的指導人。

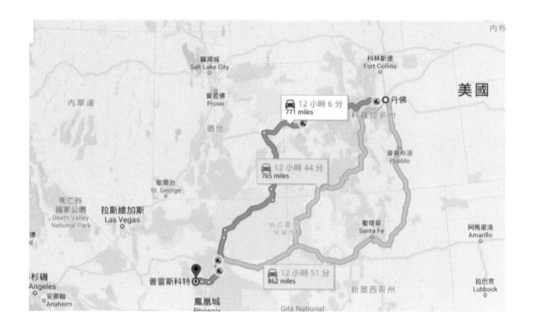

　　園藝治療的課堂上，氣餒的我，上前詢問Christine，還有沒有其他機會呢？Christine表示，目前亞洲區只有香港一位指導人，但其他州還有一些人選，有一位也是HTI的課程老師，在亞利桑那州Adult Care Service機構，專為年長者和失智長者進行園藝治療的園藝治療師，Pamela Catlin, HTR，除了是一位全職園藝治療師外，也擔任園藝治療機構講師，出版「The Growing Difference-Nature Success Through Horticultural-Based Programming」書籍的作者。

　　於是，我抱著最後的希望寄出Email請求擔任我的指導人，沒想到Pam不僅很迅速的回信答應我、把實習表單連帶寄給我，還跟我說她很開心我可以去實習、樂意幫我找住的地方……，沒想到這位指導人除了「阿撒立（爽快）」之外，人也超級好的，實在太開心啦！

⠿ 1230公里的遷徙，普雷斯科特我來了！

搞定實習地點和指導人選後，問題又來了——我要怎麼帶著兩大行李箱、加上四袋家當，從丹佛遷移到遠在1230公里外，亞利桑那州的小小城鎮「普雷斯科特（Prescott）」呢？

當時正寄宿在美國的第二個寄宿家庭，是經朋友的朋友介紹我認識的，這對年輕可愛的夫妻Yawen和Eddy非常照顧我，知道我要一個人搭飛機去實習，擔心我行李太多搭飛機不方便，心地很好的想幫忙在異鄉有經濟壓力的我，竟特地排了假，說要開車帶我和Yawen從台灣來的妹妹Pumpkin，一起來趟公路旅遊（Road trip），從丹佛開車到實習的普雷斯科特，真的幫了我一個大忙！

深深覺得自己很幸運，雖然在美國沒有熟識的親人，但處處有幸遇上貴人相助。於是，我們一行人把所有家當塞進車裡，展開距離相當於繞台灣一圈的公路旅行，「普雷斯科特」我們來了！

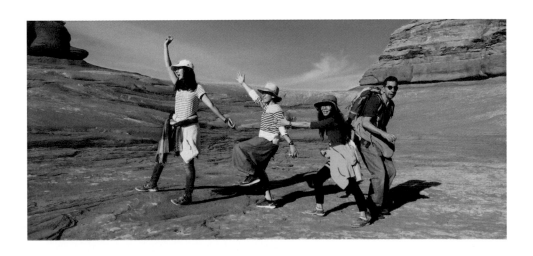

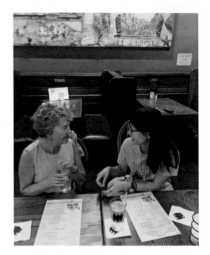

經過了四天三夜的公路之旅，終於，我們好不容易從丹佛一路開到了普雷斯柯特（Prescott），還記得抵達時天色已暗，街道並不像台灣城市的夜晚五光十色，除了街燈外，就只有還在營業的店家亮燈。

指導人Pam和我們約在一間down town歷史悠久的邊疆酒館見面。一見到Pam，她給了我一個溫暖的擁抱，開心的跟我說：「Chin Yung, finally you made it！You are here！」當下，見指導人前滿心的緊張突然都消失了。晚餐結束後，Pam開車帶我們到之後我寄宿的家庭，還熱心的幫我搬行李。心想，身邊遇到許多貴人相助，不論是開車載我到普雷斯柯特的朋友，還是像媽媽般照顧我的指導人，充滿感謝的我下定決心，一定要在為期三個月的實習中加倍盡力學習。

進入實習機構Adult Care Services

Adult Care Services, ACS成人照護服務機構，是一間非營利機構，經營主要分為三大中心，其中兩所日間照護中心，分別為位於普雷斯柯特（Prescott）及普雷斯柯特山谷（Prescott Valley）的「The Susan J. Rheem Adult Day Center」——主要提供社會支持、醫療監護、個人照護給疾患者（illness）、殘疾者（disability）、記憶喪失者（memory loss）。

實習機構小檔案

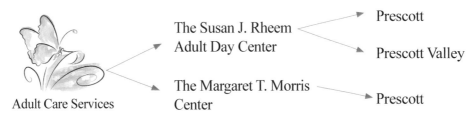

Adult Care Services

The Susan J. Rheem Adult Day Center → Prescott

→ Prescott Valley

The Margaret T. Morris Center → Prescott

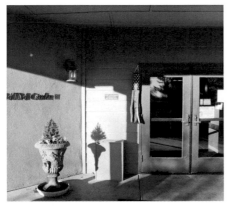

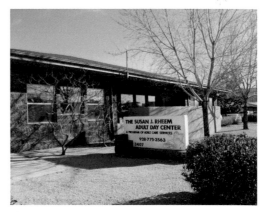

The Susan J. Rheem Adult Day Center。　The Margaret T. Morris Center。

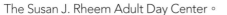

　　另一所全日照護中心，則是位在於普雷斯柯特（Prescott）的「The Margaret T. Morris Center」──提供中度認知損傷者（mild cognitive impairment）、記憶喪失者（memory loss）、阿茲海默症患者（Alzheimer's disease）、以及失智症者（dementia）居住照護。

⠸⠿ 充實的實習生活

實習的第一天早晨，指導人Pam開著她那轉彎會發出嘰嘰聲的大車來接我，順道載著一輛要借給我的腳踏車，沿路她告訴我在普雷斯柯特騎腳踏車要很小心，帶我走過一遍比較合適的路線。

終於，我們到了The Margaret T. Morris Center，一座亮紅色的大門，旁邊擺著當季盛開的花卉盆景，彷彿正熱鬧迎接我們。進門後是接待區，和另一扇需要輸入密碼才能進入的門。輸入密碼後，Pam和我介紹這裡主要是服務對象的活動大廳、住宿房間、辦公室，總共有兩層樓，一樓住的個案多行動自如，整體能力皆相較於二樓的個案來得好。

在另一扇需要輸入密碼的門，映入眼簾的不是冷冰冰的建築物，竟是一大片的療癒庭園，指導人看著嚇傻的我說：「走吧！讓我當妳初訪的導遊吧！」邊走邊聽著指導人細心解說，每個設計理念和如此設計的目的，這座療癒庭園不愧曾榮獲2007年美國園藝治療協會所頒發療癒庭園設計獎，將在後續的療癒庭園案例分享中更進一步介紹。

逛完一圈The Margaret T. Morris Center獲獎的療癒庭園，我們回到主要進行園藝治療課程的室內教室，裡面擺著各式各樣學員的作品。在The Margaret T. Morris Center裡，園藝治療課程分成團體進行和一對一進行，比重大約各半，因為在這個住宿型照護機構裡的爺爺奶奶們，與日間照護型的爺爺奶奶們相較下屬於重症，所以需要更多協助。因此，針對較重症的爺爺奶奶，藉由一對一的課程可以擁有更多的協助和互動。

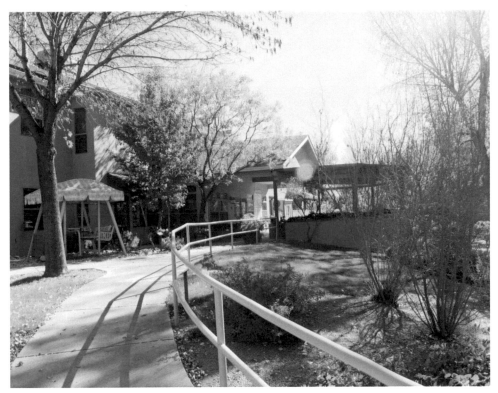

The Margaret T. Morris Center內的療癒庭園。

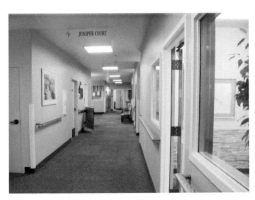

辦公室及其他個案房間。

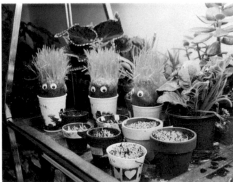

The Margaret T. Morris Center植物車上一隅。

⠿ 機構：The Susan J. Rheem Adult Day Center in Prescott

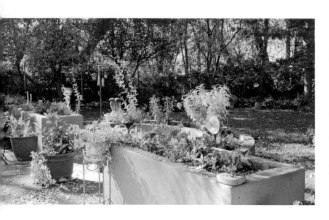

對The Margaret T. Morris Center的環境、個案狀況、療癒庭園以及執行園藝治療課程教室皆有初步的了解之後，我們繼續前往位於The Margaret T. Morris Center隔壁的The Susan J. Rheem Adult Day Center in Prescott日間照護中心。

一進門我們就感受到熱鬧的氛圍，初次來到Precott的日間照護中心，原來今天剛好遇到一位J爺爺95歲的慶生派對。我好奇的問Pam：「你們機構都這麼用心準備生日派對，真好耶！」Pam回答我說：「是J爺爺人緣特別好，他的家人和朋友們想給他一個難忘的生日！」接著，Pam帶著我認識這裡的同事和爺爺奶奶們，當然也少不了這裡的療癒庭園。

從機構裡走到後方的療癒庭園，因為沒有上鎖，所以任何人都能隨時來這裡享受溫暖的陽光和微風。

這裡花台的設計，剛好是成人站著可以操作種植、澆水的高度，常常可以看到爺爺奶奶們到庭園裡賞花、照顧花。我好奇的問Pam：「為什麼這間機構進入花園不用密碼鎖住呢？」她解釋，這間日間照護機構的長輩們，大部分功能、認知及自理能力都還不錯，只有少數失智及需要助行器行走的年長者，不過療癒庭園的外圍仍有柵欄會上鎖確保安全。

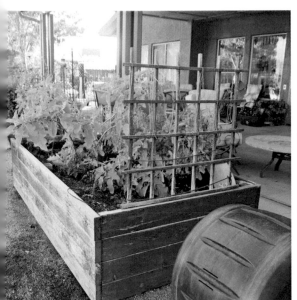
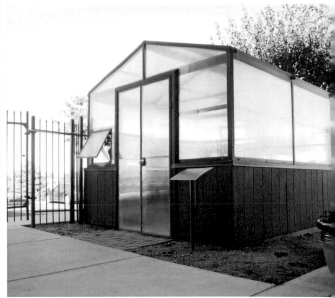

The Susan J. Rheem Adult Day Center in Prescott Valley。

⠿機構：The Susan J. Rheem Adult Day Center in Prescott Valley

　　除了在普雷斯柯特的一間住宿型機構，以及一間日間照護機構之外，我們來到了另一間大概距離普雷斯柯特20~30分鐘車程，位於普雷斯柯特山谷的日間照護機構「The Susan J. Rheem Adult Day Center in Prescott Valley」。

　　這邊有一座可愛的小溫室，但因裡面同時有存放工具，安全起見平常是上鎖的。機構後方有兩座可愛的花台，裡面主要種植各種當季蔬菜，時常也會有爺爺奶奶自己帶種子來花台栽種。

　　導覽結束我們坐了下來，指導人Pam認真向我講解實習要完成的任務，我馬上又繃緊神經專心筆記。AHTA規定實習必須達到480個小時之外，要在實習開始後，最短三個月、最久兩年內完成。這480小時可不是只要人出現在實習機構如此單純，實習生需要在實習的480小時中提供三種不同類別的園藝治療服務：

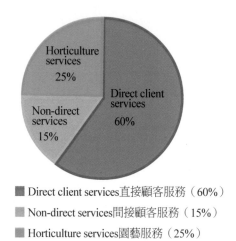

■ Direct client services直接顧客服務（60%）
■ Non-direct services間接顧客服務（15%）
■ Horticulture services園藝服務（25%）

用一個更易懂的方式，以我在每一服務類別的實際經歷為例：

1 ／ 直接顧客服務

　　只要在實際執行園藝治療課程的時間，或是其他像是課後寫評估文件、顧客會談、課前寫課程計畫以及觀察其他不同學科進行的團體活動，這些都算在直接顧客服務的時數裡面。

2 ／ 間接顧客服務

　　可能是和機構其他員工的討論時間，以及我花在重要的「短期計畫」、「長期計畫」、「個案研究」上的時間，都算在此類別裡。

3 ／ 園藝服務

　　顧名思義與園藝有關聯的任何服務都算在此類別裡，像是最常見的澆花、庭園維護、植物車（有電照燈可移動的架子，適用於室內栽種）、課程材料購買等。

　　看到這邊可能已經眼花撩亂，總言之，AHTA在實習時數上，必須依照他們規定的比重來進行，這也讓我們更能明確知道，每個實習生應要如何配置480小時的實習時數，同時也更明白在實習期間必須學習、發揮的各個項目。更簡單的說，實習時必須從園藝治療課程從頭到尾的流程、照顧植物、維護庭園以及長短期計畫和個案研究執行。

　　講解完實習內容後，Pam問我：「這次實習，有沒有特別想學到什麼呢？」討論過程中，我跟Pam說明來美國學習園藝治療之前，曾在台灣的台中育嬰院擔任身心障礙者的園藝治療師，也去上過台灣開設的園藝治療師培訓認證課程。

　　但是，每次操作總還是卡卡的，覺得應該可以再更細緻、更完善的設計和帶領課程。希望這次在美國上完園藝治療認證課後，學到許多「究竟應該如何操作園藝治療」的技巧和理論。因此，也想要在這次實習中和指導人Pam學習，如何將認證課程教的技巧和理論運用在實際操作上。最後我們共同討論出以下自我實現的目標：

晴韻的實習目的（goals）及目標（objectives）

Goal 1

計畫及執行園藝
治療課程

Objective 1 → 能計畫及執行園藝治療團體課程

Objective 2 → 能計畫及執行園藝治療一對一課程

Objective 3 → 具撰寫短期方案之園藝治療課程計畫能力

Goal 2

能和參與者（顧客）
溝通及互動

Objective 1 → 正向的對談以及和參與者建立良好關係

Objective 2 → 對參與者使用有禮貌並且不冒犯的文字

Goal 3

瞭解如何設置場域

Objective 1 → 能安排參與者在適當的位置

Objective 2 → 知道如何設計場域，讓參與者能以最舒適的狀態下參加課程

認識完環境、清楚實習目標，五點半下班了！一心想著家裡已經斷糧，於是趕緊騎著腳踏車跑去Fry's超市採買接下來整個禮拜的糧食，到了超商太陽已經快下山，隨便抓了蔬果肉類、柴米油鹽，還有少不了的醬油一次購足，整整四大袋……我的天哪！忘記我是騎腳踏車，到底要怎麼載回家？於是左邊把手掛兩袋，右邊把手再掛兩袋，因為袋子太重腳踏車頭左搖右晃，隨時不小心就可能跌倒。天色已暗，慢慢騎了40分鐘終於回到住家，這回我還真是見識到，這座以很多小山坡聞名的小鎮有多厲害啦。

園藝治療實習觀察與實作

在成人照護服務ACS下，三個機構同時要實行園藝治療團課和一對一課程，除了Pam擔任全職的園藝治療師、一位兼職的園藝治療師Nancy, HTR，以及不同機構各自有協助的志工數名。每月底，Pam會統籌安排下個月份所有園藝治療的課程主題、負責執行的園藝治療師、團體課程或一對一課程以及操作地點。

在ACS的園藝治療方案名為「綠拇指活動（Green Thumb activity）」，課程內容包羅萬象，如：非洲堇葉插繁殖、草花播種、夏威夷水果茶、萬聖節插花、玫瑰香氛袋、盆器風鈴、聖誕節花卉卡片等。團體課程採開放式參加，任何有興趣的服務對象都能加入，每次大約8~14位參與者不等。

固定的上課時間，課前有些綠拇指活動的基本成員（幾乎每次都會參加），會自動來幫忙我們一起準備，課後園藝治療師和志工也會帶著當次的成品，去尋找、詢問看看還有沒有其他人感興趣也想加入。

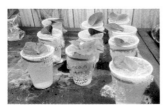

葉插非洲堇。

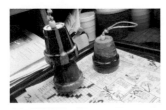

盆器風鈴。

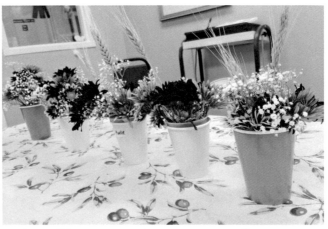

萬聖節插花。

⁛ 理論與實作的結合

Pam有一台神奇的推車，上頭載滿了植物、工具、植物雜誌、噴水澆花器、個案名單表等，就像是擺滿不同茶點的港式飲茶餐車。那天，我們哼著輕快的旋律，一起推著推車搭上電梯，來到The Margaret T. Morris Center的二樓。

一位D爺爺正在大廳旁自言自語、兩眼無神的直視前方，Pam和緩的向D爺爺打聲招呼，並和他說：「今天外面天空很藍耶，你看！」但D爺爺卻開始喃喃其他不相關的語句，重複幾次類似的對話，D爺爺始終沒有辦法對上Pam的問題，在一旁觀察的我不自主懷疑，這樣真的能進行園藝治療嗎？

接著，Pam從工具車上把「草頭寶寶」拿給D爺爺，讓他觸摸「草頭寶寶」柔軟的頭髮（麥草），持續藉由植物打開D爺爺的五感，這時，D爺爺仍舊講著自己的語言。後來，Pam拿出盛開的蘭花，讓他看看花開的顏色及姿態，摸摸肥厚的葉子，就在此時，D爺爺安靜了，Pam問他：「您有種過蘭花嗎？」D爺爺點點頭，講了一句和蘭花有關的句子。

什麼是「園藝治療師藉由連結植物與人，幫助個案得到療癒」？就在此時此刻，園藝治療的理論活生生在我面前驗證了！原本D爺爺獨坐大廳發呆自言自語，不會平白無故接觸到植物，但當園藝治療師Pam將植物帶到D爺爺面前，便發生了神奇的變化。

當然，園藝治療不僅是將植物帶到人面前，同時藉由園藝治療師Pam對D爺爺的暸解，找到對的植物輔助D爺爺喚醒過去的記憶，讓他想起過去栽種蘭花的片段回憶。觀察的過程中，我不僅看到理論的應證，更看到園藝治療師Pam帶著

正向樂觀的心情，她看到的並非D爺爺的「不能」，而是發掘專屬於他的「D能力」。Pam相信不管再重度的人，都有可以被看見的能力，這不是奇蹟降臨，是Pam長期堅持不放棄的努力，終於讓她試到對D爺爺有效的課程。

⣿ 難忘的第一次美國綠拇指活動

在觀察和協助指導人Pam幾次之後，Pam開始請我設計不同的園藝治療團體課程，我埋頭苦思，到底要上什麼內容呢？美國的植物有些是我熟悉的、有些則連看都沒看過，還要考量材料不能有毒性、也不能和當月課程重複……，有諸多的限制。

因為是我第一次設計課程，難免緊張想太多，想破頭的我決定先下班轉換心情。於是我又騎著腳踏車到了Fry's超商（絕對不是在幫這家超商打廣告，純粹只是離實習機構近），沒錯！逛超商是我在美國最放鬆的事，尤其看到台灣也有的食材更是讓我開心。

逛了一圈，想著家裡的水果吃完了，在水果區閒晃發現了「它」的蹤影，立刻確定了我的課程主題──火龍果！一顆要價台幣200元的火龍果，雖然進口價錢昂貴了些，但是很具有台灣的特色，於是我毫不猶豫買了3顆，沒想到逛超市也能意外激發靈感！這下換我開心的哼著歌，騎腳踏車回家寫課程計畫囉！

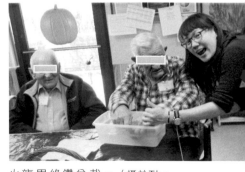

火龍果綠鑽盆栽。（攝於The Susan J. Rheem Adult Day Center）

⸭⸭ 火龍果綠鑽盆栽初體驗

課程開始前，我把詳細的課程目標、方法、以及操作步驟分析寄給指導人Pam檢查，Pam說她從事園藝治療30幾年，沒有做過「火龍果綠鑽盆栽」，他感到非常的好奇。課程開始了，我先介紹火龍果的營養價值給爺爺奶奶們認識，幾乎沒人知道火龍果是什麼，更別說是品嘗過火龍果。

接著，志工協助遞送一小口火龍果給每位參與的爺爺奶奶們食用，有人說味道像梨子、有人說像奇異果，也有位爺爺分享他在夏威夷吃過這種熱帶水果，大家異常熱烈討論。所謂的「綠鑽盆栽」，就是將火龍果放入絲襪，用手把果肉搓揉洗出後，蒐集絲襪裡篩出的火龍果種子，栽種成種子盆栽。

爺爺奶奶們認真的將雙手放在水盆裡，搓揉裝在絲襪裡的火龍果讓果肉與種子分離，直到絲襪裡只剩下種子。風趣的J爺爺說：「這水滑滑的，可以敷臉嗎？」逗得大家哈哈大笑。辛苦搓洗了很久後，終於只剩下一粒粒黑黑的種子，我們一起把種子陰乾，鋪在土壤表面完成了這次課程。

結束後，我和指導人Pam檢討這次的課程，幾乎每個參加者都有達到訂定的目標：

1. 使用手指精細動作或粗大動作達至少10分鐘。
2. 體驗至少3種感官刺激項目（味覺、視覺、觸覺等）。
3. 專注在課程討論（能加入討論，或回應他人等）。

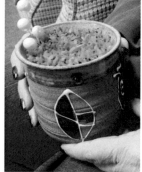

火龍果綠鑽盆栽。（攝於The Susan J. Rheem Adult Day Center）

這次園藝治療的操作經驗告訴我，園藝活動的主題若是個案完全未接觸過的植物，除了比較容易引起他們的好奇之外，也能增進參加者吸收新知、和他人社交互動的機會。火龍果種子發芽後，不僅我很開心活動成功了，每個爺爺奶奶也都樂於跑來和我分享他們孕育的生命，如此益然翠綠！

∷ 從錯誤中學習、尋找方法

能獨立從事園藝治療方案的設計、材料準備、執行課程、最後課後評估，是我們實習生短期目標的課題。而我的短期目標，除了第一次執行的火龍果盆栽之外，還有其他如「幸運竹」、過新年「植物香氛福袋」、聖誕節的「球果馴鹿」、「螃蟹蘭扦插」、「kokedama懸浮盆栽」等方案。永遠最讓我印象深刻的，除了第一次成功的「火龍果綠鑽盆栽」外，另外也有個很糟糕的失敗案例，真是慘不忍睹啊！

那時安排的「螃蟹蘭扦插」課，主要目的是為了增進爺爺奶奶們的精細動作，設計課程時，計畫讓爺爺奶奶們多點手指頭的動作，除了將螃蟹蘭剪下來外，也多加入盆子外圍的裝飾，用毛根和毛球妝點得如聖誕樹般。結果，「螃蟹蘭扦插」課程這一天，上午在The Margaret T. Morris Center一樓的爺爺奶奶們操作相當成功，然而在二樓卻大相逕庭，功能和認知比較嚴重的爺爺奶奶們，沒辦法將毛根圍繞裝飾在盆子外圍，有的人選擇放下作品讓志工協助，更有一位爺爺直接放棄課程而離席……

　　結束後，我失落的和指導人一起坐下來討論，Pam跟我說，同樣的課程，仍需要依照參加者的能力來考量內容，或許今天的課程對一樓或日間照護較高功能的爺爺奶奶能行得通，有點挑戰能激發他們的成就感，可是相對的，對於較重症的爺爺奶奶，Pam通常會為他們設計更簡單、更多體驗性質的課程內容。

　　聽完Pam的建議，我從錯誤中學習到寶貴的一課。我反省自己，不能單方面依自己的想法決定課程就上課，而要先了解上課對象的能力、興趣以及評估各種狀態，設身處地的為他們設計「適合的課程內容」。否則，下場就會像這次的經驗一樣，不僅沒有好的效果，反而帶給他們挫折感。

長期目標達成，不捨仍須別離

　　實習生在完成實習前，必須進行一項長期目標，這個長期目標是藉由園藝治療相關的方案，來促進實習機構的發展。

　　和指導人Pam討論多次，知道ACS因為是非營利機構，很需要善心人士的捐款。因此，我想到能為ACS製作一支關於提供園藝治療服務的影片，不僅可以讓大家了解ACS提供的園藝治療服務，更希望善心人士知道他們的捐款別具意義。因此，我開始錄影、訪談、剪接、錄音……從無到有全部一手包辦。

　　過程中，我有機會訪談到　位「綠拇指方案」的固定班底J爺爺，他在影片說：「我很愛花、植物，很愛任何跟園藝有關的事物。植物曾經孕育我成長，我永遠都記得，從小我的家人們總是在庭園種滿了各種蔬菜和植物，然後我照顧這

些植物並澆灌它們，就像它們陪伴我成長一樣。」我深深被高齡95歲的J爺爺感動，植物不僅是他成長的記憶，也是他和他過往家人之間的連結，更是他懷著感恩的心去面對的事物。

他不僅感謝植物陪伴，也感謝植物孕育他成長。其實，每次看到J爺爺，他總是喜歡在花園幫忙拔草、清理水池的枯葉、澆花，我想，這些看似只是維護花園的動作，也許是他思念家人的一種方式，也用真心在愛護這些陪伴他成長的生命。

實習最後一天，和往常沒有太大的差別，我把腳踏車停最靠近門口的柵欄邊，走進辦公室開始準備上課的材料。突然間有人敲敲門，J爺爺好心來問我是否需要幫忙，即使我說沒關係，他還是堅持待在辦公室裡面陪我聊天，神情看起來有點難過落寞。

課程結束後我回到辦公室收拾，忽然間J爺爺走了進來，跟我說：「Hey, Chin Yung, I don't know if we can meet in the future, but I want to tell you something. If we can meet again, it's a luck；If we can't meet, it's a luck too.（晴韻，我不知道將來我們能不能再見面，但是我想跟你說，如果我們可以再次相見，是一個運氣；如果我們不能再次見面，這也是一個運氣。）」

看著一位95歲的老爺爺眼眶泛淚的說著，害我也忍不住想哭。心想，跟爺爺奶奶們道別真的很難過，說真的，也不知道下次再來美國是何時，但我忍住淚跟他說：「我現在仍然很難過要跟你們道別，但我很確定，雖然說再見很難，但是和你們說再見，真的比我們從未見過面來得好上許多。」J爺爺從口袋掏出錢包，

拿出一張5塊錢美金說：「對不起，因為我後來被安置住宿在另一個老人機構，沒有辦法出去購買餞別禮物，不知道要怎麼表達謝意，只希望妳可以收下一點點心意。」我靈機一動，想到之前他送我的聖誕卡片，我跟他說：「我有你送我的聖誕節花繪卡片，就已經是最棒的紀念品呀！」聽了這番話，J爺爺臉上才終於露出了笑容。

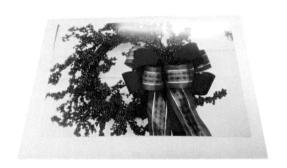
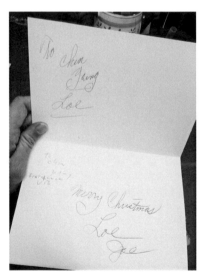

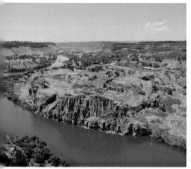

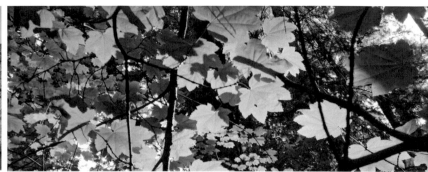

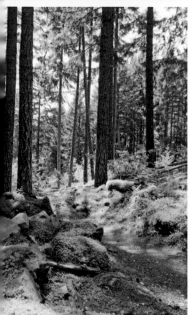

觀念 從頭學起

Chapter 2

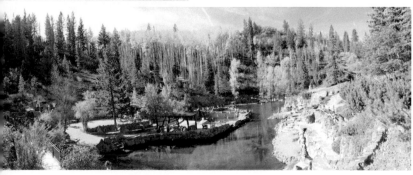

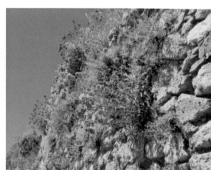

園藝為何有療癒能量?

　　我常想，究竟是什麼東西，讓「園藝」、「植物」或是「大自然」這麼有魅力？這樣的讓人心醉其中？下面這幾則，是我的學生們描述他們與花草互動的情景：

　　發芽了!!!!!!超級令人興奮的！！而且一次還發芽兩顆，小小的真的好可愛><因為星期二課很滿，晚上回家的時候發現經過一整天風的洗禮土變超級少XD，超擔心連種子也都被吹走XD，成功發芽真的是太好了呢！！覺得莫名的有成就感阿XD，希望幾個月之後能吃到九層塔蛋XD！

　　原本發芽的兩顆長高了，葉子也變大了，重點是第三棵發芽啦 !!! 而且剛好左中右各一棵分布的很平均～中間那棵感覺又要冒新葉子了！

　　真的長大了，一轉眼就長得很大株的阿香，香蜂草的成長能力真的很強，或是阿香真的有聽到我的叮嚀！

左邊的冒出了小小的花苞！有點期待，希望能有開花的那天。

今天澆水的時候，又看到另一朵花，好開心。

一開始還擔心它們喝水喝的不夠，每天都想澆水，但後來發現澆得太多了，差點把全部都澆死，有點矯枉過正的感覺，簡直就像養小孩一樣深刻而真實呢！

看到開花的時候，我還去查詢黃波斯菊的花期跟花語，有種想更了解這棵植物的感覺，想要讓它的開花帶給我更多的回饋。

雖然一開始修習這門課不清楚需要自己種植一棵植物，但我在這個過程中過得很開心，能跟老師、助教及同學們討論植物的事情，我覺得很充實。

不論是看到生命的堅忍不拔，還是生命綻放的那一刻，都讓我很感動。

由於前面小白菜的死亡，所以我決定再重新種一次看看，不過我忘記這種植物叫什麼名字了。從播種到發芽花了二到三天，不過它一次發超多棵的，讓我又驚又喜，希望他們能夠順利長大！

過了一週後，它們看起來很順利的長大了，不過看起來長的歪歪的，所以我就把盆栽換一個方向擺，希望他們能夠變成直的，不要越長越歪。

果然原本歪歪的莖被我調教成越來越直了，而且它們長超級快的，它們莖的長度已經是上禮拜快兩倍長了，真的有夠誇張的，這次差不多長了十來棵。

像在記錄自己的孩子成長一樣，想想從種子慢慢長大，到現在雖然離成為食物的階段還有一些遙遠，但有時候會覺得就算很渺小的東西，他也是在努力展現他的生命力，一片葉子的枯萎並不代表一個生命的殞落，反而是展開另一個生命的開始，---，感覺像是得到一個願意傾聽我說話的朋友，不會反抗的朋友，在我自己覺得充滿壓力的生活中，多了一個傾聽對象，感覺生活好像就沒那麼枯燥乏味。

它生長的速度一直都讓我十分驚嘆 XD！發芽後的一個星期，它們已經長出第二層小葉子，這一層跟第一層的葉子不太一樣，有尖尖的小角，還有葉脈的紋路，形狀是水滴形，而第一層的葉子長的更大了，形狀也從圓弧形變成鈍鈍的三角形，有點像御飯糰的形狀，好可愛～

我從家裡帶了一些土來直接填補在上面。這週的櫻桃蘿蔔有兩片較舊的葉子漸漸枯黃了！但是新長的葉子也越來越大片！生長的速度非常快!期待收成的那一天。

這個生長速度讓我每天都很期待早上幫它澆水！每天都可以看到它又比昨天更茁壯了些。

終於!!!終於啊!!!

我引領期盼已久的這一天終於到來了!!!當看到盆栽發出綠色小小的芽的時候，我超感動的，開心到都快要噴淚啦！畢竟已經被折騰了四個禮拜多都沒進展，我每天看著一堆光禿禿的土都看到心累了……

又過了一個星期，小白菜長得好快!!沒幾天就長滿整個盆栽了～

綠綠的嫩芽長得真可愛!! 小小的擠在一起，看起來好療癒啊～～ 而且這種新芽的嫩綠色看起來令人感到非常舒心!!

哇～～可愛的小九層塔們越長越大了，讓它們照著溫暖的陽光，不知不覺之間，它們的家就快要被這些可愛的九層塔們塞滿了，看來，我得趕快幫它們找一個更大的新家，這樣它們才可以好好地長大，而且有的植株已經開始冒出新葉了，感覺再過不久就可以採收惹!!

我覺得很開心自己能夠親自將一個植物從小種到大，我覺得很有成就感，雖然中間一度遇到許多問題，但只要有耐心地找尋解決問題的方法，困難就能夠一個個的解決，到最後會發現種植物這件事已經是生活裡的一部分了!因為每天都必須要照顧它們，但是是沒有任何壓力的！已經成為了習慣，我覺得很有趣，之後應該還會嘗試種更多不同的植物！

看來我的種植植物任務是失敗了呢，但主幹還是支撐在那並沒有倒下，也還是有完整的綠葉，似乎在告訴我，他都陪我走到這了，他都沒倒了，我也絕對不能放棄。

過了一個禮拜以後種子發芽了！冒出土壤一點點，我本來還很擔心它會不會就這樣死掉了，每天都關注的時候看他一點動靜都沒有，沒想到今天一早起床要澆水的時候就看到它終於發芽了！雖然只有一點點但還是讓我覺得很雀躍。

這是我第一次養植物可以養這麼久，我覺得每天要記得澆水真的是很不容易的一件事，因為我太常忘東忘西了，可是這次我真的很細心在呵護我的檸檬香茅，努力記得每天幫它澆水，看它長大的過程我也覺得很療癒，植物的向光性讓我覺得很可愛，有一種大家一起往同一個方向看齊的感覺，也覺得生命力很神奇，不管是向光性，還是經歷了我忘記澆水又活過來的過程，都讓我深深體會到生命力以及植物的韌性，雖然它不能陪我講話，也沒有跟我做互動，但卻成為了我生活中的一部分，看著它的成長紓解了我很多生活上的壓力──。

這讓我能夠在閒暇之餘，放下3C產品，走出房間，多多欣賞大自然的多采多姿，雖然現在還沒有大到能夠讓我採收，但是即使這份報告結束，喜歡種東西的我也是會持續觀察下去的，說不定過年的時候大家一起圍爐吃著就是我種的菜！

我的植物生長好像有點停滯了，不像之前長的那麼快，而且莖都細細的不知道是不是本來就這樣，真好奇它長大以後是長怎樣。

這是我第一次自己將植物從種子的部分開始種植並觀察到他長大的經驗，感覺真的特別奇妙，看到他從無到有的過程、再到從小到大的過程以及從生至死的過程，每個階段的感受都不一樣，也很新奇。這次的種植過程讓我覺得收穫很多，讓我感受最深的就是–有時候過多的照顧會讓他失去生命，有時候不聞不問偶爾給予關心卻反而長得愈加挺拔，其實生命比我所想像的更加堅強卻也同時脆弱不已。

老扁們快樂的成長著，我也每天都很快樂地幫他們澆水，還用吃完早餐剩下的盒子幫他們做了一個小窩。老師有說過發芽之後就要讓植物曬太陽，但我怕放太外面他們會墜樓，只好放在洗衣機上面，讓他們接受一些斜曬近來的日光。

但是真正讓我驚訝的莫過於這一天了！前幾天他甚至枯萎成那個樣子，我甚至以為他已經活不過來了…結果居然在過了兩天之後他又慢慢地挺直它的身軀，長回這麼翠綠的樣子，甚至在土這麼少的情況下，我又再次見識到了生命力的堅毅與意志力，也真的被它所震撼！聽室友說是一隻鳥把它推倒的！或許那隻鳥是想說這個味道好神奇，聞一聞就把它撞到了…雖然我討厭過這隻鳥，因為它讓我以為我的九層塔死掉了，但是我現在卻非常的感謝那隻鳥，因為那隻鳥所以才讓我看見了生命力的強大，這麼讓人難忘的畫面。

對他們有信心就是不一樣，他們今天又驚艷到我了，沒想到他們好像又長出了新芽，我很開心，就像媽媽看到自己的孩子考了100分一樣。

種植期間幾乎每次觀察都有所成長，雖然有時太久沒澆水，呈現微微枯萎的型態，但只要給予充足水分及陽光，幾小時後便能欣欣向榮，不得不讚嘆其生命力，是值得效仿的對象。

這個栽培經驗，讓我了解了植物的生長及體會照顧它的樂趣，也讓我更加理解大自然的美妙——

這是一個很棒的經驗，從小小的種子，慢慢地看它長高、長大，從完全不喜歡，到會欣賞它，甚至希望種更多不一樣的植物，就像照顧可愛的小孩，給他們滿滿的愛，就希望他們快快長大。

我按照包裝上指示的播種並不要再覆土，2～3天就順利發芽了，有了之前的經驗，我趕緊把他們拿出去曬太陽。每天早上都幫他們澆水，拿到陽台曬太陽，晚上下課再拿到裡面（怕半夜突然下大雨），看著他們慢慢長大我就覺得很快樂又很有成就感！

看著自己的九層塔一天天茁壯，我也幫它們移植、修剪，避免互相搶養分及陽光。移植時十分緊張，小心翼翼的把它們從土中夾起，還要擔心會傷害到根部。移植完，鬆了一口氣，但也害怕它們會因為我沒有移植成功而死掉，經過一個禮拜，我更加確定我移植成功了，心中充滿感動。

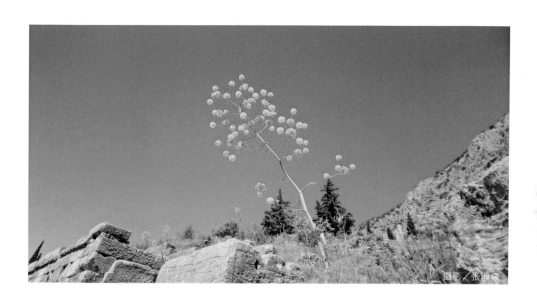

攝影／張淑貞

或許，就是植物無言但強靭且豐富多樣的生命力，
感動與啟發著我們──。

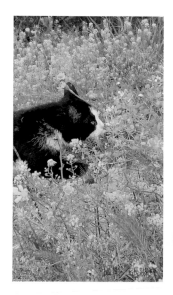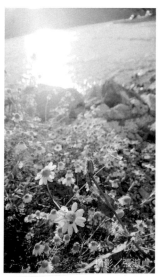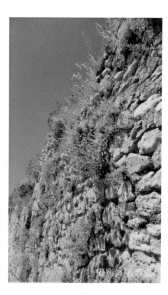

攝影／張淑貞　　　　攝影／張淑貞　　　　攝影／張淑貞

人與植物的連結

　　人與植物之間的連結，隨處可見，像是人們喜歡栽種花卉、矮灌木、培育居家植物、或是假日到郊外走馬看花、在充滿綠意的環境進行休閒活動；城市投資在行道樹、綠美化、花卉展覽等。好幾世紀以來，植物、大自然被當成主角或背景入畫等，自然（Nature）及植物與我們人類之間，始終存在著一定程度的連結，也在我們的生活中，扮演著不可或缺的角色。

　　人與植物（或自然）之間的連結，不僅在我們日常的所見所聞體現，許多學者們也進行相關的研究來證實人與自然／植物間的連結。Verderber於1986年提出在六家醫院實驗的結果發現，接受物理醫療及復健治療的病人，其病房若是有品質的窗景，能夠有效幫助恢復的速度；而Ulrich（1984）聲明病房窗景能看到自然景色的，比住在其他看不到自然窗景的病人，手術後恢復速度更快；Moore（1982）研究顯示，住在能觀看到戶外景色囚房的囚犯，比其他囚犯更追求／注重自己的健康照護。以上研究皆顯示了自然對人類扮演重要的角色，也意涵著人類對大自然需求的重要性（Kaplan & Kaplan, 1989）。

　　然而，談及園藝治療之前，我們若能夠以更廣闊的角度，追溯人與植物／自然間的連結，將有助於我們了解園藝治療的意涵，並且運用連結人與植物／自然的技巧，帶給園藝治療參與者治療的效益。因此，本節著重在理論基礎，解釋人對自然的反應，且探究為何人類在主動或被動的參與自然相關活動過程中獲得益處（療癒）。

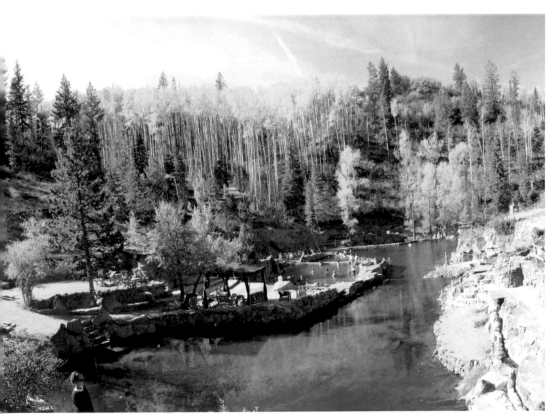

人們利用休假日，在金黃色山羊樹的環繞下泡溫泉，與自然之間產生良好的連結。

一、超載及喚起理論（Overload and Arousal）

提及超載及喚起理論之前，讓我們先來看一個有趣的實驗。Ulrich等人於1991年時提出假說，認為大自然在減壓影響情緒、注意力、生理的面向是源自於演化心理學理論。

為了調查此假說，研究方法上，讓120位受測者總共看兩部影片，120位受測者看的第一部影片都一樣是屬於壓力源，片長10分鐘的黑白影片，內容是關於工作意外的預防（在先前Lazarus et al., 1965研究顯示此影片能有效的造成心理壓力）。第二部影片是十分鐘的彩色影片，接受到的影片是從六種不同的日常戶外場景中，隨機挑選一種觀看，六種日常戶外場景包含「自然：自然植披」、「自然：水景」、「城市：壅擠交通」、「城市：輕度壅擠交通」、「城市：沒壅擠交通有許多步行者」、「城市：沒壅擠交通有一些步行者」。

研究設計方法圖示

影片1	影片2

· 黑白影片
· 觀看能產生壓力的影片
· 120位受測者皆觀看同樣的影片

· 彩色有聲影片
· 120位受測者在觀看完影片1後接續觀看影片2，且隨機分配，觀看不同的戶外場景
  · 20位觀看到 – 自然植被
  · 20位觀看到 – 自然水景
  · 20位觀看到 – 城市 – 壅擠交通
  · 20位觀看到 – 城市 – 輕度壅擠交通
  · 20位觀看到 – 城市 – 沒有壅擠交通有許多步行者
  · 20位觀看到 – 城市 – 沒有壅擠交通有一些步行者

　　研究結果，在生理的和口語的測量都指出，在接受完第一步壓力源影片後，第二部影片若是觀看自然景色（自然—自然植披、自然—水景）的受測者，他們的壓力恢復速度相較於觀看城市景色（城市—壅擠交通、城市—輕度壅擠交通、城市—沒壅擠交通有許多步行者、城市—沒壅擠交通有一些步行者）的受測者來得更快。也就是說處於壓力源後一段時間，接觸自然景色能更快地從壓力中恢復。

　　在生理部分的研究結果顯示，觀看自然景色對副交感神經系統有顯著的影響，然而觀看城市景色的受測者，在副交感神經系統上沒有顯示任何影響。

　　經過了許多相關的研究和理論，Ulrich & Parsons在1992年，提出了其中一個最簡單的理論「超載及喚起理論」，解釋為何有植物在生活周遭會對人類產生好處，這個理論主張：

　　「現代人生活暴露於噪音、移動，及複雜視覺刺激，淹沒我們的感官程度，導致身心理程度受損。相較而言，植物及自然環境是一個較少複雜的刺激源、較舒壓、較能夠減少激發神經緊繃。」（Ulrich & Parsons, 1992；Simson & Straus, 1998）

二、學習理論（Learning）

　　學習理論主張：「人們對植物的回應是由於他們早期學習的經驗，或是他們所成長的文化背景。」像是從小在美國德州西部成長的人，比在維吉尼亞州山區成長的人，對平坦的土地、蔬菜和作物有更多的正面態度。

四、親生命性(Biophilia)

美國生態學家及社會生物學家Edward O. Wilson在1984年提出「親生命性」來解釋人類在環境中的活動，稱親生命性為「人類天生傾向專注在生命和栩栩如生的過程。」而後1993年，Wilson稱親生命性為「人類天生和其他生物體的情感連結。」

簡言之，主要Wilson的親生命性概念主張：「人類與生俱來傾向於接近不同的其他物種或其他自然現象。」為什麼人類會有這樣的心理機制呢？Wilson追溯回史前時期，人類過往和其他生物及自然環境的密切互動，是我們現在會有「傾向接近不同的其他物種或其他自然現象」的主要因素（Krcmarova, 2009）。

五、注意力恢復理論
（Attention Restoration Theory）

Steven Kaplan（1995）提出直接注意力在人類資訊處理扮演一個重要的角色之外，亦能讓人們產生效能（effectiveness），但人類的直接注意力經過長時間的使用，產生的疲勞很有可能影響最後產值的結果。如何從疲勞的注意力中恢復，除了睡眠之外，幸運地，Kaplan在注意力恢復理論中，從各種的體驗裡分析出能讓人們從疲勞中恢復的重要元素。其中自然的環境顯示出特別具有恢復性的特質。自然景色如何連結到恢復性的價值呢？研究指出具有恢復性價值的景色，必須具有以下四個必要的元素：

1 遠離性（Being Away）

提供有別於壓力環境的場域，能讓人覺得從壓力下逃離的感覺，且能增加思考其他事情的可能性。自然場域像是海邊、山上、湖、森林溪流……等，都是具有遠離的元素。遠離這個元素並非代表距離遠，而是經歷的環境特質，是否讓你感覺與日常生活環境有所差異。

2 延展性（Extent）

場域有夠大的範圍能體驗，且每個多樣的場域組成份都互相連結或屬於整個場域。並非物理大小的，而是概念上的延展，即使是小型的場域，亦能提供延展的元素，例如：小場域內的蜿蜒道路、日式庭園也提供縮小化的景觀元素，讓人置身山水之中。或是具有歷史意義的物品，亦能提供時空上的延展，讓人想連結起過去的環境和事件。

3 魅力性（Fascination）

引發非自主的注意力，不像是我們對工作的直接注意力，需要專注在我們做的每個細節，是具有壓力的。魅力性引發非自主的注意力，能夠讓我們轉換、從日常直接注意力所帶來的高壓中恢復。

許多魅力性的元素，包含雲朵、夕陽、雪、被風拂動的葉子……等。

4 相容性（Compatibility）

有助於達成個人目標。在具有一致性的環境裡，個人做的事是傾向需要且可行的企圖。

結論

綜觀人與植物或擴大至人與自然之間的關係理論，我們了解人與自然間具有良好而重要的連結，也在理論探索中證實了為何人類在主動或被動地參與自然相關活動過程中能獲得益處（療癒）。當中我們提到的幾個重要理論：

▶超載及喚起理論

有別於都市中充斥著讓五感（聽、嗅、味、觸、視覺）身心感到疲乏的壓力源，人類處於自然環境中能得到壓力的舒緩、緊繃的神經及五感得以放鬆。

▶學習理論

人們對植物的回應是經由他們早期學習的經驗，或是他們成長的文化背景。

▶演化理論

人們對植物的回應是基於演化的結果。我們天生傾向於注意及對特定植物組合有正向回應，是因為其具有利於早期人類生存的要素。

▶親生命假說

人類過往和其他生物及自然環境的密切互動，是我們現在會有傾向接近不同的其他物種或其他自然現象的原因。

▶注意力恢復理論

人類的直接注意力經過長時間的使用，產生的疲勞很有可能影響最後的表現及結果。身處於自然環境能具有恢復注意力的益處，其中特別具有恢復性的環境特質，包含遠離性、延展性、魅力性、相容性。

引用文獻

Kaplan, R., & Kaplan, S. (1989). The experience of nature：Cambridge University Press.

Kaplan, S. (1995). The Restorative Benefits of Nature：Toward an Integrative Framework. Journal of Environmental Psychology, 15(3), 169-182.

Krcmarova, J. (2009). E.O. Wilson's concept of biophilia and the environmental movement in the USA. Klaudyán, 6(1-2), 4-17.

Lazarus, R. S., Opton, E. M., Norrikos, M. S., & Rankin, N. O. (1965). The principle of short-circuiting of threat：further evidence. Journal of Personality, 33, 622-635.

Moore, E. O. (1982). A prison environment's effect on health care service demands. Journal of Environmental Systems, 11(1), 17-34.

Orians, G. H. (1986). An ecological and evolutionary approach to landscape aesthetics. In E. C. Penning-Rowsell and D. Lowenthal (eds.), Meanings and Values in Landscape.

Simson, S., & Straus, M. (1998). Horticulture as therapy：Principles and practice：CRC Press.

Ulrich, R. S. (1984). View through a window may influence recovery from surgery. Science, 224, 420-421.

Ulrich, R. S., & Parsons, R. (1992). Influences of passive experiences with plants on individual well-being and health. In D. Relf (ed.), The Role of Horticulture in Human Well- Being and Social Development：A National Symposium. Portland, OR：Timber Press.

Ulrich, R. S., Simons, R. F., Losito, B. D., Fiorito, E., Miles, M. A., & Zelson, M. (1991). Stress recovery during exposure to natural and urban environments. Journal of Environmental Psychology, 11(3), 201-230.

Verderber, S. F. (1986). Dimensions of person-window transaction in the hospital environment. Environment and Behavior, 18(4), 450-466.

Wilson, E. O. (1984). Biophilia the human bond with other species. Cambridge：Harvard University Press.

Wilson, E. O. (1993). Biophilia and the conservation ethic. In：Kellert S. a Wilson E.O. (eds.)：The Biophilia Hypothesis. Shearwater Books, Washington, D.C., 31-40.

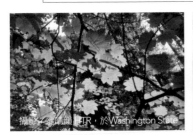
攝影／翁晴韻 HTR，於Washington State

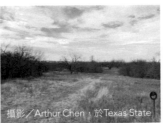
攝影／Arthur Chen，於Texas State

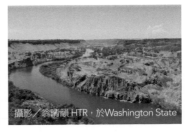
攝影／翁晴韻 HTR，於Washington State

園藝治療之定義與模型

一、園藝治療之定義

針對「園藝治療」一詞在國內外皆有許多協會、學者對此做出不同的定義。根據美國園藝治療協會（American Horticultural Therapy Association, AHTA）的定義為：「園藝治療是指由註冊園藝治療師帶領，促進參與者達到既定治療性、復健性或職業性計劃的特定目標之園藝活動。園藝療法是一個主動活化的過程，發生在已建立治療計劃的脈絡背景下，其過程本身即被認為是一種治療的活動，而非最終產品（AHTA, n.d.）。」

美國園藝治療協會會長Steven Davis也提出：「園藝治療是在由專業主導的課程中，利用植物和園藝活動作為治療和復健的工具」（許琳英、譚家瑜譯，2009）。」加拿大園藝治療協會（Canadian Horticultural Therapy Association, CHTA, 2014）則定義：「園藝治療是利用植物、庭園以及自然環境來促進人們認知、身體、社交、情感及心靈福祉的過程。」

於國內園藝治療一詞最早是從劉富文(1999)認為園藝治療是利用植物、園藝和人與植物的親密關係為推力，來協助病患獲得治療與復健效果的方法。張俊彥、周孟慈(2004)認為園藝治療是利用植物、園藝及人與植物親密關係為推力，結合精神、希望、期待、收穫與享受全過程，協助病患獲得治療與復健效果的方法。郭毓仁和張滋佳(2010)認為園藝治療是指利接近植物以及接近自然，使個案不良行為、生理、心理獲得改善，也就是利用植物與園藝，讓參與者從某種生心理障礙恢復到未病發前，甚至比病發前更好的狀態的療癒方法。曾慈慧等人

(2007)認為園藝治療是利用植物或園藝活動以促進社會、教育、心理和生理的適應，幫助身體精神或心靈的健康。黃盛璘(2007)認為園藝治療是透過園藝治療師的設計與指導，利用花、果、蔬菜和香草等植物的栽種與花藝等或活動，增進人在社會、心理、生理和智能等機能。陳惠美和許正典(2008)認為園藝治療是藉由人們接觸植物、園藝操作等活動即接近大自然，對人體身心復原有特殊功效，使心理得到慰藉的治療方式。

　　仔細分析國內外諸位學者對園藝治療所下的定義，可發現其治療對象可分為「不限特定對象」以及「針對病患」兩種。雖然所有廣泛的大眾皆可藉由園藝活動來增進身心靈的福祉，但事實上，是否有特殊治療目的或目標被包含在園藝活動的設計之中，是「園藝治療活動」與「園藝活動」最具差別的特徵之一。基本上，園藝治療活動在操作的時候，都會是針對某一群同質性較高的參與者（比如一般高齡者、兒童、憂鬱症患者---等）進行為達到特殊治療目的或目標（比如促進握力、了解植物生長知識、促進社會互動---等）而設計執行的園藝(治療)活動。因此不限定特定對象或不具特殊治療目的的園藝活動，並不適合稱之為「園藝治療」，而只能稱之為一般的「園藝活動」。一般的園藝活動當然也可以是團體性的、有結構性的，但只要沒有進行參與者現況評估、不具特殊治療目的或目標、沒有考量合適性工具或執行方式的調整、沒有執行效果評估等(即治療計畫脈絡背景)，都不適合稱之為園藝治療。因此，從定義上的比較能讓我們更加瞭解，為了區分「園藝治療」與「園藝活動」二者的差異，美國園藝治療協會對「園藝治療」的定義偏向專業治療取向的原因。

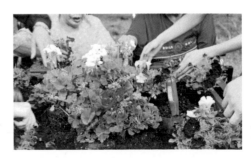

園藝治療是由受過專業訓練的註冊園藝治療師帶領，協助個案達到特定治療目標的輔助性治療方法。

二、園藝治療的模型（Model）

上述整理及分析完園藝治療的定義後，或許能從一段精簡的文字定義來揣測該名詞的意義，若要更具體的了解「園藝治療」為何，2017 年 Haller & Capra以一個實際操作的觀點提出園藝治療的圖像模型，清楚地描繪出各個園藝治療中必要元素，以及必要元素之間的交互作用。在這個模型中，包含了四個元素：「服務對象（Client）」、「目的（Goals）」、「治療師（Therapist）」、「植物（Plant）」。

服務對象 (Client)

服務對象在這個模型中是指扮演著接受服務的人，通常這個人被認定需要改善認知、情緒、生理、或社交功能的介入。

目的 (Goals)

目的包含由治療團隊和服務對象共同訂定的治療目的和目標。

治療師 (Therapist)

這裡指的治療師是園藝治療師（Horticultural Therapist），受過專業訓練，且能夠利用園藝作為治療、復健、福祉的形式。

植物 (Plant)

在此「植物」是表示運用所有和花園、植物相關的活動或任務作為媒介，提供服務對象（Client）治療的機會。

元素之間的連結

　　治療師透過植物或直接與服務對象交流。植物相關活動的選擇必須符合服務對象的治療目的。服務對象和所有其他元素互動，是園藝治療過程中的中心焦點。

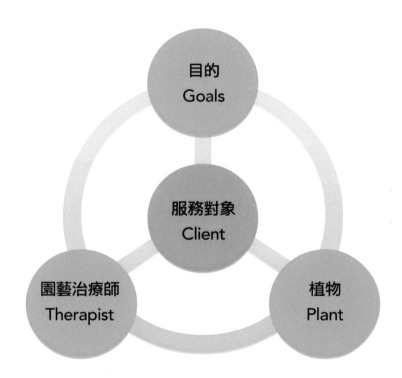

以服務對象為中心，園藝治療師利用與植物相關的活動，設計與操作能夠達成服務對象特定目標的活動。
（Haller & Capra, 2017）

三、案例

服務對象（Client）→

阿偉，三十歲，患有腦性麻痺，下肢麻痺且萎縮，大多坐在輪椅上，上肢不正常肌肉張力，張力飄忽不定，手指精細動作能力差。

目的（Goals）→ 提升精細動作能力。

長期目標→ 提升精細動作能力。

短期目標→ 1. 能夠將種子播入穴格，至少十格　2. 能將幼苗分株成五個獨立小苗。

園藝治療師（Horticultural Therapist）→ 經專業受訓的園藝治療師。

植物（Plants）→ 向日葵種子、萵苣種子、萵苣小苗。

植物相關活動→ 1. 向日葵種子播種 2. 萵苣種子播種 3. 移植向日葵小苗入大盆器中 4. 移植萵苣小苗入菜盆中。

⣿ 元素間的連結

　　園藝治療師在和阿偉及治療團隊討論過後，共同訂定出對阿偉有幫助的目的及目標。接著園藝治療師依此擬定運用需要使用精細動作的植物相關課程——播種及移植幼苗的活動，來符合所定的目的及目標。而在後續園藝治療的過程中，園藝治療師藉由使用到手指精細動作的播種／移植課程，增進服務對象—阿偉精細動作的能力（目的／目標）。

○● 結論

　　結合定義和模型我們可以得知，園藝治療是以個案為中心，由受過專業訓練的園藝治療師來執行治療的程序—在了解園藝治療服務對象的背景資料後，與其他專業團隊及服務對象共同討論出想要達到的治療目的及目標，並依此目標，園藝治療師利用花、果、蔬菜、香草等各種植物的栽種、花藝設計、工藝創作等園藝活動，設計出能促進達成治療目的及目標的園藝治療課程，並在課程中透過人與植物間的交流，結合了精神、希望、享受、期待以及收穫，最終幫助服務對象達到生理、心理、社交、認知、職業訓練、休閒能力培養等面向的效益。

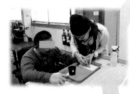

- 30歲，腦性麻痺

Goals
- 長期目標（大目標）：
  提升精細動作能力
- 短期目標（小目標/具體且可測量）
  能夠將種子播入穴格，至少十格
  能將幼苗分株成五個獨立小苗

Clients

Plants
- 向日葵種子 / 萵苣種子
- 萵苣小苗

Therapist
- 受專業訓練的園藝治療師

(Haller & Capra, 2017)

利用園藝治療模型，再次檢視園藝治療的定義，能更具體了解園藝治療的運作，以及如何藉由園藝治療達到生理、心理、社交、認知、職業、休閒培養等效益。

參考資料

張俊彥、周孟慈(2004)。園藝治療相關研究與發展之探討。造園季刊，52，45-54。

許琳英、譚家瑜譯。Hewson, M. L. 著(2009)。植物的療癒力量：園藝治療實作指南。台北：心靈工坊文化。

郭毓仁、張滋佳(2010)。綠色醫生：園藝治療與個案故事。台北：文經出版社。

陳惠美、許正典(2008)。園藝治療對憂鬱症婦女介入之初探--個案研究。造園景觀學報，13(4)，27-50。

曾慈慧、呂文賢、何超然、林國清(2007)。園藝治療活動對護理之家失能長者治療效果之研究。台灣園藝，53(3)，345-260。

黃盛璘(2007)。走進園藝治療的世界。台北：心靈工坊。

劉富文(1999)。人與植物的關係。科學農業，47(1,2)，2-10。

American Horticultural Therapy Association (AHTA). (n.d.). Definitions and positions paper. Retrieved May 29, 2019, from https：//www.ahta.org/assets/docs/definitions%20and%20positions%20 final%206.17.pdf

Canadian Horticultural Therapy Association (CHTA). (n. d.). About horticultural therapy. Retrieved December 20, 2010, from http：//www.chta.ca/

Haller, R. L., & Capra, C. L. (2017). Horticultural therapy methods: connecting people and plants in health care, human services, and therapeutic programs (2nd ed.). Boca Raton, FL: CRC Press.

園藝治療之效益

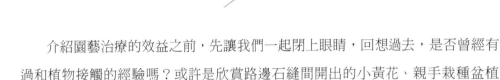

　　介紹園藝治療的效益之前，先讓我們一起閉上眼睛，回想過去，是否曾經有過和植物接觸的經驗嗎？或許是欣賞路邊石縫間開出的小黃花、親手栽種盆植栽、採收豐碩的疏果等。

　　還記得，當初作者在受訓期間，老師請同學們到戶外整理庭園，同時請我們試著打開五感，感覺自己和植物之間的互動。我們走到庭園，有的同學蹲在樹下拔雜草、有的拿鏟子幫忙鬆土、有的則是在掃落葉。那時作者選擇了拔草，光是從高壓的課堂中走到庭園，接觸到自然的的景色，涼風吹拂，當下已經覺得從緊繃變得放鬆許多。剛開始拔了幾株雜草，覺得在扼殺生命，但想起大學老師說的，雜草是長在不該長的地方的草，所以需要拔除。如何把這樣與植物之間的互動，和人之間連結起來？於是我把雜草比喻成大腦時常出現的胡思亂想，這些胡思亂想（雜草）是有礙於我們正念的思考（漂亮的草坪），需要拔除，才能夠長出堅定的正念。從以上的小故事，我們可以知道，從作者與植物接觸的過程中有哪些好處？簡單列舉：

➤ 走出戶外曬太陽
➤ 看見庭園景色時的感官刺激
➤ 拔草時，手指頭的精細動作

➤ 聽見風吹拂樹葉的聲音，聽覺刺激

➤ 維持蹲低姿態的身體平衡

➤ 心裡體驗，感受我們是自然的一部份，感受人與植物間的體驗，植物帶給我們心靈的正面啟示

　　簡單地從操作園藝活動的過程中，能夠帶給人們許多的好處。那園藝治療的好處呢？簡單來說，園藝治療所帶來的好處，即是在有經驗的園藝治療師帶領下，更有效地導引參與的對象從與植物接觸的過程中得到效益（好處benefits）。在過去50年，已有許多發表論文期刊證實園藝治療所帶來的各種效益。維吉尼亞理工學院暨州立大學園藝系教授Relf，於1973發表的文章中，將園藝治療的諸多效益，分類為為智識效益（intellectual）、社交效益（social）、情感效益（emotional）及生理效益（physical）四個部分。接著本節將分別介紹各個類別的效益所涵蓋的面向、相關學術發表。

一、心理效益／情感效益
（ Psychological／Emotional Benefits ）

1 涵蓋面向

　　園藝治療在心理方面的效益，包含了提升自尊、減少憂鬱、透過與大自然的連結性，維持或增進心靈結合、以及藉由植物繁殖從種子到採收的整個生命循環，改善人對生命的觀點（Haller & Capra, 2017）；亦能協調過於侵略的個性以適應社會、促進未來的興趣與好奇心以及創造滿意度的機會（曾慈慧等人，2007；Hefley, 1975；Robert & Daubert, 1981）。

❷ 學術發表，針對不同族群在心理層面證實之效益

（1）兒童——園藝治療帶給兒童的心理效益

　　園藝治療對一般國小兒童藉由在校園戶外場域的探索中，獲得成就感且樂於享受其中，並且能將情意學習延伸至生命教育課程之外，同時具有激發自信心、展現成就感以及正向休閒態度上心理層面之效果（梁仲容，1996；許家綾，2006；王秋華，2006；謝爵祥，2009）。且能減少特殊兒童之焦慮及不適應行為（梁仲容，2002）、改善智力殘疾孩童的社會性（Kim, Park, Song & Son, 2012），以及對亞斯伯格症及其他自閉症兒童具有放鬆心情、促進愉悅正向之互動以及提升責任感（簡含青，2012；巫璐琳，2012；紀芬蓮、廖曼利、歐聖榮，2013）。

（2）青少年——園藝治療帶給青少年的心理效益

　　對於高中生則能減緩壓力程度以及提升自信心（鐘晏瑜等人，2010），減輕因功課壓力帶來的憂鬱傾向（廖曼利、紀芬蓮、歐聖榮，2012）。高職輕度智能障礙學生能提升自我認同、自我滿意及生理自我之效益（陳國濱，2006；Chung, Ou & Liao, 2014）。觀護少年從事園藝活動能暫時忘卻身陷囹圄，心情獲得紓解，在成功的體驗中獲得成就感、建立自信心（洪瑜筑，2010）。大學生經園藝活動後壓力獲得紓解（陳慧娟，2006；廖曼利，2019），且於園藝操作表現越好之學生，獲得的成就感就越多，注意力提升之效果也越大（張元毓等人，2010）。

（3）中老年——園藝治療帶給中老年的心理效益

　　上班族女性在參與麥桿菊花插花藝術活動後，在感受和期待、啟發方面獲得效益（陳彥睿 & 陳榮五，2008），園藝活動也能發揮老年人內在功能，讓他們有

機會展現專長及優勢,增加成就感(王淑貞,2007;Liao et al., 2014),以及增加自信心及注意力(陳筱筠,2008),有益於老年人心理之健康(Park et al., 2008;歐聖榮、廖曼利、紀芬蓮,2013)。除此之外,園藝治療活動能改善護理之家老人的憂鬱及孤寂感,培養護理之家失能長者對園藝的嗜好(紀政儀,2011;曾慈慧等人,2007)。另於失智症患者能有效改善心理情緒及增加生活趣味和變化(劉亦中,2010;董芝帆,2012)。

(4)精障者——園藝治療帶給精障者的心理效益

精神病患者從事園藝活動能放鬆心情、消除內心的恐慌與不安全感、增加自信心以及對生活的期盼,減少精神病患的憂慮、沮喪和壓力,對於情緒及精神上皆有益處(吳思涵,2005;張建隆,2006;鄒淑蘭,2010;Chung, Ou & Liao, 2014;Kam & Siu, 2010),另外園藝治療活動對於自閉症具有正面之心理效益(洪甄苡 & 歐聖榮,2009)、提升憂鬱症婦女的正面情緒(陳惠美 & 許正典,2008),使憂鬱症患者減少焦慮、沮喪和壓力,具有情緒及精神上之益處(Song et al., 2010),也能讓精神疾病患者看見自己的能力(廖曼利、紀芬蓮、歐聖榮,2013)。

(5)其他醫療相關類別

提升癌症患者的情緒,使癌症患者更快樂更有精神(吳佳晏,2012);也能改善心肺恢復計畫中之病患之心情狀況及減少壓力(Wichrowski et al., 2005)。園藝治療計畫能明顯降低醫院病患之焦慮和憂鬱(Kim et al., 2006),也使護理人員對於工作壓力反應與一般健康均有顯著改善,心情放鬆、具有成就感(吳芳如,2013)。

二、社交效益（Social Benefits）

1 涵蓋面向

　　社交互動常能藉由團體的園藝治療課程來達到更佳的效益，在團體課程中，能創造許多與他人合作的機會、學習如何尊重他人、與他人溝通、與他人分享……等等。即使是一對一（園藝治療師和服務對象）之間的園藝治療課程，也能增進個案和治療師的互動。甚至最常見的是，每當我們做完了園藝治療的課程成品後，服務對象都會說要拿給他的親友，也會在課後和身邊的人分享自己的成品。園藝治療能夠增進的社交效益，整體包含在參與團體課程中自然而然地增進了社交的行為、和同學之間的合作及互助、願意開口和他人分享、改善與家人朋友之間的關係。同時社交效益也包含與同伴間的交流以及與外界的人交流（曾慈慧等人，2007；Hefley, 1975；Robert & Daubert, 1981）。

2 學術發表，針對不同族群在社交層面證實之效益

（1）兒童——園藝治療帶給兒童的社交效益

　　園藝治療能提升國小兒童之社交技巧（梁仲容，1996；謝爵祥，2009）以及從中體會到合作學習的重要性（謝爵祥，2009）。另對於特殊兒童亦能增進社交技巧，以及藉由在自然環境中的學習來達到溝通的目的（梁仲容，2002；張敏，2008）；自閉症兒童則更願意開口說話與人溝通交流分享成果（張小南，2010）；亞斯伯格兒童亦能提升其社會互動能力（簡含青，2012；巫璐琳，2012）。

（2）老年人——園藝治療帶給老年人的社交效益

　　園藝治療活動能促進老年人的互動、增進人際關係以及培養與他人的協調性（王淑貞，2007；陳筱筠，2008），且當老人與學齡或學齡前幼兒一起進行園藝活動時，發現以園藝作為兩代之間的活動方案能夠增加兩代之間的交流（Predny & Relf, 2000；Liao, 2011）。

（3）其他類別

　　園藝治療活動於智能障礙者、精神病患者、自閉症患者、失智症患者、高中生及上班族女性皆具有社交之效益（曾兆良，2003；吳思涵，2005；洪甄苡 & 歐聖榮，2009；鄭智勇，2008；陳彥睿 & 陳榮五，2008；鄒淑蘭，2010；劉亦中，2010；鐘晏瑜等人，2010；董芝帆，2012；Cammack, Waliczek & Zajicek, 2002；Kam & Siu, 2010；Liao et al., 2014）。

三、認知效益／智識效益 （Cognitive／Intellectual Benefits）

1 涵蓋面向

　　認知效益，能維持或改善認知技能、專注在任務上、喚起記憶、學習新技能、促進順序性，也可以藉由園藝治療的課程，融合特殊的節慶和季節，提升對時間和空間的定位、增加字彙與溝通能力、激發好奇心、增加觀察力、職前訓練以及感官知覺的刺激（曾慈慧等人，2007；Hefley, 1975；Robert & Daubert, 1981；Haller & Capra, 2017）。

2 學術發表，針對不同族群在認知層面證實之效益

（1）兒童——園藝治療帶給兒童的認知效益

對一般國小兒童之自我概念有正面影響（梁仲容，1996），且藉由觀察記錄發現能認識生物的生命現象與生長條件，提升對植物的辨識能力及移植能力，並從中培養主動學習的態度（許家綾，2004；王秋華，2006；謝爵祥，2009）。除此之外亦在智能增進、營養均衡的態度及創造力上有顯著進步（郭毓仁，2011）。園藝治療對於國小智障兒童之自我概念、生活適應有積極且正面的影響（梁仲容，1996），亦能開創特殊兒童在自然領域的學習，提供做中學、動手學習的機會，過程中能提升自我概念、對挫折忍受及未來就業能力、刺激知覺意識、增進觀察能力、培養耐心、責任感與好奇的意識、改善自我控制與解決問題的能力，都有促進的效果（梁仲容，2002；張敏，2008；白尊仁，2009）。經園藝治療後亞斯伯格症兒童在感官、侷限與刻板興趣等方面有部分改善（巫璐琳，2012）。

（2）身心障礙者——園藝治療帶給身心障礙者的認知效益

園藝治療方案實施之後，精神病患在專注度、學習能力、判決能力、觀察力、遵循指示及解決問題能力皆有進步，也能培養工作的技巧，提升就業的能力（吳思涵，2005；張建隆，2006；鄒淑蘭，2010；Kam & Siu, 2010）。也有研究指出，園藝治療能改善智能障礙者之知覺能力、認知能力且提升自我概念（曾兆良，2003；陳國濱，2006；Chung, Ou & Liao, 2014 ）。

（3）老年人——園藝治療帶給老年人的認知效益

對老人而言，除能對自我概念有正向影響外（王淑貞，2007），亦能增加護理之家失能長者的知覺及認知能力（曾慈慧等人，2007）。失智症老人能正確操作工具且對改善認知有所助益（劉亦中，2010；董芝帆，2012）。

（4）受戒人及觀護少年——園藝治療帶給受戒人及觀護少年的認知效益

能提升受戒治人及觀護少年的園藝技能及生命教育意義的知識（鄭智勇，2008；洪瑜筑，2010）。

四、生理效益（Physical Benefits）

1 涵蓋面向

生理效益方面，園藝治療能從增加戶外活動的機會維持或促進握力精細和粗大動作技能；維持或促進肌耐力、站立及平衡感（曾慈慧等人，2007；翁晴韻，2014；廖曼利、翁晴韻、林建邦、歐聖榮，2014；Hefley, 1975；Robert & Daubert, 1981；Wung, Liao & Ou, 2014）。

2 學術發表，針對不同族群在生理層面證實之效益

（1）智能障礙者——園藝治療帶給智能障礙者的生理效益

對於智能障礙者於生理有漸進性之顯著效益（曾兆良，2003），有助於高職輕度智能障礙者之生理健康（陳國濱，2006）。

（2）老年人——園藝治療帶給老年人的生理效益

老年人從事園藝活動為中度的身體活動，園藝活動有益於老園丁的身體健康（Park, Shoemaker & Haub, 2008）。除此之外，對美國年長婦女的研究顯示，園藝活動和重量訓練兩種活動，同屬骨質密度強且獨立的正向活動（Tuner et al., 2002）。

（3）其他醫療相關類別

　　園藝治療對參與住院心肺恢復計畫病患心跳速率（HR）、情緒障礙（TMD）皆有下降，且能改善心情及減少壓力（Wichrowski et al., 2005）。園藝治療也能增加對腦血管疾病患者大腦視覺和顏色處理區域的活化，有助於改善腦部功能的損傷（Mizuno-Mastsumoto et al., 2008）。園藝治療計畫能明顯降低醫院病患之血清皮質醇、疼痛（Kim et al., 2006）。對慢性病患者有助於培養工作技巧及訓練體力、增加手指靈活度（吳思涵，2005；鄒淑蘭，2010）。

　　自閉症患者、失能長者、養護機構住民、養護機構失智老人、失智症患者以及護理人員經園藝治療後於生理能力皆有改善（洪甄苡 & 歐聖榮，2009；曾慈慧等人，2007；王瀅苡等人，2009；劉亦中，2010；董芝帆，2012；吳芳如，2013）。

五、案例分享

　　一位23歲患有小胖威利症的服務對象小李，在機構裡和其他18歲以上的成人接受職業前的園藝治療訓練。小李本身的肢體能力都正常，認知能力也正常，平時心情好時，是聽話且聰明的好幫手。但小李最常出現的問題，是很容易和同儕之間起衝突，以及因為想偷吃食物失敗時，會脾氣變差，故意去挑釁其他人、不願意進行工作訓練等。

　　在園藝治療師和小李一起討論各領域目標後，希望能藉由園藝治療來達成：

心理效益 ▸ 於課程中保持心情愉悅

小李特別喜歡採收蔬果、賣菜。因此，每當上課前，小李帶著不好的情緒來上課時，園藝治療師會請小李試著去做他喜歡做的園藝活動，讓小李不要一直沈浸在負面情緒之中。例如：小李情緒不好，請小李選擇要幫忙澆水還是採收杏菜，小李會選擇採收，此時園藝治療師會陪同小李到溫室一同採收，看著豐碩的杏菜，小李說：「哇！老師，我們的菜好多喔！這樣可以賣很多錢呢！」就在採收、賣菜結束後，小李滿滿的成就感，帶著愉悅的心情回家呢。

社交效益 ▸ 能與同儕合作，共同完成任務

製作草頭寶寶的時候，為了增進小李和同儕間的合作，園藝治療師請兩人一組，一個人負責把絲襪拉開，一個人負責放種子和土進去絲襪裡。小李原本與一位同學之間互相討厭，但經過幾個月類似這樣互相合作的經驗，小李現在都會和那位同學聊天，在休閒課程一起合作玩闖關遊戲。

認知效益 ▸ 學習園藝繁殖技能

還記得第一次教小李扦插繁殖的技能，例如：在剪插穗的時候，需要留兩到三個節間；剪刀要先消毒；發根粉的使用……等。幾次訓練，運用不同的植物進行練習之後，有次參訪的客人見到小李維護扦插植物，誇獎他種得很好，園藝治療師請小李介紹一下他是怎麼扦插這些植物的呢？小李竟然能夠講出百分之八十的扦插過程及注意事項，可見小李在沒有提示下，已經能夠說出他學習的技能，還有能力傳授知識呢！

生理效益 增加在庭園的身體活動量

小李之前因為體重過重，有進行減重計畫，在成功將BMI降到正常值的範圍後，專業團隊仍須讓他維持健康的體重，因此，小李平常都有按表走跑步機的活動。在園藝活動過程中，我們也會時常安排讓小李身體活動。例如：搬盆栽、澆水、庭園維護、移盆……等需要大肢體活動的課程，園藝治療師會請小李幫忙一起完成。好處是，小李在做有目的的園藝活動時，不知不覺地也增進了他身體的活動量。相較於跑步機，小李因為園藝活動完成後不僅有身體勞動，也同時讓庭園變得更美，有更多的附加價值。

小胖威利症介紹（資料來源：小胖威利病友關懷協會）

俗稱的小胖威利症，即是普瑞德-威利氏症候群（Prader-Willi Syndrome, PWS），由於第十五號染色體缺陷所導致先天、終身性的遺傳性罕見疾病，發生率約1/15000~1/20000不等，與地區、種族、男女無關。

常見的徵狀：

- 普遍輕度到中度的智能障礙，並伴隨情緒與學習障礙
- 皮膚因色素較少而顯得白皙
- 性腺發育不良：性線發育不良（男性多隱睪、女性多無穩定月經）、第二性徵不明顯
- 過度進食、無法控制食慾、強烈的覓食行為
- 固著特質
- 構音異常
- 特殊外觀：前額窄、長型頭、杏仁眼、小嘴、上唇薄、嘴角下垂
- 新生兒及嬰兒期肌肉張力低下（出生時軟趴趴、不會哭）
- 嬰兒期餵食困難、生長緩慢、體重增加不易
- 於一週歲後至六歲間，進食能力漸正常，對食物的興趣亦逐漸提高，體重快速增加

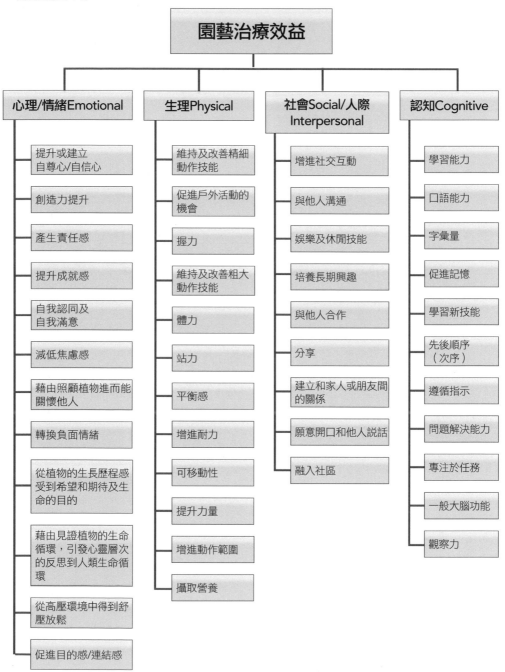

園藝治療效益

心理/情緒Emotional

- 提升或建立自尊心∕自信心
- 創造力提升
- 產生責任感
- 提升成就感
- 自我認同及自我滿意
- 減低焦慮感
- 藉由照顧植物進而能關懷他人
- 轉換負面情緒
- 從植物的生長歷程感受到希望和期待及生命的目的
- 藉由見證植物的生命循環，引發心靈層次的反思到人類生命循環
- 從高壓環境中得到舒壓放鬆
- 促進目的感/連結感

生理Physical

- 維持及改善精細動作技能
- 促進戶外活動的機會
- 握力
- 維持及改善粗大動作技能
- 體力
- 站力
- 平衡感
- 增進耐力
- 可移動性
- 提升力量
- 增進動作範圍
- 攝取營養

社會Social/人際Interpersonal

- 增進社交互動
- 與他人溝通
- 娛樂及休閒技能
- 培養長期興趣
- 與他人合作
- 分享
- 建立和家人或朋友間的關係
- 願意開口和他人說話
- 融入社區

認知Cognitive

- 學習能力
- 口語能力
- 字彙量
- 促進記憶
- 學習新技能
- 先後順序（次序）
- 遵循指示
- 問題解決能力
- 專注於任務
- 一般大腦功能
- 觀察力

參考資料

王秋華(2006)。國小實施有機園藝活動歷程之行動研究。未出版之碩士論文,台北教育大學教育政策與管理研究所,台北。

王淑貞(2007)。阿公阿嬤の田—安養機構中老人參與園藝活動歷程及其對老人健康狀況、人際關係和自我概念之影響。未出版之碩士論文,亞洲大學社會工作學研究所,台中。

王瀅苡、陳炳堯、朱橋麗(2009)。園藝活動對養護機構住民身心功能之影響。長期照護雜誌,13(3),325-337。

白尊仁(2009)。國小特教班從事園藝植栽之行動研究。未出版之碩士論文,台北教育大學自然科學教育研究所,台北。

吳佳晏(2012)。園藝治療對癌症患者生活品質之效益。未出版之碩士論文,台灣大學園藝研究所,台北。

吳芳如(2013)。園藝治療對於改善護理人員工作壓力之成效探討。未出版之碩士論文,南華大學自然醫學研究所,嘉義。

吳思涵(2005)。園藝活動對療養院慢性精神病患之影響。未出版之碩士論文,台灣大學園藝研究所,台北。

巫璐琳(2012)。運用園藝治療活動在亞斯伯格兒童之個案研究。未出版之碩士論文,台灣大學園藝研究所,台北。

洪瑜筑(2010)。治療性園藝活動應用於觀護少年之行動研究。未出版之碩士論文,台灣大學園藝研究所,台北。

洪甄苡、歐聖榮(2009)。園藝治療活動對自閉症患者治療效果之研究。台灣造園景觀學會編,第七屆造園景觀學術研討會論文集。台北:台灣造園景觀學會。

紀芬蓮、廖曼利、歐聖榮(2013)。園藝治療活動對自閉症兒童效益及適宜性之探討。第11屆造園景觀學術研討會,台中,台灣。

紀政儀(2011)。園藝治療對護理之家老人憂鬱與孤寂感之成效探討。未出版之碩士論文,中國醫藥大學健康照護學院護理研究所,台中。

翁晴韻(2014)。利用園藝活動促進肌力和肌耐力效果之研究。未出版之碩士論文,國立中興大學園藝系研究所,台中。

許家綾(譯)(2006)。青少年的藝術治療 (原作者:Bruce L. Moon)。台北:心理。

張小南(2010)。園藝治療活動對自閉症幼兒效益之個案研究。未出版之碩士論文,台灣師範大學運動與休閒管理研究所,台北。

張元毓、蘇瑋佳、張俊彥(2010)。學生從事園藝操作之表現與其提升注意力及獲得成就感多少之關係。台灣園藝,56,57-65。

張建隆(2006)。園藝活動提升慢性精神病患認知功能。未出版之碩士論文,台灣大學園藝研究所,台北。

張敏(2008)。園藝活動對特殊幼兒學習成效之行動研究。未出版之碩士論文,屏東科技大學熱帶農業暨國際合作系所,屏東。

梁仲容(1996)。園藝治療輔導方案對國小兒童自我概念、生活適應與休閒態度影響效果之研究。國立台南師院初等教育學報,9,333-373。

梁仲容(2002)。園藝治療在兒童輔導上的應用。諮商與輔導,196,2-7。

郭毓仁(2011)。利用園藝活動促進學童知識及行為之研究。台灣農學會報,12(1),18-26。

陳彥睿、陳榮五(2008)。上班族女性參與麥桿菊花藝裝飾活動之效益研究。台中區農業改良場

研究彙報，101，11-20。

陳國濱(2006)。園藝活動對高職智能障礙學生自我概念及休閒效益之影響。未出版之碩士論文，朝陽科技大學休閒事業管理研究所，彰化。

陳惠美、許正典(2008)。園藝治療對憂鬱症婦女介入之初探-個案研究。造園景觀學報，13(4)，27-50。

陳筱筠(2008)。園藝治療應用於老人身心健康改善之研究-以屏東縣潮州鎮孝愛仁愛之家為例。未出版之碩士論文，屏東科技大學景觀暨遊憩管理研究所，屏東。

陳慧娟(2006)。景觀與園藝療癒介入大學生壓力。未出版之碩士論文，中國文化大學景觀學研究所，台北。

曾兆良(2003)。台北啟智學校園藝課程對智能障礙者身心差異之影響。未出版之碩士論文，台灣大學園藝研究所，台北。

曾慈慧、呂文賢、何超然、林國清(2007)。園藝治療活動對護理之家失能長者治療效果之研究。台灣園藝，53(3)，345-260。

董芝帆(2012)。園藝治療活動對失智症患者治療效果之個案研究。未出版之碩士論文，中興大學園藝研究所，台中。

鄒淑蘭(2010)。參與園藝活動對慢性精神障礙者之影響。未出版之碩士論文，東海大學景觀研究所，台中。

劉亦中(2010)。對養護機構失智老人進行園藝活動適用性的初探。未出版之碩士論文，台灣大學園藝研究所，台北。

廖曼利(2019)。手作體驗通識課程效益。宏國德霖通識教育教學實踐學術研討會，新北市，台灣。

廖曼利、紀芬蓮、歐聖榮(2012)。園藝治療活動對高中生減輕憂鬱效益之研究。第1屆人與植物學術研討會，台北，台灣。

廖曼利、紀芬蓮、歐聖榮(2013)。以個案研究法探討園藝治療活動對精神疾病患者之影響。第11屆造園景觀學術研討會，台中，台灣。

廖曼利、翁晴韻、林建邦、歐聖榮(2014)。以園藝治療活動協助老人健康老化之生心理效益研究(II)。景觀領域國科會專題研究計畫研討會，台北，台灣。

歐聖榮、廖曼利、紀芬蓮(2013)。以園藝治療活動協助老人健康老化之生心理效益研究(I)，景觀領域國科會專題研究計畫研討會，台北，台灣。

鄭智勇(2008)。生命的更新-園藝療法對受戒治人的影響。未出版之碩士論文，台灣大學園藝研究所，台北。

謝爵祥(2009)。十步之內必有芳草—師生進行校園周遭野花草木移栽及相關園藝活動歷程之行動研究。未出版之碩士論文，台北教育大學自然科學教育研究所，台北。

鍾晏瑜、歐聖榮、呂文博(2010)。園藝治療活動對高中生壓力減緩效果之探討。台灣造園景觀學會編，第八屆造園景觀學術研討會論文集(141-153)。台北：台灣造園景觀學會。

簡含青(2012)。園藝治療活動對亞斯柏格症兒童增進社會互動之個案研究。未出版之碩士論文，台北教育大學特殊教育研究所，台北。

Cammack, C., Waliczek, T. M., & Zajicek, J. M. (2002). The green brigade： the educational effects of a community-based horticultural program on the self-development characteristics of juvenile offenders. HortTechnology, 12, 82-87.

Chung, Y. J., Ou, S. J., & Liao, M. L. (2014). The improving effects of horticultural therapy on a patient with obsessive-compulsive disorder. The 8th Horticultural Therapy International Conference, Taiwan.

Chung, Y. J., Ou, S. J., & Liao, M. L. (2014). Benefit Analysis of Horticultural Therapy Training Courses on Mild Mental Retardation People. The 8th Horticultural Therapy International Conference, Taiwan.

Haller, R. L., & Capra, C. L. (2017). Horticultural therapy methods：Connecting people and plants in health care, human services, and therapeutic programs：CRC Press.

Hefley, P. D. (1975). Horticulture：a therapeutic tool. Journal of Rehabilitation, 39(1), 27-29.

Kam, M. C. Y., & Siu, A. M. H. (2010). Evaluation of a horticultural activity pro-gramme for persons with psychiatric illness. Hong Kong Journal of Occupational Therapy, 20(2), 80-86.

Kim, B. Y., Park, S. A., Song, J. E., & Son, K. C. (2012). Horticultural therapy program for the improvement of attention and sociality in children with intellectual disabilities. HortTechnology, 22(3), 320-324.

Kim, H. K., Lee, H. R., Song, M. O., Jung, S. H., & Chung, H. J. (2006). Effects of Horticultural therapy program on serum cortisol, pain, anxiety and depression of the Hospice patients. Korean Journal of Horticultural Science & Technology, 24, 95-103.

Liao, M. L. (2011). The Promotion of Social Development in the Horticultural Therapy Program – An Example of Hai-Ching Senior Home Center. 2011 Horticultural Therapy International Conference, Taiwan.

Liao, M. L., Lan, T. H., Ou, S. J., Chen, Y. J., Teng, H. C., & Wang, K. Y. (2014). The Benefit Assessment of Horticultural Therapy Activities for Dementia. 2014 American Horticultural Therapy Association Annual Conference, Philadelphia, U.S.A.

Mizuno-M atsumoto, Y., Kobashi, S., Hata, Y., Ishikawa, O., & Asano, F. (2008). Horticultural therapy has beneficial effects on brain functions in cerebrovascular diseases. Journal of Intelligent Computing in Medical Sciences and Image Processing, 2(3), 169-182.

Park, S. A., Shoemaker, C. & Haub, M. D. (2008). Can older gardeners meet physical activity recommendation through gardening. HortTechnology, 18(4), 639-643.

Predny, M. L., & Relf, D. (2000). Interactions between elderly adults and preschool children in a horticultural therapy research program. HortTechnology, 10(1), 64-70.

Relf, P. D. (1973). Horticulture：a therapeutic tool. Journal of Rehabilitation, 39(1), 27-29.

Robert, E. A. & Daubert, J. R. (1981). Horti- cultural therapy at a physical rehabili- tation facility. Glencoe, IL：Chicago Horticultural Society.

Song, M. J., Kim, M. Y., Sim, I. S., & Kim, W. S. (2010). Evaluation of horticultural therapy on the emotional improvement of depressed patients by using heart rate variability. Korean Journal of Horticultural Science & Technology, 28(6), 1066-1071.

Turner, L. W., Bass, M. A., Ting, L., & Brown, B. (2002). Influence of yard work and weight training on bone mineral density among older U.S. women. Journal of Women & Aging, 14(3/4), 139-148.

Wung, C. Y., Liao, M. L., & Ou, S. J. (2014). Investigating the grip strength and psychological responeses of horticultural activity training on college students. The 1st International Conference on Horticultural Therapy and Therapeutic Landscaping, Hong Kong.

Wichrowski, M., Whiteson, J., Hass, F., Mola, A., & Rey, M. J. (2005). Effects of horticultural therapy on mood and heart rate in patients participating in an inpatient cardiopulmonary rehabilitation program. Journal of Cardiopulmonary Reha-bilitation, 25, 270-274.

園藝治療方案類型

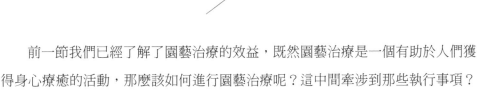

　　前一節我們已經了解了園藝治療的效益,既然園藝治療是一個有助於人們獲得身心療癒的活動,那麼該如何進行園藝治療呢?這中間牽涉到那些執行事項?園藝治療目標又該如何擬定?治療方案如何選擇?如何執行?這些都是施行園藝治療的重要部分,也是「園藝治療活動」與「園藝活動」最大差別的地方,園藝治療師的功力深淺也因此一見真章。

　　在開始深入介紹這些重要的介入步驟與方法之前,本節先介紹園藝治療的方案類型,好讓讀者先有預備知識,以便於與後面的實務操作內容接軌。

園藝治療的方案類型

　　園藝治療方案的分類方式有許多種,於此,作者綜合Haller & Capra（2017）的Horticultural Therapy Methods： Connecting People in Health Care, Human Services, and Therapeutic Programs（2nd ed.）、Rother, Nelson, & Coakley（2009）共同撰寫由芝加哥植物園印行的Health Through Horticulture： A Guide for Using the Indoor Gardening Guide for Therapeutic Outcomes的內容、其他專業書籍及個人經驗等,將園藝治療方案分成「著重身體類別的園藝治療方案」、「著重認知類別的園藝治療方案」、「著重社會心理類別的園藝治療方案」、「著重促進就業的園

藝治療方案」與「培養休閒嗜好／興趣的園藝治療方案」等五大類。在此要特別說明的是，使用「著重」兩個字，意味著其實所有的園藝治療方案活動，幾乎能同時涵蓋多面向的效益，只是該類別特別偏重考量特定的治療面向。由於個案的治療目標也常會有優先順序，因此，「著重」兩個字同時也代表園藝治療師需要或想要優先考量的操作目標。以下說明這五大園藝治療方案類別的內容。

一、著重身體類別的園藝治療方案

在這類的園藝治療方案裡，重要的考量是完成園藝治療活動所需要的動作。一個動作的組成包括關節動作範圍、肌力強度、心肺耐受度、神經能力等，而無法移動可能是由於暫時或永久的傷害導致中央神經系統、周邊神經系統、肌肉骨骼系統、心肺系統或表皮系統受損所致（Rother, Nelson, & Coakley, 2009）。

一般而言，著重身體類別的園藝治療活動主要是希望能改善身體運動的部分組成分、運動模式或是適應現況的使用能力。當身體的某些功能面向已被設定為治療目標時，治療師必須特別注意活動的每一個步驟的身體面向和個案的能力，比如必須考量肌肉、移動需求、力量需求及感官需求等（Rother, Nelson, & Coakley, 2009）。

著重身體方面的功能目標，一般可以被分成三類：恢復、維持以及適應。治療師必須瞭解個案的身體狀況以決定適當的目的（goals）（Rother, Nelson, & Coakley, 2009）：

∷ 恢復

恢復是企圖讓功能回復到以前的程度。當失去或障礙功能的起因並非是永久的神經性的或是心肺系統的問題時，是有可能讓功能恢復的。當肌肉、關節、和心臟／肺臟的功能有機會恢復時，園藝治療活動能協助建立肌肉強度、耐受度和動作範圍。這類的病症實例包括骨折、關節置換外科手術、肌肉損傷、燒燙傷、心臟手術以及由於長期疾病或住院臥床而導致的功能退化等（Rother, Nelson, & Coakley, 2009）。

∷ 維持

維持是企圖避免更多額外的身體功能之喪失。當功能障礙或失功能的原因是由於已經進入穩定期的單一事件（例如心臟病發作）或緩慢進展的情況（例如老化）引起時，維持功能是可能的。肌肉、關節、心臟／肺臟仍有部分功能時，園藝治療活動可以協助保持部分程度的動作範圍、肌肉強度與耐受度。這類適合以維持功能作為適當治療目標的案例為關節炎、多發性硬化症、心肺疾病、巴金森氏症、小兒麻痺症、以及老化的自然過程（Rother, Nelson, & Coakley, 2009）。

∷ 適應

適應是為了補償暫時或永久受損的功能。當功能障礙或失功能的原因是由於中樞神經系統或心肺系統的永久性損傷，或是關節或肌肉的暫時固定時，適應就成為必要的方式。肌肉、關節、感覺系統、心臟／肺臟等無法復原回到先前的功能時，治療師能調整園藝治療活動的種種狀況，讓個案仍能成功地參與活動。適合以適應作為處遇目標的案例包括截肢、中風、脊髓損傷、大腦損傷和腦癱（Rother, Nelson, & Coakley, 2009）。

除了身體的肌力、耐力、動作範圍等是這類園藝治療方案的考量重點外，維持或促進身體感覺系統中五種感官刺激的方案，也是園藝治療的特殊之處。這類的療癒方案在以自閉症患者、高齡或是失智症患者為服務對象的活動中，經常是重要的方案選項。治療師可以藉由各式各樣的植物以及植物的衍生物件來對視覺、嗅覺、觸覺、味覺和聽覺產生刺激，有時候還可以連結長期的懷舊記憶，來達到促進或維持身體五感神經的功能、認知的連結及（或）心理的放鬆效果。

當考慮移動的組成分和個案的身體狀況時，治療師可以藉由改變活動的設置來操作園藝治療活動的身體（肢體）面向，例如工作空間的位置、參與程度或提供的物品、工具或設備的改良等；同時，在這樣的治療類別中，治療師也會使用一個或多個較不具挑戰性的身體動作。這類方案活動經常使用的技巧如下（Rother, Nelson, & Coakley, 2009）：

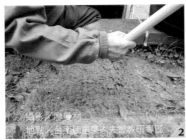
攝影／廖曼利
地點／台南佳里榮家失智教研專區 1

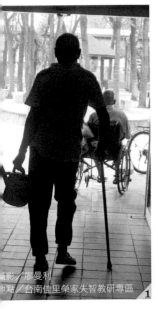
攝影／廖曼利
地點／台南佳里榮家失智教研專區 2

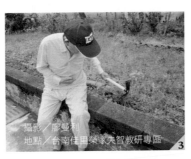
攝影／廖曼利
地點／台南佳里榮家失智教研專區 3

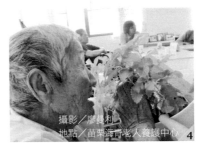
攝影／廖曼利
地點／苗栗海青老人養護中心 4

1.簡單的澆水工作，即是負重及平衡力的訓練。
2.高齡長輩握力及上肢肌力的維持是重要的，其涉及絆倒瞬間抓握物體以防跌倒的力量。
3.中風後利用園藝活動適應與加強非慣用手的使用能力。
4.身體感官（如嗅覺）的維持，對高齡或失智症患者是重要項目。

⠗ 設置技巧（Setup Techniques）

藉由活動一開始的設置可以改變身體運動或移動的數量、品質和強度。如果參與者無法執行某些需要的移動，或是缺少肌肉強度或耐受度來完成所有的步驟時，治療師可以在活動開始前進行調整。例如，介質或土壤可以預先混合好或是預先弄濕，或是預先剪好材料以免除使用剪刀的步驟。如果參與者是能力較佳的，那麼預先設置處理好的物品就盡量減少，好讓參與者盡可能有獨立自主進行完成活動的機會（Rother, Nelson, & Coakley, 2009）。

⠗ 位置技巧（Positioning Techniques）

所需的動作範圍以及希望移動之類型或品質，可以透過工作空間的位置、參與者的位置或物品的位置來改變。工作空間的高度和寬度，將部份決定參與者的位置。然而，參與者也可以被設定於某些特定的位置（依物理治療師或職能治療師的建議），好讓特定關節有些許負重；或者也可以將活動中的所需物品放在特定的位置以便自然產生某些移動，例如跨越中線或延伸可及性來保持或增進動作範圍（Rother, Nelson, & Coakley, 2009）。

⠗ 調整適應技巧（Adaptation Techniques）

治療師也可以調整工具或設備來使得移動更容易或更困難。一般來說，治療師會調整工具或設備來協助參與者，例如在把柄上添加襯墊，以便於抓握；延長把手來提高可觸及性；使用水管捲軸和澆水棒以方便澆水等。另一方面，有時候我們想要改善肌肉強度或是耐受度時，也可以藉由增加工具和設備的重量來增強工作肌肉和關節的強度。另外，參與者可能已經擁有自己的適應性設備，例如夾板，這些設備在園藝治療活動中也會很有幫助（Rother, Nelson, & Coakley, 2009）。

　　選擇進行身體類別的園藝治療方案的整體考量，除了要知道個案的身體狀況外，也要了解他們感官的能力—視覺、觸覺、聽覺、味覺和嗅覺，因為這些都會影響園藝治療活動的操作。比如觸覺有問題的個案（例如中風導致偏癱），可能因為姿勢的不正確且沒有感覺，因此容易在活動過程中受傷而不自知；視覺有問題的個案，如使用海報或說明板時需用較大的字體等，同時危險物品（如剪刀）的使用也必須在監督之下進行。另外對於我們服務的易受傷害族群，環境因子如光線、聲音和溫度等，也是重要的考量項目（Rother, Nelson, & Coakley, 2009）。

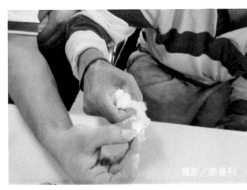

加強細部動作力量的活動。

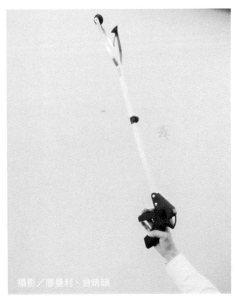

延伸性的園藝調整工具。

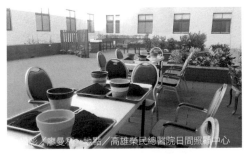

物品材料的設置方式，影響身體移動量的多寡。

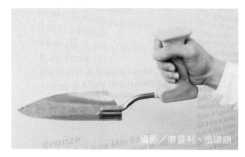
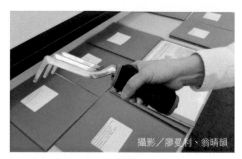

攝影／廖曼利、翁晴韻　　　　　　　　　　　　攝影／廖曼利、翁晴韻

改變施力方向的園藝調整工具。　　　　　　加上襯墊防滑的園藝調整工具。

　　在選擇使用身體類別的園藝治療方案時，Rother、Nelson和Coakley（2009）提醒我們可以檢視以下的問題，以便之後更進一步做工作分析：

1. 在這個活動中，一般涉入什麼樣的肌肉群？（例如手臂、手掌、腿部、肩部、身軀等）

2. 什麼關節和動作涉於其中？（例如手肘關節、腕關節、屈曲／伸展、肩部旋轉等）

3. 從關節為起始，需要多大的動作範圍？（例如全部、有限的）

4. 需要什麼樣的感官能力？（例如溫度、疼痛、壓力、深度感知等）

5. 需要什麼樣的強度？（例如能提起1公斤、能拿著5公斤等）

6. 需要什麼樣程度的耐受力？（例如坐一小時、站立15分鐘等）

7. 需要什麼樣程度的手動靈巧性？（例如抓握工具、使用剪刀等）

8. 異常的音調會干擾嗎？（例如鬆弛或痙攣肌肉、攣縮）

9. 重力可以幫助任何步驟嗎？（例如將花盆放在地上而不是在桌子上，好讓參與者手臂下垂放入介質，而不是舉起手臂裝填介質）

10. 參與活動的人和物品如何定位？（例如參與活動的人是坐著還是站著、物品在可及範圍內還是不是、是否需要彎腰等）

11. 當坐著或站著時，活動是否挑戰個人的平衡感？（例如扭轉軀幹或是站在不平的地面上）

12. 這個活動能藉由只使用單側或需要兩側的肢體來完成嗎？

13. 有重複運動的機會嗎？

14. 需要協助的設備嗎？

15. 需要預先考量什麼樣的安全注意事項和潛在的危險是什麼？

16. 可以對活動進行分級以增加運動範圍、力量或耐力嗎？

17. 可以簡化這個活動中移動的情形嗎？

　　以上這些項目都是園藝治療師在選擇著重身體類別的園藝治療方案，以協助個案恢復、維持或適應身體能力所應考量的項目。在多數園藝治療師的養成過程中，或許接觸生理醫學知識的機會較少，此時治療師應該多多廣泛地學習，同時請教物理治療師或職能治療師，方能避免傷害並協助病患。

二、著重認知類別的園藝治療方案

　　這類的園藝治療方案著重在完成一個活動中必須使用到的認知能力，例如注意力／警覺力、記憶力、問題解決能力和獲得一般知識的基礎能力等（Rother, Nelson, & Coakley, 2009）。認知功能的降低可能是暫時或永久性的，其可能源自於培養認知發展的學習環境不佳、大腦結構和／或發育的先天異常、疾病、物質成癮、或是藥物使用不當導致的大腦結構損害。認知功能是否能增進，端視個案認知能力是否已經到達自己的頂峰以及神經系統的現況是否正常而定（例如退化性疾病的過程會干擾新的學習）（Rother, Nelson, & Coakley, 2009）。

⣝ 問題解決能力

問題解決能力涉及對於任務有組織的思考、瞭解與評估要完成任務需要解決什麼事情（問題）、蒐集和思考解決問題的資訊、探索解決的方法、評估各種方法的權重、選擇解決的方法、形成行動計畫、執行計畫和評估結果（Rother, Nelson, & Coakley, 2009）。

⣝ 一般知識基礎能力

在這裡，一般知識基礎能力指的是訊息的瞭解以及協助記憶的知識，因此與園藝治療活動相關的一般知識基礎能力包括算數、閱讀、寫字、對語言理解的功能技巧、顏色辨知和有關植物的知識等（Rother, Nelson, & Coakley, 2009）。

著重於認知功能的治療目的，在園藝治療領域裡大致可以區分為兩類—改善和維持。治療師必須瞭解個案的認知狀況與能力等，才能決定是要改善個案的認知狀況還是盡力維持個案的認知能力。一般大多數園藝活動具有相對較低的認知需求，但如果認知抑制了結果表現，則可以把活動的認知需求升級，以增加學習或確保成功完成任務（Rother, Nelson, & Coakley, 2009）。

當園藝治療師評估得知增加一般性的知識或是增進認知能力是可行的時候，學習策略就可以拿來使用在園藝治療的活動中，比如當認知缺損干擾了對新事物的學習時，補償性的策略能協助保持當下的功能（比如利用海報紀錄步驟）。通常在進行工作分析之後，治療師能決定活動的哪個步驟可以拿來運用所需的策略（Rother, Nelson, & Coakley, 2009）。常見的學習策略有：

⠿ 重複練習

選擇具有能提供將所學的知識或技巧重複練習機會的活動。當反覆執行程序時，有助於學習和整合知識技能或新的訊息，例如活動步驟中需要加入肥料混入介質中的測量，可以在一個活動中重複多次，好讓個案的技能有不斷練習與熟悉的機會（Rother, Nelson, & Coakley, 2009）；或是比如扦插技能的學習，治療師也可視情況將步驟拆解分段練習，熟悉之後再加以組合完成之。

⠿ 精製（Elaboration）

選擇能將新的訊息連結到先前知識的活動，例如設計利用容器種植植物或是主題庭園等來允許個案選擇熟悉的植物，並且根據新的標準例如顏色或使用方式等來組合它們（Rother, Nelson, & Coakley, 2009）；或是讓智能障礙學生先討論日常蔬菜的名稱和食用方式，然後播種種植、栽培照顧，最後再採收並烹煮享用。

⠿ 理解

選擇能增加對於原因與效果有意識感的活動，並且介紹有利於提問和監督的工具（Rother, Nelson, & Coakley, 2009）。 例如讓個案為布置過舊曆年而進行組合傳統盆花的活動，同時促進討論為何進行這樣的佈置與過年的特殊活動。

⠿ 問題解決

選擇包含具有解決問題機會的活動，並且藉由介紹和親身經驗解決問題的技巧（如腦力激盪或衡量權重後的替代方案）來強化這樣的能力，例如討論和利用幾種不同的方式來用樁支撐高大的植物（番茄或是向日葵等）（Rother, Nelson, & Coakley, 2009）。

⣿ 補償性策略

當對於個案增加認知能力不是合理的期待時，治療師可以選擇有助於維持現有認知能力的活動。適合維持認知功能的活動，是不會對參與者構成認知挑戰的，並且允許其成功完成任務的同時不會因失去功能而產生焦慮或防禦心態。治療師可以利用下面的補償策略來操作活動（Rother, Nelson, & Coakley, 2009）：

（1）環境線索／支持：

這個策略適用於出現嚴重、一致的認知受損或混亂情形的個案。活動空間要結構有序，將視覺和聽覺的擾亂分心源降至最低，活動結構性要最高，例如活動要一個步驟、一個步驟帶領完成，而非一次講解完後再讓參與者自行操作（Rother, Nelson, & Coakley, 2009）。

（2）外部的協助：

這個策略適用於記憶力有限的參與者。提供圖片、模板、圖像和模型等物品來加強指導的效果；或是利用將工具的外型線畫在工具收納板上，以方便參與者在活動結束後收納工具放於正確位置上等，都是有效的協助方法（Rother, Nelson, & Coakley, 2009）。

與著重身體類別的園藝治療方案一樣，治療師除了認知功能的考量之外，也要瞭解個案的感官能力，並注意危險物品的使用，同時也必須考量環境因子如光線、聲音和溫度等（Rother, Nelson, & Coakley, 2009）。

在選擇使用認知類別的園藝治療方案時，治療師可以檢視以下幾項問題，以利後面的工作分析（Rother, Nelson, & Coakley, 2009）：

1. 每一個活動步驟所需最長的專心時間長度為何？（例如5分鐘、30分鐘等）

2. 需要什麼樣的記憶能力？（例如能回想起活動期間提供的訊息、能回想起最近幾天或幾星期內的活動、或是能回想起一般性的知識等）

3. 是否依照順序完成所有步驟是成功的必要條件？

4. 需要理解的一般程度是什麼？（例如回應具體的對象、物體的相關屬性以及它們如何相互作用、從具體的某些對象和關係中抽象理解到的想法等）

5. 判斷是需要的技能嗎？（例如形成一個意見、進行比較等）

6. 什麼樣的功能性學科知識是必要的？（例如閱讀、寫字、算數等）

7. 需要解決問題嗎？（例如嘗試和犯錯、下決定等）

8. 起因／影響的關係涉於其中嗎？（例如當植物主莖的生長點被摘除後促使側枝生長）

9. 活動的計畫性和組織結構性是必要的嗎？

10. 需要事先考量什麼樣的安全注意事項和潛在的危險是什麼？

11. 可以對活動進行分級以增進做決定的能力、使用功能性學科知識的程度、或獨立完成的程度嗎？

17. 可以藉由使用符號和圖片來取代文字以展示每一步驟，以便簡化活動中的認知步驟嗎？

　　由於認知功能的表現是一個內隱與複雜的過程，但又涉及許多重要的園藝治療服務族群比如智能障礙者、唐氏症患者、老化的高齡長輩、失智症患者、中風或腦傷患者等，因此建議園藝治療師多多吸收專業知識，將有助於專業的活動設計以協助患者達成改善或維持認知的目標。

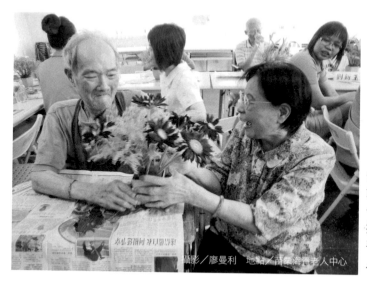

住在機構中的高齡長輩或許一輩子沒送過太太一束花，藉由自己親手插的一盆花，送給「牽手」，溢於言表的愛令人動容。

攝影／廖曼利　地點／苗栗海青老人中心

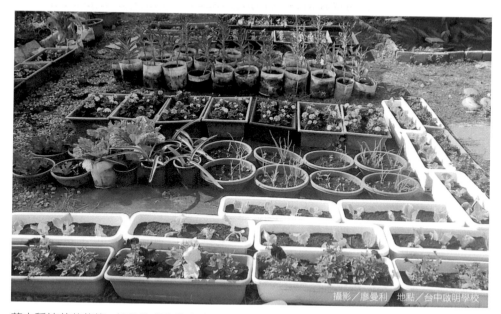

攝影／廖曼利　地點／台中啟明學校

藉由種植花草蔬菜，智能障礙的學生體驗自己參與於校園環境的綠美化以及未來收穫的耕耘。

B 社會互動類

人際互動

　　缺少社會互動的原因很多，包括有限的技能、缺乏安全感、憂鬱、憤怒、和偏執等（Rother, Nelson, & Coakley, 2009）。如果某人尚未做好與他人互動的心理準備，那麼團體活動可能只會讓他（她）更害怕；然而當參與一個能自然出現話題的一般性的活動，那麼社會性的壓力就會減小（Rother, Nelson, & Coakley, 2009）。治療師可以主動引導成員之間的互動，也可以引起一個話題來讓團體討論，這視我們希望出現什麼樣的聊天方式與結果而使用不同的方法。藉由治療師提供結構和指導，有許多活動可以用於練習給予和接受他人的讚美；治療師也可以使用團體貢獻的活動，例如製作沙拉醬、義大利麵的青醬或水餃醬等，介紹個別成份成為整體效果的重要性（Rother, Nelson, & Coakley, 2009）。

　　另外，治療師也可以透過不同的材料和耗材的設置方式，來操作活動的社交互動量，以便參與者可以沒有壓力地參與。比如對於社會互動容忍度較低的個人，可以安排好活動所需的材料，以便每個人可以獨立地與其他小組成員一起工作；而當園藝治療師希望鼓勵團體成員多些互動時，材料與耗材的安排就可以是需要與他人共同分享或需要他人的協助（Rother, Nelson, & Coakley, 2009）。Haller & Capra（2017）也建議可以藉由以下的方式來促進社會互動：

➤ 藉由分享庭園發生的事情，促使家人探訪（例如舉辦庭園拍賣會）
➤ 利用拔草的活動來促進對話的自然發生
➤ 與他人分享庭園的慷慨恩惠（例如分享採收的東西或成果）
➤ 與他人互助執行園藝工作

∷ 融入社區

　　在台灣，可以藉由綠美化社區或參與社區鄰里公園的相關事物來融入社區；高齡的（日間）照顧機構，也可與鄰近的幼兒園或小學結合，一起進行代間園藝治療活動，促進彼此的瞭解與融合。

　　與前面的兩個類別一樣，治療師除了社會心理面向的考量外，也需要注意個案的五種感官能力，並注意危險物品的使用，同時也必須考量環境因子如光線、聲音和溫度等。另外，在選擇或決定使用社會心理類別的園藝治療方案時，Rother、Nelson和Coakley（2009）提醒治療師必須檢視以下的問題，以便之後更進一步做工作分析：

1. 為了完成活動，與他人溝通互動是必須的嗎（例如分享材料、同意植物放置的位置）？

2. 與他人互動的機會到什麼程度（例如可以單獨完成、或在團隊中工作）？

3. 活動是否需要團體的努力以產出最後的成品（例如製作沙拉醬或青醬）？

4. 活動是否允許參與者將他（她）的能力與其他人作比較？

5. 活動是否允許參與者視自己為因果的原動力（例如開始播種）？

6. 活動是否允許情感的表達（例如生氣、悲傷、高興）？

7. 活動是否涉及創造力和／或想像力？

8. 活動是否具有象徵性的目的（例如表達情緒、代表一個想法）？

9. 活動是否有助於參與者理解如何對無法控制的元素作調適性的反應（例如在栽種作物失敗後重新種植）

10. 必須考慮哪些安全預防措施和潛在危險？

11. 這個活動是否可以被評比為增加強調象徵的意義、說明適應性、或是增加人際互動？

12. 這種活動的心理社會元素可以通過示範變得更簡單嗎？

　　著重心理類別的園藝治療方案是非常容易成功的類別，治療師站在協助的立場讓個案自己經驗美好的栽種、創作、分享等過程，心理的療癒自然能產生。但在此過程中，治療師也別忘記適時的點出個案擁有的能力或改變的地方，如此將有機會協助個案轉變對自己或外在世界負面的想法。

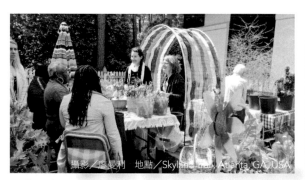

攝影／廖曼利　地點／Skyland Trail, Atlanta, GA, USA

園藝治療師藉由庭園作品展示或是Barbecue的活動，來增進個案的社會互動。

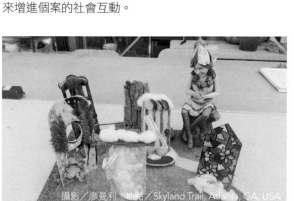

攝影／廖曼利　地點／Skyland Trail, Atlanta, GA, USA

地點／苗栗海青老人中心

社區代間融合的園藝治療活動。

引發想像力的園藝治療活動。

四、著重促進就業的園藝治療方案

這類的園藝治療方案，目的在使個案能進入或回歸以園藝為工作技能的職場，因此職業促進的園藝治療方案，常使用於身體受傷、智能障礙、精神障礙與更生人等類別的個案。一般而言，方案可能會以某項園藝技能的培養為主，例如上盆、移植、澆水或施肥等（Haller & Capra，2017）。以園藝作為主要工作，基本上牽涉以下幾種能力的需求：

➤ **身體方面**：肌力、耐受力、感官能力等。
➤ **認知方面**：注意力、簡單算數、判斷力、記憶力、理解力、表達力等。
➤ **心理社會**：人際互動能力等。

不同族群須著重訓練的面向不同，比如智能障礙的高職生，可能主要著重於認知方面，其他面向為輔；思覺失調症患者或憂鬱症患者園藝職業訓練方案，則可能主要著重於心理社會和基本園藝技能認知，其他方面為輔。

以職業訓練為目的的園藝治療方案，通常治療師會和社工合作，並可能在個案就業的初期，進入職場協助進行轉銜與評估。

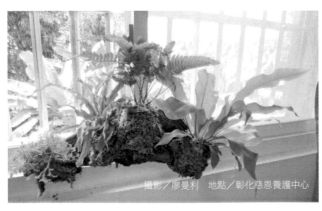
攝影／廖曼利　地點／彰化慈恩養護中心

「漂流木的再生與獨白」—更生人作品。

五、培養休閒嗜好／興趣的園藝治療方案

　　許多急性治療（如中風手術、骨折、心血管疾病等）後，如果病情控制得宜、進入穩定慢性期，職能治療師或休閒治療師經常會評估個案的情況，給予休閒興趣培養的建議與協助。作為休閒治療的其中一種方式，園藝治療中植物堅強而沒有威脅的生命力，經常能陪伴、鼓勵與激發個案的正向情緒；而收穫的滿足與快樂，卻又能滿足個人心理情緒的需求，因此經常成為職能治療師或休閒治療師建議的休閒選擇。

　　常見以園藝作為培養休閒嗜好或興趣的特殊族群，包括下肢癱瘓或截肢者、半側癱瘓者、腦外傷者、失智症患者、一般高齡者及精神疾病患者等，且在職能治療領域，園藝被視為屬於中低強度的休閒活動（薛漪平等人，2013）。事實上，園藝是一個廣泛適合於所有人的休閒活動，因此治療師不必太過拘泥於族群的類別，不過而在族群的議題上，園藝治療師需要注意的是調適性輔具的需求與否，以協助達成以園藝作為日常休閒活動的方便性與可能性。

　　在以培養休閒嗜好／興趣的園藝治療方案中，強調的面向以心理情緒和認知類別為主，身體治療為輔：

➤ **認知方面**：增進栽種植物的相關知識、工具的使用知識、社區資源材料的取得方法等。

➤ **心理社會**：增進自尊／自信／成就感／動機、目的感／連結感、個人因果、社會互動等。

➤ **身體方面**：增進功能獨立性與體適能、關節活動度、患側視野、動作技巧等。

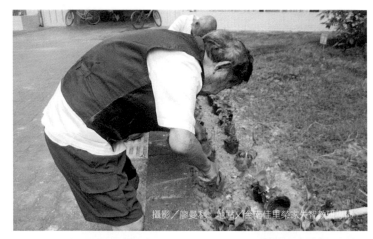

攝影／廖曼利　地點／台南佳里榮家失智教育園基

初、中期的失智症患者仍能享受園藝作為休閒嗜好的樂趣。

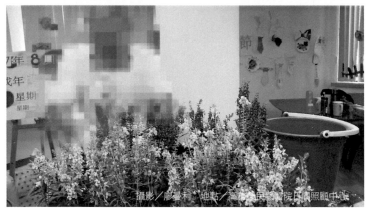

攝影／廖曼利　地點／高雄榮民總醫院日間照顧中心

園藝適合作為高齡長輩的休閒嗜好之一。

　　一般來講，園藝治療師經常先使用植物繁殖的活動方案，配合相關的知識介紹，讓個案同時增進技術與知識的休閒能力。在植物材料的選用與介紹上，園藝治療師最好能先充分了解個案離院回家後可以種植植物的空間之基本要件（如光線、水源、空間大小等），然後建議與提供個案適合栽種的植物種類（初期以生長快速、容易栽種的植物為主），同時給予知識教育，並分成夏季與冬季的種植種類及照顧建議等，好讓個案能有基本的園藝休閒能力。

結論

　　園藝治療活動方案雖然大致可以分成「著重身體類別的園藝治療方案」、「著重認知類別的園藝治療方案」、「著重社會心理類別的園藝治療方案」、「著重促進就業的園藝治療方案」與「培養休閒嗜好／興趣的園藝治療方案」等五大類，但事實上園藝治療活動的效益經常會是多（跨）類別的，比如以認知為主的園藝治療方案，其實也可能會有身體耐受度的協助、心理成就感的產生等。但由於個案的治療目的（標）一般會有先後順序，因此在確認治療目的（標）後，便應選擇相符的園藝治療方案類別，來協助個案達成治療目標。有關如何評估與確認治療的目的與目標，將於下一章節說明。

參考資料

薛漪平、蔡佩倫、林克忠、潘璦琬、張瑞昆、劉倩秀、張彧、范詩辰、吳菁宜、陳瓊玲、毛慧芬、張綺芬(2013)。生理疾病職能治療學II：介入理論與技巧。台北：禾楓書局。

Haller, R. L., & Capra, C. L. (2017). Horticultural therapy methods：connecting people in health care, human services, and therapeutic programs (2nd ed.). Boca Raton, FL：CRC Press.

Rother, E. A., Nelson, K., & Coakley, K. (2009). Health through horticulture：A guide for using the indoor gardening guide for therapeutic outcomes. Chicago, IL：Chicago Botanic Garden.

個案評估、訂定治療目標與發展治療計畫

在獲得瞭解園藝治療方案有哪些類型的先備知識之後，接下來的幾個小章節將介紹園藝治療的實務操作方法。在這個章節中，將先說明整個園藝治療的處遇流程，讓讀者對於方案的操作有整體性的了解後，接續說明在活動開始之前的個案評估方法，以及評估後如何訂定治療的目標。

園藝治療的處遇流程

首先，園藝治療師需要先對園藝治療方案實施流程及其基本操作內容有一整體概念，接下來才逐一了解細部操作方法。園藝治療方案整體施作流程如下所示：

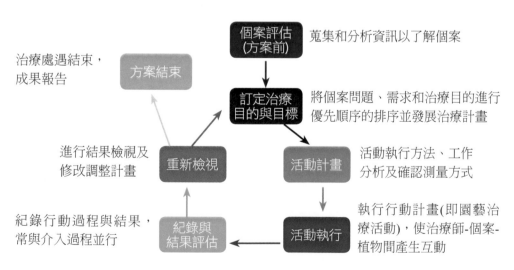

園藝治療方案實施流程及基本操作內容圖

(文字參考改編自Haller & Capra, 2017)

　　值得注意的是，整個實施流程是一個以「個案為中心」的處遇模式，而非以家屬或機構為中心，甚至以園藝治療師為中心。然而，藉由上圖我們可以看見，除了在介入方案階段中，主要的活動是由個案體驗與進行之外，其他幾乎所有事情都是由園藝治療師執行，因此園藝治療師容易陷入主觀的想法。雖然這常常是不可避免的情形，但如果園藝治療師能經常提醒自己：「個案希望的目標是…。」「什麼是對個案最好的？」「個案自發性的狀況如何？」…等，都將有助於使園藝治療方案的執行處於正確目的的軌道上。園藝治療師就如同一位機師或船長，其最重要的角色乃是藉由自己的專業，協助飛機上或船上的客人們航行在正確的航道上，最終安全無誤地抵達目的地。不過，有趣且更甚於此的是，園藝治療師們還兼任活動企劃以及機上或船上服務員的角色，好讓個案們在這趟旅程中，享受體驗美好的過程。

開始實施流程的前提

　　在開始園藝治療方案之前，了解整個治療背景與團隊是重要的。園藝治療是專業治療團隊一員？還是不是？或是根本沒有專業治療團隊的存在？這些背景資料了解的目的，在於讓園藝治療師知道後續個案園藝治療目標的擬定是要跟循專業治療團隊擬定的目標，還是必須自己評估與提擬。

　　在美國，園藝治療師經常是跨領域治療團隊的一員，因此個案的治療目的或目標也就會由主要的醫療專業人員來擬訂。例如以作者在美國實習的機構─Skyland Trail為例，Skyland Trail是一個精神復癒機構，個案的疾病類型主要是重鬱症、思覺失調症、躁鬱症、物質濫用症等，整個機構的治療團隊包括心理師

（兼個案管理師）、社工師、園藝治療師、休閒治療師、音樂治療師、藝術治療師、營養師等人。個案的主要治療目標是由心理師（兼個案管理師）和社工師共同擬定的，其他輔助療法則從各自的專業角度來協助個案達到既定的治療目標，每星期一次的個案進度追蹤和個案研討會議中，跨領域治療團隊成員可以針對某位個案的特殊狀況做說明，讓其他專業團隊人員更廣泛地了解個案的情況或需求，當整個團隊朝向同一個治療目標前進時，將促使個案復癒的結果達到最大化。

然而在台灣，多數的情況下，園藝治療師並不會被包括在專業治療團隊中（可能僅有醫療團隊人員），此時園藝治療師應該想辦法與專業團隊溝通，獲得個案紀錄或關鍵資訊，有時家屬也會是這些重要資訊的提供者。但也有可能根本沒有治療團隊的存在，這時候可以利用一些標準評估工具或利用訪談等來了解個案，以進行個案資料的收集與情況的評估。

總之，先了解整體治療背景與情況，將有助於園藝治療師知道自己的立足起始點在哪裡，以及未來如何走在正確的道路上—包括蒐集個案資訊、如何擬定目標、必須向誰報告成果等。

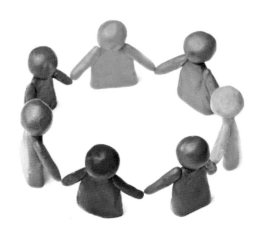

常見專業工作團隊成員：
- 內(外)科醫師
- 復健科醫師
- 護理人員
- 心理師
- 社工師
- 物理治療師或職能治療師
- 輔助療法專業人員
  （園藝治療師、休閒治療師、藝術治療師、
  音樂治療師、寵(動)物治療師…等）

園藝治療方案實施前的個案評估

　　了解個案的程度是治療成敗的關鍵。因此在任何治療方案實施之前，必須先充分了解個案，如同醫師在確診之前，會詢問病患許多問題以蒐集資訊，最後才能夠下正確的診斷一樣。

　　治療前個案評估（assessment）的定義是「以有組織的方式來收集資料，並且檢視個案特殊資訊以決定治療需求（Simson & Straus, 1998）。」園藝治療師要收集那些資料呢？最重要的是個案的能力、需求（要）及希求，當然個案的特殊禁忌、喜好或厭惡以及特殊注意事項等，也是重要的資訊。

　　除了醫院或機構的既有的個案資訊外，園藝治療師也可以自己依需求作評估紀錄。一般而言，常用的方法有二：(1)觀察記錄；(2)個案訪談。當治療師有機會觀察個案在參與某活動的表現時，可使用下面所示之「個案情況評估觀察表」來瞭解個案：

個案情況評估觀察表[註]

個案姓名：　　　　年齡：　　　性別：　　評估分數標準：
　　　　　　　　　　　　　　　　　　　　1 = 能夠/獨立自主
節次活動：　　　　　　　　　　　　　　2 = 在結構/監督下能夠
　　　　　　　　　　　　　　　　　　　　3 = 在少量的身體/認知協助下能夠
　　　　　　　　　　　　　　　　　　　　4 = 在顯著的身體/認知協助下能夠
評估日期：　　　　　　　　　　　　　　5 = 無法
　　　　　　　　　　　　　　　　　　　　N/A = 不適用

觀察項目	評估分數	評論及備註
對任務的態度		
願意參與		
顯示主動性和動機性		
對工具/職務之負責性		
持續工作直至任務完成		
遵循安全注意事項		
準時/有效的時間管理		
明瞭任務目的		
適當尋求協助		
身體技能／能力		
聽力適足		
視力適足		
坐/站平衡適足		
適足的粗(大)動作技能		
適足的精細動作/手眼技巧		
適足的肌肉強度		
適足的耐力/體力程度		
其他特殊情形：		
認知／任務表現技巧		
說話能被理解		
了解/想起指示		
參與任務／主題		專注時間：_____分鐘
遵循多步驟指導		
遵循適當的順序		
意識到自己的錯誤		

能組織自己的任務		
能夠解決問題		
其他特殊情形：		
情緒控制		
耐心√/延遲滿足		
適當容忍挫敗感		
調節自己的情緒		
顯示衝動控制		
聚焦於正向		
管理焦慮		
其他特殊情形：		
溝通／社會互動技巧		
社交/容忍同儕		
與他人合作		
接受監督/協助		
共用工具/設備/空間		
啟始互動		
互動反應		
顯示靈活性/容忍變化		
行為表現合宜恰當		
分享自己的經驗/感覺		
顯示自信		
其他特殊情形：		

- 功能最佳使用(圈選)：書寫指導 示範 視覺線索 不斷提醒 身體上協助 手搭手協助
- 獨立移動性(圈選)：獨立行走 丁形拐杖 手杖 助行器 助行車 輪椅 電動輪椅
- 調適工具/技術(描述)：

個案背景：(是否有種植經驗等)
個案興趣：
個案優勢：(例如固定運動)
個案限制：
主訴希求：
未來需求：
特殊禁忌或安全考量問題：

註：改編自Haller & Capra (2017)著作中Hanna University Geropsychiatric Center之評估觀察表。

如果治療師沒有機會觀察個案在某活動中的表現，也可以直接對個案及（或）重要他人進行簡單的訪談來獲得資訊。作者根據Simson & Straus（1998）提出擬定治療目標前個案評估的訪談重點與實務經驗，重新整理建議蒐集的個案資訊如下：

· **日常生活功能**：日常飲食、梳洗、衛生、自我照顧如烹煮、清潔、洗衣、金錢預算管理、購物等是否有困難？（需要更精確時，可直接使用日常生活量表（Activities of daily living, ADLs）來評估）。

· **身體功能**：

(1) 身體健康問題、就醫情形、用藥情形、失能情況、過重或過輕、行動能力、跌倒、容易撞到東西等。

(2) 同時觀察是否顫抖、步伐、平衡問題、動作失能等。

(3) 經常覺得疲累?睡得比以前多？

(4) 如果有優點，例如固定運動，也必須註記。

· **認知功能**

(1) 在工作時或在家讀書或看電視時，是否有專注上的困難？

(2) 對於生活上每天出現的不同問題是否有解決上的困難？（若回答不很確定，可詢問「如果必須要去工作/上學/參加活動，但睡過頭了，你會怎麼處理？」或是「如果你要去朋友家，結果迷路了，你會怎麼做？」）

(3)是否能遵循指示？

(4)工作任務上的組織能力？（可詢問「如果現在要過年了，家裡一團混亂需要清掃整理，但時間有限只剩下兩天而已，你會如何著手？順序如何？」）

‧ 心理社會功能

(1) 最近與家人、朋友或同事發生過嚴重的衝突嗎？

(2) 在業餘時間，有朋友或家人跟你一起做些事情嗎？

(3) 處理能力：請問你如何處理壓力？（若能說出兩種方法或策略，則屬正常；如果回答內容有物質/酒精濫用、破壞性/自殘行為、或退縮、過度睡眠或無社會連結性，則可能為功能受損。）

(4) 其他情感（affective）和情緒（mood）困擾問題？

‧ 職業功能

(1) 目前有從事任何職業活動，如工作、上學、當志工、做家事或日間活動方案嗎？一週多少天？

(2) 教育程度、過往工作經驗。

(3) 是否因疾病或其他因素導致工作／學校／日間計劃出現問題/疑慮？

(4) 工作/學校壓力是否有導致心理健康方面的問題？

(5) 其他工作上的問題或困難？

‧ 休閒能力

(1) 請列出三種自己的休閒興趣（除了看電視、電腦、睡覺、聽音樂之外，若少於三種，則可能休閒能力不足）

(2) 如何打發空閒的時間？（注意休閒活動的種類，如果只有看電視或電腦，或是藥物/酒精濫用，或是無聊呆坐，顯示休閒能力不足）

(3) 上次從事這些活動的時間是哪時候？（注意休閒的時間與頻率，如果是一個月前，顯示休閒能力可能不足）

‧其他資訊

(1) 個案背景（年齡、是否有種植經驗等）

(2) 個案興趣

(3) 個案優勢

(4) 個案限制

(5) 主訴希求

(6) 未來需求

(7) 特殊禁忌或安全考量問題

在收集並列出這些訊息之後，Haller & Capra（2017）建議可以以刪除法來精簡聚焦治療的目標，並依以下標準來進行資訊的減縮與刪除：

1.對個案而言屬於低優先順序的項目（或是個案不認為是「問題」的項目）

2.與個案生活品質無關的項目

3.園藝治療方案中不可能施行的項目

4.不太可能成功改善的項目

最後考量個案的優勢能力與興趣等，列出幾個（每次最好不要超過三個）治療目的或大目標，以發展後續的行動計劃。

值得注意的是，在這過程中如果個案的希求（或希望）可能暫時是不可及的結果（例如正常行走），此時園藝治療師必須要找出可及的一個小目標來與個案討論（例如能站立10分鐘或是能在溫室中藉由扶著植栽床或桌子移行），達成共識後便鼓勵與協助個案達成，讓個案具有往大目標前進的控制感，並獲得成功的經驗（Haller & Capra, 2017）。

　　另外，雖然在調查過程中，多數的個案可能都是有疾病的個體，我們也會重視個案失能的部分以及試圖了解恢復的可能性，但身為一位園藝治療師，要記得在心底必須看見疾病之外完整的個人，並欣賞其獨特性，這是「尊重」的基本特徵。園藝治療是一個助人的工作，治療師對人的基本尊重是重要的，一旦個案能感受治療師對他（她）的尊重，治療的關係就會良好，治療的效果也自然出現。

園藝治療目的(或長期目標)(Goals)的設定

　　當列出個案的需求、希求、能力與相關的背景資料及注意事項之後，接下來便是擬定園藝治療活動方案執行的目的（goals）（或稱長期目的或長期目標）。

　　園藝治療的目的（goals）需要被具體明確地描述出來。根據Haller & Capra（2017）的定義，園藝治療的目的（goals）「通常是長期的且被明確表達出來的，可藉由一些步驟或一連串的努力達成的結果。（Goals are generally long term, and articulate something to be achieved through several steps or a series of efforts."）」園藝治療方案的目的可能如下（Haller & Capra, 2017）：

• 在社區中獲得獨立受雇
• 脊髓損傷後，在家中能獨立進行園藝工作
• 在養護之家中保持友誼
• 在學校遊戲場或操場上能有效控制憤怒

　　一旦目的確認後，隨之浮現的問題便是「要達到這樣的目的，個案需要什麼樣的技能？這些技能的獲得順序為何？或是需要什麼樣特殊的行為？」「什麼樣的行為或互動將有助於達到這個目的？」「個案需要學習認知的項目有哪些？」

　　另外，好的目標（objectives）具有與目的（goals）一致性、可達成、現實導向、精確文字化、可測量以及個案同意等特性，這些都是在擬定目標時要注意的事項（Haller & Capra, 2017）。

　　更多有關特殊族群的治療目的與目標，讀者可以參考下一章的園藝治療方案實務操作案例內容，來瞭解更個別化的目的與目標的擬定與陳述方式。

發展治療計畫

　　在有了長期的治療目的和短期的治療目標之後，通常會為個案擬定治療計畫。雖然台灣較少機構會為個案進行個別園藝治療計畫的擬定，但這部分仍值得專業園藝治療師瞭解、學習與努力。

　　一般而言，個別治療計畫（individualized therapeutic program, ITP）的計劃書內容除了個案基本資料與現況簡述外，必須涵蓋園藝治療計畫的長期目的、短期目標、執行方式、檢核項目、檢核標準與紀錄評值等；然而，有時候個別治療計畫也會依機構規定等而有所差異。以下作者依自己的經驗改編Haller 和 Capra（2017）所著的Horticultural Therapy Methods：Connecting People in Health Care, Human Services, and Therapeutic Programs （2nd ed.）一書附錄中的一則個案園藝服務支持計畫（由G. Doesken提供）給讀者參考：

個人園藝治療計畫[註]

個案姓名：　　　　　　　　園藝治療師：

方案類型：

實施期間：

(個案簡述：)

長期目的(goal)：改善控制衝動行為。

短期目標(objectives)：在連續四次的園藝治療活動裡，能與同伴和領導者合作，並且至少有一次達到沒有提示便完成活動。

執行方式：

園藝治療活動在宿舍治療中心的花園內舉行。每周兩次活動，每次兩小時。

園藝治療師策畫活動，好讓每位參與者都能在小組內進行活動，並且有一特殊的任務需要小組共同完成。一開始時，園藝治療師對當天的活動進行角色扮演。角色扮演將展現合作和不合作的行為，以及處理它們的一些策略，並介紹在該活動期間要完成的任務。

園藝治療師使用預先和個案商定好的「三次策略」來監督整個活動期間的合作行為。當個案第一次出現不合作的群體行為時(見下面描述須注意的特殊行為)，治療師使用預先商定好的手勢信號或叫出個案的名字提醒警告之。如果不好的行為持續出現時，園藝治療師可以把個案帶到一邊，提供個案有關合作的提醒，要求個案對發生的事情做簡要的解釋，並請個案提出一個正向的方式來接近團體或同儕，園藝治療師也可能需要提供提示或建議。如果行為持續，個案將被要求從團體中離開。(註：個案被要求從團體中離開，可能反而會對負向行為產生的增強效果，因此園藝治療師應該注意和與個案討論這部分，如果需要的話，也應該調整程序。)

檢核項目：須處理的標的行為和可能需要提醒的行為有--

• 身體上的爭鬥

• 口語上的爭執(喊叫、罵人、破壞性或違抗性行為)

• 不參與團體(退縮)

• 不妥協的行為

檢核或評分標準：

4 = 沒有提示便完成目標

3 = 提醒一次

2 = 被帶到旁邊 (提醒兩次)

1 = 被要求離開園藝治療團體 (提醒三次或三次以上)

紀錄評值：

日期	評分	註記

註：改編自Haller & Capra (2017)著作中由G.Doesken提供之內容

結論

　　個案評估、訂定治療目標與擬定治療計畫是園藝治療初期最重要的工作項目。園藝治療是門專業的學門，當園藝治療師對個案有充分的了解時，才能訂出適切的治療目標，並擬定出實際可行的治療計劃。在此建議園藝治療師多多練習個案的多面向評估以及訂定園藝治療的長期目的與短期目標，並實際執行之，這就是「練功」。久而久之，便能有自己的心得，獲得深入且專業的技能，這即是「園藝治療師」與「園藝活動帶領者」最大的不同處！

參考資料

Haller, R. L., & Capra, C. L. (2017). Horticultural therapy methods： connecting people in health care, human services, and therapeutic programs (2nd ed.). Boca Raton, FL： CRC Press.

Simson, S., & Straus, M. (1998). Horticulture as therapy： principles and practice： CRC Press.

園藝治療活動計畫

　　當對個案的文化及種植背景、興趣、面臨的問題有所瞭解，同時確認個案園藝治療的目的與目標、發展治療計畫之後，接下來便是活動的選擇與準備，這個過程即是園藝治療活動計畫。園藝治療活動計畫的擬定，是為了讓活動成功的執行完成，以達到治療的目標。因此，園藝治療計畫中，園藝治療師需要考量或進行紀錄說明的項目有：

- 參與對象與人數
- 治療目的與目標（詳見前一節）
- 活動時間
- 活動地點
- 活動的選擇與名稱
- 工作分析（包含所需材料、工具、設備與步驟分析）
- 合適性調整
- 人力需求
- 活動預算
- 效益評估方式（詳見後一節）

　　以下將針對各個部份進行說明。

參與的對象與人數

園藝治療團體的人數多寡與同質性，影響活動過程的品質與治療效果。但是要回答「園藝治療團體人數應該多少較為適宜？」是不容易的，因為這是動態平衡的結果，其中影響的因素包括個案特性（認知能力、社會情緒能力、身體自主能力等）、工作人員（或志工）的多寡、活動任務本身的困難度等。基本上，在身體、認知、情緒等各方面功能越佳的個案，參與團體的人數就可以較多；反之，則應該偏少。由於幾乎所有的園藝治療方案團體都是動手操作的活動，因此一般建議最佳團體人數約在10～20人之間，若是個案身體、認知或心理功能不佳，則有時可藉由增加協助活動的工作人員或志工人數，或在團體中分成更小的組別來操作促進團體的效果。若有特別身體、認知、情緒問題的個案參與於團體時，比如嚴重脊髓損傷、任何物品都會拿來吃的失智個案、情緒容易衝動傷人或傷己的個案等，也需要有受過特別訓練的志工以一對一的方式來協助個案進行團體性的治療活動。

除了活動團體人數的考量外，參與團體的人的同質性也非常重要。在台灣，我們容易因為計畫經費的考量，陷入想讓各種人都能參加，或是想使參與人數達最大化的迷思，但事實上，這卻常使團體的效果大打折扣。作者曾受邀協助某高職進行一次三小時園藝治療方案課程教授與活動進行，在前一個半小時的講解課程中，有近二十位的智能障礙高職生，也同時有近十位的高職教師參與其中，而課程已預設好的竟是同一個目標—「認識園藝治療」。可想而知，面對二十位智能障礙的高職生們，我只能講解基本、有趣且淺顯易懂的園藝效益與知識，此時部分老師在剛吃過午飯的第一節課時，已經紛紛點頭如搗蒜般地進入夢鄉；而我

為顧及參加課程的老師們的權益，開始以最精簡的方式、想要深入淺出地說明什麼是園藝治療及其操作方法時，二十幾位學生已經開始像聽到外星人講聽不懂的話語，所以自顧自地說話與玩樂了起來。這是我所帶過難度最高的一次課程。因此在此呼籲，大家應該要更重視園藝治療團體參與者的同質性，尤其是在個案認知程度上有差異時，如果操作的又是偏重以促進認知為目標的活動，則分群分次是有必要的。

但有時候園藝治療師卻也要有些許的彈性，比如活動是視覺障礙者的團體，雖然全盲者與輕度視障者在活動過程中需要的定向輔助、器具設備以及操作速度完全不同，最理想的狀況當然是不同視障程度可以分開組成不同的團體來進行操作，但若理想狀況不可得時，治療師至少可以依障礙程度再將團體細分小組，分配搭配所需的協助人力，以解決因參與者能力不同造成的問題。

然而，有時候園藝治療師卻也可以反過來善用參與者的異質性，以促進彼此的合作與瞭解。例如讓高齡長輩與國小兒童共同進行代間互動的園藝治療活動，即是善用參與者異質性的例子。

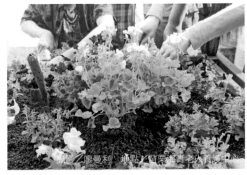

攝影／廖曼利　地點／苗栗海青老人養護中心

一個成功的園藝治療活動，需要細緻的思考與計畫以及多方的配合。

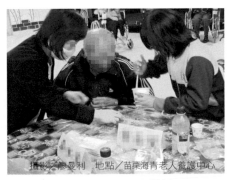

攝影／廖曼利　地點／苗栗海青老人養護中心

善用參與者的異質性，可促進不同族群的了解。

活動時間

　　園藝治療活動時間的長短，應視個案的能力而定。在身體方面的考量，主要是耐力；在認知方面的考量，主要是注意力時間的長短；在社會情緒方面的考量，則是活動任務時間多久是合宜不會造成情緒反效果。一般而言，單次的園藝治療活動從1個小時到3個小時皆有可能。高齡長輩或是羸弱的個案，活動應控制在1個小時左右（或以內），最長不要超過1個半小時；身體、認知、社會情緒能力越好的個案，則活動操作時間可以越久。

　　活動開始的時間也應該考量，尤其對於溫度或日照敏感的個案。比如高齡的長輩在夏天的戶外園藝治療活動，宜安排在一天較早或傍晚的時間，冬天則適合在接近中午或中午之後戶外溫度較溫暖的時刻；某些罹患失智症的個案會有日落症候群的現象，因此在傍晚或接近傍晚時間容易焦慮躁動；視力障礙的個案，也必須特別注意光線的問題。

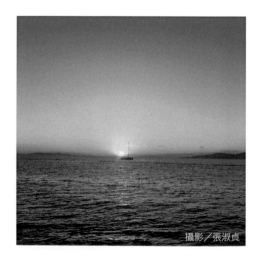

攝影／張淑貞

傍晚的時間容易引發部分失智
症患者之日落症候群。

活動地點

　　一般而言，一個機構或長期協助個案的照護中心要進行園藝治療的方案，最好同時要有室內與戶外的環境空間；若沒有戶外的環境，則至少也要有室內的空間。當一位園藝治療師在為機構或照護中心進行園藝治療活動執行的環境評估時，可以依以下的項目來考量執行園藝治療活動可行性的地點（摘錄並改編自Horticultural Therapy Institute（2016）園藝治療課程「Horticultural Therapy Management」課前作業講義）：

• 室內具有潛力執行園藝治療活動的空間評估項目

1.空間形式——與特定區域連結？（例如與花園連接）
　　　　　　　屬於多功能空間？（例如餐廳或活動室）
　　　　　　　室內園藝治療活動專屬空間？

2.空間大小為何？

3.是否有水源或水槽？位在哪裡？

4.與戶外的園藝治療場地是否有空間上的關係？（例如是否看得見等）

• 戶外具有潛力執行園藝治療活動的空間評估項目

1.空間形式——多功能空間？（簡短說明使用用途）
　　　　　　　戶外園藝治療活動專屬空間？

2.空間大小為何？

3.是否有水源或水槽？位在哪裡？

4.從室內往戶外看連接此潛力空間的地方？

5.日照充足？或是有遮蔭？

6.是否有吵雜的噪音問題？

7.是否有風大的問題？

8.地貌地形─水平？傾斜有坡度？

9.土壤是否有特別的問題？

10.從建築物（或停車場）到此潛力空間的可及性如何？

11.放工具的地點？

12.是否有暫供休息的座椅？（高齡或羸弱個案適用）

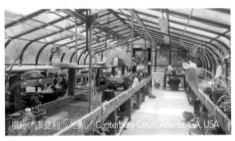

美國亞特蘭大城一處高齡安養中心的室內園藝治療活動專屬空間（溫室），其內每隔一定距離就設有水管，同時苗床高度適合高齡者使用。

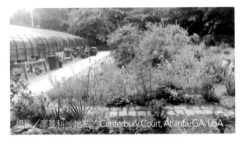

戶外園藝治療活動專屬空間，日照充足、鋪面平整、一定距離就佈有水管，唯種植區為地面型，不利高齡者使用。

　　利用這些基本評估項目，園藝治療師能對可以實施園藝治療活動的地點有一概括的瞭解與掌握。一旦確認地點之後，便能選擇適合該空間的活動類別與種植的植物種類。

　　另外，戶外空間是否有遮蔭或供暫時休息的座椅，對於高齡或身體虛弱的個案，也是重要的考量。在此要提醒讀者的是，時遇台灣酷暑或寒冬時，身體虛弱的個案團體應盡量選擇在室內操作活動。如前所述，如果一定要在戶外操作，則炎熱的夏天選擇早一點或傍晚的時間，寒冷的冬天選擇接近中午的時間出去曬曬太陽。但不論哪一種個案團體，一旦選擇戶外環境進行活動時，都要有「計畫B（雨天備案）」，以因應天候的不可預測因素，臨時有更改地點之需。

活動的選擇與名稱

選擇最適當的植物、任務活動，是使治療目標能達最大化的關鍵因子，因此瞭解個案的偏好和興趣，例如最喜歡的花卉、顏色、香氣，或是特別喜好烹調食物的興趣或種植植物的歷史等，都是選擇最適合的園藝治療活動時重要的資訊(Haller & Capra, 2017）。

園藝治療活動基本上大致可以分為種植類、烹煮品嚐類、創意設計及工藝類、以及參訪活動類。前三者最常使用於機構或照護中心的園藝治療活動中，參訪類的活動則由於經費與人力需求高，因此舉行的頻率相對較低。坊間的課程與書籍，對於這三類活動的著墨頗多，本書不再贅述。然而**園藝治療師須切記，治療是從「考量個案」為起始點，而非「活動」，並且即使是同一類型的個案（如智能障礙者團體），但每次的對象與活動歷程都是獨一無二的，所以每次皆應該仔細思考斟酌如何選擇最適合的治療活動。另外，在此也再次提醒讀者，「園藝活動」不等於「園藝治療活動」，園藝治療師必須先從既定的治療目的與目標出發，同時考量個案的能力、偏好與興趣，再來選擇適合的活動才對；而不應該是先選擇園藝活動，再來編寫活動符合的目的與目標，如此將失去治療的意義。**

選擇活動或植物時要特別注意安全問題。當參與活動的個案屬於認知功能較弱（如幼兒或失智症患者），或是有自我傷害傾向時，須使用無毒的植物（Haller & Capra, 2017），栽培介質也應盡量使用進口殺菌完全無毒的介質。如果不是很確定某特定植物是否有毒時，判斷使用的基本原則是「有懷疑，就不用（ "When in doubt, don't grow it" ）」（Haller & Capra, 2017）。另外，活動使用的肥料或殺蟲劑、尖銳的工具等，也都應該在工作人員的監督下使用（Haller & Capra, 2017）。

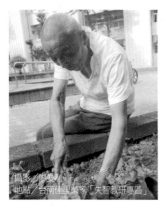

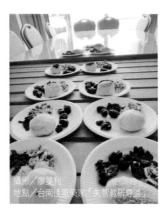

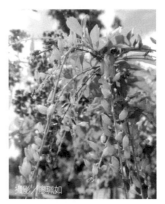

適合高齡長輩操作園藝治療活動的戶外空間，「能坐」是重要考量。

為了讓失智長者利用「話當年」來促進長期記憶與語言能力（目的），懷舊品嚐類的活動是很好的活動選擇。

失智專區不宜種植或使用有毒植物來進行活動。圖為黃金金露花的果實，看起來黃橙好吃，但卻有毒。

　　園藝治療活動選擇的安全管理議題，也包括特殊藥物的副作用或其他相關問題。比如多發性硬化症（multiple sclerosis）的個案，就可能因服用藥物的副作用而有冷或熱的溫度調節方面問題；當個案有氣喘的問題時，要特別注意香花植物與草本植物的使用；某些個案可能因為肺部問題或進行癌症化療，會對於某些香味特別敏感；烹煮品嚐類的園藝治療活動則要特別注意個案是否有飲食限制和食物過敏等問題；而某些人則可能因為大腦的損傷而完全失去嗅覺等（Haller & Capra, 2017），這些都是在活動或植物的選擇上，園藝治療師不能忽略的安全問題。

　　在對應治療目的與目標、了解個案特殊性，從而選擇了適當的園藝治療活動之後，便可以在活動計畫表上記錄下所擬定的活動名稱。名稱可以是直述的，也可以是隱喻的。直述的名稱譬如「插花活動」，隱喻的名稱譬如「創造花樣人

生」，也可以將二者連結如「創造花樣人生一插花」。活動名稱的擬定在某些尚未確定參與者的招募廣告上是重要的，需要花些巧思，好讓人看見活動名稱或主題時，就想要報名參加。但對於認知功能有障礙的族群如失智的照護機構中，應盡量不要使用抽象或隱喻的名稱，以直白的方式為活動命名為佳。

工作分析(包含所需材料、工具、設備與步驟分析)

選定園藝治療的活動後，接著要進行工作分析，好讓活動能順利進行。工作分析的過程涉及幾個需要檢視的項目（Haller & Capra, 2017）：

• 需要的物品、材料、設備

• 成功完成活動的步驟（Lamport et al., 2001）

• 因應個案特殊需要，可能要對材料設備、指導活動或環境進行的調整事項

然而，如何進行工作分析？在這裡，作者提供一個大家熟知的製作壓花書籤的活動作為分析範例，以及依自己的經驗小部分調整修改Haller & Capra（2017）著書Horticultural Therapy Methods：Connecting People in Health Care, Human Services, and Therapeutic Programs（2nd ed.）內提及的扦插範例，讓讀者參考。

活動任務：「製作壓花書籤」

所需材料與設備：卡片、已壓好的花材或葉材、膠水、畫筆、自黏透明紙、打洞器、彩帶

活動步驟：

1. 選擇空白卡片或已預先蓋有花盆圖案的卡片。

2. 選擇各式壓花材料，在卡片的正面進行設計，注意確保花材在紙張的邊界內。

3. 完成設計後，在每朵花或葉片下塗上少量膠水來固定保護花朵和葉子。可以使用畫筆把膠水直接塗在卡片上再放上花朵或葉片，或將膠水塗在花朵或葉片的背面再黏到卡片上。

4. 將一片比卡片稍微大一點的自黏透明貼紙小心地覆蓋在卡片的正面。

5. 撫平任何皺褶或空氣。

6. 修剪邊緣。

7. 在書籤頂端打孔並穿過彩帶，打結後留一小段尾巴。

活動任務：「藉由莖頂扦插繁殖室內觀葉植物」

所需材料與設備：親本植株、整枝剪、已裝填介質的種植容器、水

活動步驟：

1. 確認親本植株「節」的位置。

2. 找到親本植株上生長的方向以及頂端的位置。

3. 從莖頂測量食指長度。

4. 在距離莖頂約一個食指長度的位置使用整枝剪剪下植株（剪下來的部分植株稱為插穗），同時確保切點至少位於第三個節的下方。

5. 切點處沾取發根劑（易發根植物可省略此步驟）。

6. 把最下面一至兩節的葉子去除。

7. 將一根手指伸入種植容器的介質中心，形成一個約5公分深的洞。

8. 把切下來的插穗放在洞中，確認最下面的莖節位於土壤線的下方。

9. 輕輕地固定插穗周圍的介質土壤，使插穗保持直立，並確保土壤與去掉葉子的莖節接觸。

10. 重複操作所需的插穗數量。

11. 澆水。

　　步驟分析可說是園藝治療師對現場帶領活動操作步驟的預先模擬。在思考步驟的過程中，任何考量都應先記錄下來，以作為接下來要進行的合適性調整之參考。

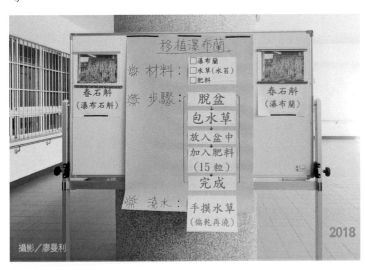

攝影／廖曼利

幾乎每一次計畫園藝治療活動時都要進行工作分析，內容包括物品材料、實施步驟以及合適性調整。

合適性調整

列出活動所需的基本材料、工具、設備及活動步驟後,接下來需要檢視因參與本次活動個案的特殊性所需要做的因應調整。園藝治療活動的調整檢視,包括考量合適性(adaptation)和修改調整(modification)兩方面:

合適性(adaptation):包括對工具、環境、個案姿勢位置及活動指導等的合適性調整(Haller & Capra, 2017)。例如當個案為半邊偏癱的中風患者,只能使用一隻手進行上述的莖頂扦插活動時,一般的整枝剪可調整改用剪斷插穗後插穗仍能黏留其上的剪刀,以方便個案能單手同時直接移動剪刀與插穗至種植容器中;吵雜的環境會使失智症患者情緒非常躁動,因此失智患者的活動環境,應調整力求平和與安靜;為增加高齡者的下肢肌耐力,可使用方便站著種植蔬菜花卉的植栽槽(Haller & Capra, 2017);對於活動指導的調整,則例如當帶領高齡且罹患失智症的個案進行花盆彩繪的活動時,由於考量多數台灣高齡者對於藝術創作類的經驗不多,難以下筆開始或可能因此產生不知如何是好的焦慮,此時最好能提供容易模仿或操作的實物或圖片範例做為參考等。

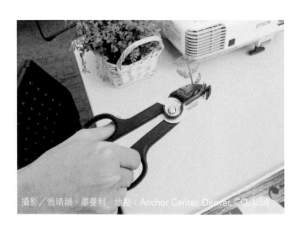

攝影/翁晴韻、廖曼利　地點:Anchor Center, Denver, CO, USA

能單手操作剪下插穗同時移動至種植容器的剪刀,適合只能使用單側上肢的個案使用。

　　以上面的「製作壓花書籤」為例，如果個案是中風半癱的患者且細部動作能力受損，那麼在列出操作步驟之後，就必須針對所列出材料、操作步驟逐一考量。比如卡片與壓花材料不能太小，否則細部動作能力受損的個案將無法取用材料執行操作，因此將卡片從6公分x14公分改成15公分x21公分，或甚至於更大；透明紙的黏附改以一對一的協助等，逐一考量調整後，即能設計出適合可行的活動。但要注意的是，活動除了「可行」之外，「情意」的感受也很重要。此時治療師應再次檢視活動的目的與目標，同時考慮作品完成時的感受，細部微調選擇活動的材料、工具與設備等，以使活動能達到最佳的治療效果。

　　修改調整（modification）：修改調整是針對完成活動任務的方法以及把活動依據個案能力修改得容易些或困難些，這可從以下三方面進行考量（Haller & Capra, 2017）：

1. 改變活動時間長度。例如改變重複操作的數量（如扦插數量）。

2. 改變活動的困難度。例如當個案的認知能力低弱時，可以把多數的材料準備好以簡化步驟；反之，個案認知與身體能力較好時，則材料取用及每一活動步驟皆可由個案自行操作完成。

3. 調整對活動的要求（可能是身體的、感官的、社會的、感知的或認知的）。例如當治療師希望改變參與者的社會參與程度時，可藉由材料工具是否需要分享共用或是共同完成一個作品來決定社會互動的程度。

　　在園藝治療活動的計畫中進行合適性調整的考量面向，可綜合如下圖所示：

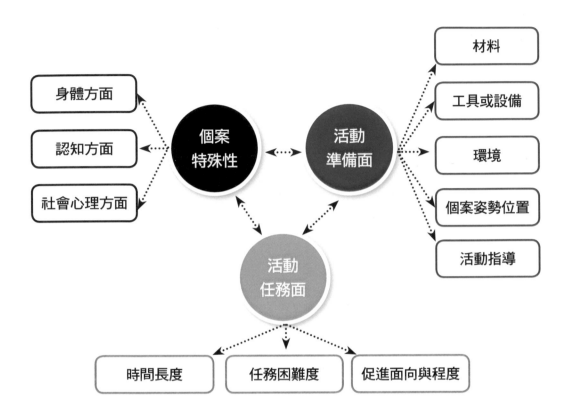

雖然園藝治療師盡量設計符合個案各項能力與治療見標的活動，但也不要忘記在一定的範圍內，應該要促進個案增能（empowerment），例如增進個案選擇做決定的能力、增進個案的信心、對環境的控制感與滿意度、解決問題的能力等。保留某些程度的彈性讓個案發揮，是治療師提升或保留個案能力的絕好方法之一。

人力需求

活動協助人力的需求程度，與個案的能力成反比，與活動的困難度成正比，其考量的首要原則是活動安全性。如有身體功能低（如行動自主能力低、或五感障

礙程度高）、認知功能低（如重度失智或智能障礙）、社會情緒能力低（如情緒衝動暴力或憂鬱自殺傾向高）的個案參與在團體中時，最好能有一對一的協助人力。

　　另外，容易被忽略的一點是，活動結束後對栽種植物進行維護管理的人力需求。獲得個案、工作人員或志工的首肯協助維護管理，對園藝治療活動是重要的，人力的多寡也影響園藝治療師對於活動類型的選擇─當維護管理人力充足時，園藝治療師可以善用維護管理需求高的室內或戶外庭園的活動；當人力不足時，園藝治療師則可能選擇當活動結束時，個案可以直接把作品帶走的活動，或是低維護管理需求的植物（如仙人掌類植物）及庭園設計（Haller & Capra, 2017）。這部分也可能涉及澆水設施的完備與否，當澆水設施完備甚至有自動噴灌時，人力需求低，反之則高，因此治療師在活動開始前對地點的考察時，就必須注意「給水」的問題。

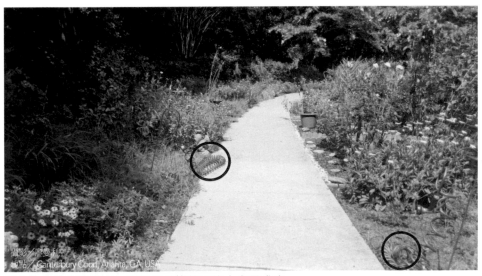

攝影／陳曼利
地點／Canterbury Court, Atlanta, GA, USA

澆水設施的完備與否，也涉及維護管理的人力需求度。

活動預算

　　一般而言，園藝治療活動預算應該編列多少，常視機構經費的控制或方案計畫補助的高低而定。園藝治療活動的預算編列項目，主要是人事費與材料費，如果是參訪活動，則可能還加上交通費、餐費、門票費和保險費等等。由於植物種類繁多，因此不同的經費預算可以對應設計使用不同的植物材料或與其相關的活動。對於一個長期執行園藝治療活動的機構或照護中心而言，比較節省經費的作法是盡量利用庭園內現有的材料，例如某些植物除了可提供種子種植或扦插等繁殖活動外，壓拓活動、花藝設計以及烹煮品嘗的活動，也都可以拿來作為材料，如此一來將可大大節省材料費的支出。因此，機構中發展一整年的園藝治療活動計畫是重要的，園藝治療師可依節慶、季節、活動等三方面來考量，設計出一整年既能達到治療目標又可節省活動花費的活動，甚至於有時還會有增加收入的可能。

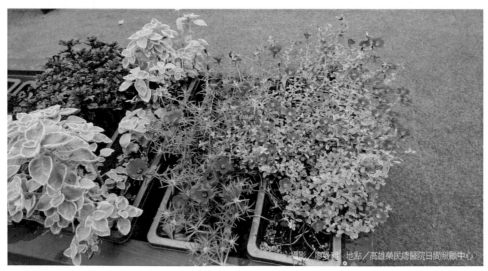

攝影／廖曼利　地點／高雄榮民總醫院日間照顧中心

庭園內的植物，可用來作為多項活動用途。

結論

　　園藝治療活動計畫是讓活動順利進行的前行步驟，計畫想得周細、準備得詳盡，現場就能從容以對。以下整理本節園藝治療活動計畫內容於一基本表單中，園藝治療師依此可參考並修改運用。

園藝治療活動計畫表	
參與對象：	人數：
長期目的：	
短期目標：	
活動時間：	活動地點：
活動名稱：	
活動步驟：	所需材料、工具與設備：
合適性調整項目：	
人力需求：	
活動預算：	
效益評估方式：	

有關效益評估方式，請讀者詳閱後續章節內容。

參考資料

Haller, R. L., & Capra, C. L. (2017). Horticultural therapy methods： connecting people in health care, human services, and therapeutic programs (2nd ed.). Boca Raton, FL： CRC Press.

Lamport, N. C., Coffey, M. S., & Hersch, G. I. (2001). A horticultural therapy program for brain injury patients with neurobehavioral disorders. Journal of Therapeutic Horticulture, XII, 4-8.

Simson, S., & Straus, M. (1998). Horticulture as therapy： Principles and practice： CRC Press.

園藝治療活動執行原則

在園藝治療師做足了功課之後（包含完成個案評估、訂定治療目標，以及擬定園藝治療的活動計畫），接著園藝治療課程要開始了，我們從幕後走到幕前，從書面文件到台前面對服務對象/參與者，領導及執行園藝治療活動。園藝治療活動的成功與否，時常與園藝治療師是否能有效率的領導，讓活動順利進行有密切相關。那麼，當園藝治療師在執行活動的過程中，本身應該扮演什麼角色（領導風格）？面對服務對象/參與者時，我們應該注意哪些細節？

本章將探討在園藝治療活動中，園藝治療師在面對服務對象時的技巧，包括園藝治療師的領導風格、園藝治療師-參與者之間的良好互動。

園藝治療師的領導風格

開始介紹園藝治療師的領導風格之前，或許大家一聽到領導風格，會想到不同的領導人有不同的領導風格，例如在學校的某位老師他的領導風格特別專制、公司的某位主管領導風格讓員工很有發揮的彈性…等。當我們把領導風格拉到園藝治療師的身上時，可能也會想到某種特定的風格。但其實園藝治療師不同於其他領導人，我們必須以參與者/服務的對象為中心，在面對不同的參與者族群時，應該要先思考，什麼樣的領導風格或領導方式，最能有效地幫助到服務對象，讓活動執行更有效率，而非僅用一種領導風格走遍天下。

　　舉一個例子，當園藝治療師在面對身心障礙族群的園藝治療訓練時，參加的目的是職業前的訓練，且成品能夠販售，因此，我們會直接給予清楚的指示，讓參與者能夠依我們給的指示，一個一個步驟操作。當對象是癌症患者，參加園藝治療的目的是希望得到支持時，園藝治療師會先介紹要栽種的主題及解說後，讓參與者有選擇的空間。給予選擇後，讓參與者之間討論他們的選擇如何類比到生命中曾做過的選擇，以及如何在生命中達到平衡。因此，在領導風格上體貼的考量和彈性，去適應參與者的需求，是身為園藝治療師重要的課題。

三大領導風格

　　最常見的主要三個領導風格，Austin及Finlay提出包含權威式、民主式、以及自由放任式。園藝治療師依照「個案的功能程度」、「團體情形」、「場地」、「期望表現出的園藝活動類型」、「最終的成品」，多方考量後，選擇最合適該團體活動的領導風格（Austin, 1991; Finlay, 1993; Haller & Capra, 2017）。

•權威式

　　是屬於直接的領導風格，領導者有權威地控制團體的每個步驟動作，並且直接、接近地指導參與者。由領導者決定接下來要做什麼的所有指示，並且向大家宣告，參與者是沒有選擇的。

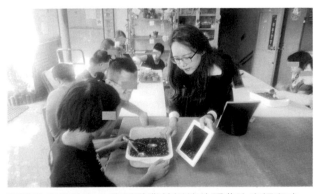

園藝治療師於身心障礙職業前訓練的園藝治療課程中，運用權威式，一個步驟一個步驟地帶領操作。

•民主式

領導者概述接下來的任務，提供幾個選項和一些引導，並且鼓勵團體討論要怎麼做、做什麼，再讓參與者一同作出決定。

•自由放任式

領導者採取開放且寬容的態度，只有分享操作指南，然後退出讓團體成員自己運作，團體成員決定他們要怎麼做，怎麼開始。

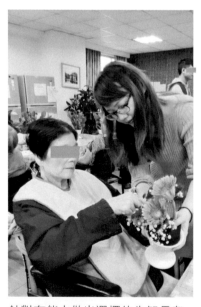

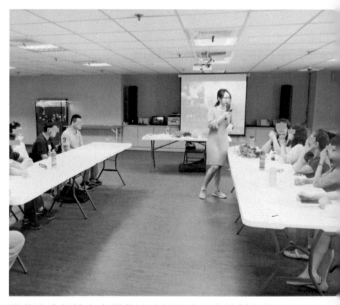

針對有能力做出選擇的失智長者，使用民主式，給他們兩個選項，從中選取一項，決定他們想要花卉種類。

園藝治療師於盲人園藝治療課程中，由於對象的認知及想法完善，給予大略的步驟方向，讓他們之間進行討論，決定自己想要做的成品樣貌。

　　了解三大領導風格後，不同的領導風格，提供的優點，以及可能適用的情形如下表。例如：權威式可能較適合用於職業訓練的園藝治療活動，有較高品質標準，或是時間限制，有時會有安全議題上的顧慮。相反的，若是小型園藝治療支持團體，選擇自由放任式的領導風格，更能著重在創意以及個案的選擇權。

實行園藝治療之領導風格（Haller & Capra, 2017）

領導風格	描述	何時適用
權威式	直接著手處理	新成立的團體
	培養信賴	任務完成的時間是有限的
	領導者的責任	對任務的表現結果存在高標準
		團體人數很多
		參與者的社交技能受限
		參與者有認知上的缺陷
		發生負面/阻擾的行為*
		安全是最主要的考量
		團體功能中結構是必要的
		當選擇對參與者是有威脅的
民主式	參與者共同參與做決定	時間上允許討論
	需要時間討論	當團體的主要目標是社交技能時
	團隊合作的感覺	團隊的運作順利
		全程參與是重要的時候
自由放任式	非直接的著手處理	強調創意
	開放且允許的	當目標為責任感和信任感時
	以參與者為中心	團體成員是能夠給予和接收社交影響的
	團體成員是新加入的	團體人數少
	強調獨立	團體成員必須設立他們自己的工作事項
		最終成品的標準是彈性的

*發生負面/阻擾的行為：展現憤怒或激動、異常或社交上不適當的行為。例如大聲尖叫、辱罵他人、阻斷他人談話、過度熱情地擁抱陌生人、對日常狀況反應過度…等等，會讓活動執行受到阻擾的行為。

園藝治療師 ─ 參與者之間的良好互動

　　從園藝治療的定義中，我們了解園藝治療的組成要素包含了「植物plant」、「服務對象client」、「目標goal」，以及「治療師therapist」。園藝治療，並不是由園藝治療師來治療服務對象，而是藉由園藝治療師來搭建起植物和服務對象之間的連結，因為這樣的療癒關係，幫助服務對象從園藝治療的過程中，達到他們的需求及目的/目標。Schwebel於1993年提到，在整個執行園藝治療活動的過程中，園藝治療師所扮演的角色是不容忽視的。園藝治療師在活動執行中的一舉一動、姿勢、態度、語氣、情緒、價值觀、信念…等，服務對象都能清楚地感受到，也都牽動著治療師和服務對象之間的互動關係。因此，在整個園藝治療過程中，園藝治療師如何和服務對象之間所建立良好的關係，是非常重要的議題（Haller & Capra, 2017）。

　　園藝治療師與服務對象之間良好的關係，更能有效率地幫助服務對象達成所設定的目標及目的。在活動執行的過程中，如果服務對象願意與我們敞開心胸、表達他們的想法、信任我們、跟著我們一起與植物之間產生療癒連結，就能最大化園藝治療的效益。

　　Haller & Capra（2017）提到要建立良好的療癒關係，園藝治療師必須注意幾個重要的元素：

- **融洽Rapport** →建立在親切以及接納
- **尊重Respect** →無條件地相信服務對象正面的價值
- **同理心Empathy** →站在服務對象的角度，試著去了解他們的感受和經歷

- **真實Authenticity** →誠實、開放、真正的
- **信任Trust** →建立植物與人之間的連結，能在療癒的關係中，建立信任感和安全感
- **耐心Patience** →即使服務對象的進步得很慢，應該鼓勵、支持他們

　　作者分享自己與一位服務對象之間的關係，來了解執行活動時，是如何運用這幾個要素，來面對服務對象、搭建起良好關係。

　　小李是一位患有小胖威利症的青少年，在機構可是出了名的問題學生，不僅在活動執行過程中需要老師一直看著，避免他偷跑去找吃的；與同學大聲吵架；無緣無故地激怒同儕；讓老師沒辦法繼續上課…等。小李愛恨分明，只要是他不喜歡的老師，他就不願意配合，若是他喜歡的老師，他才有可能配合。

　　當時身為小李班上的園藝治療師，在活動執行的過程中，最常遇到的事，小李跟班上同儕起爭執，吵得讓課程沒辦法繼續。或是因為他的情緒狀況，沒辦法依照園藝治療課程的目標，執行為他安排的課程任務。

　　有次，課程還沒開始之前，小李因為偷吃食物被懲罰，所以把情緒帶到課程中，不願意配合上課。這時，我清楚班上還有其他要上課的學生，所以，在小李沒有出現危險行為的狀況之下，我選擇先幫大家上課，並且給予其他學生各自的任務後，再來處理小李的狀況。

　　把其他同學安頓好之後，帶著小李來到花園的一個安靜角落，和他好好聊聊。我先是「真實」誠懇的態度表示我的關心，問他課程前是不是發生什麼事情了？讓小李感受到，我不是來罵他、在他情緒不好時還逼他做事的老師。當然，

小李沒有馬上跟我說他發生了什麼事，於是，我試著站在他的角度，「同理」他、跟他說是不是被懲罰心情不好？我知道你應該是肚子餓了，想吃東西，是不是肚子餓很不舒服？接著小李就點了點頭。我才繼續跟他說，你肚子餓的時候，要跟老師說，老師會了解你，給你一點吃的止餓，或是喝點東西。慢慢地，溝通完之後，等小李情緒稍微緩和一點，我跟小李說，你記得之前我們一起約定好，要在園藝課程中努力的目標嗎？我們是不是要達成能夠在30分鐘澆水10個菜盆呢？老師知道你是很有責任感的學生，老師相信你很棒，可以做得很好，我們一起去溫室澆水好嗎？（相信他的正面價值=「尊重」；告訴他我們「相信」他）因此，小李才願意開始進行園藝治療的活動。

其實，小李是個願意好好溝通，能聽得進去的學生，也在無數次的溝通中，建立起良好的關係。但是，當小李還是時常在課堂中出現問題行為時，有時我也是很難釋懷，很難過。覺得，為什麼自己已經無數次的溝通和建立良好關係了，他還是一直在課程中出現問題狀況。但是，後來我告訴自己，如果，他完全沒有狀況，那就不是他了，不是嗎？我們能做的是，「接納」這樣的他，「耐心」地陪伴著他，盡自己所能幫助他，在每一次的狀況發生後，重拾自己對他的信任，繼續相信他的正面價值，不放棄他。

融洽、尊重、同理心、真實、信任、耐心，看似簡單常見的幾個單詞，不僅能讓服務對象感受到我們的態度，同時也是支持園藝治療師繼續能夠面臨困境的座右銘。

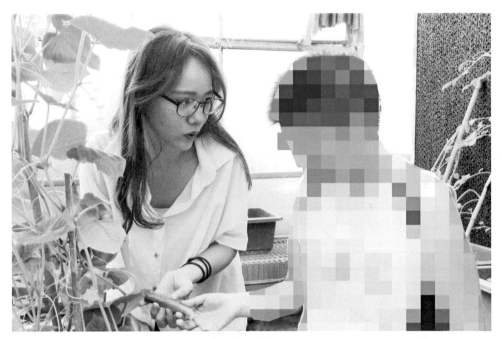

園藝治療師執行課程，增進小李對園藝作物的認知。

參考資料

Austin, D. R. (1991). Therapeutic recreation：processes and techniques. (2nd ed.). Champaign, IL：Sagamore Publishing.

Finlay, L. (1993). Group work in occupational therapy. Cheltenham, UK：Stanley Thornes.

Haller, R. L., & Capra, C. L. (2017). Horticultural therapy methods：connecting people and plants in health care, human services, and therapeutic programs (2nd ed.). Boca Raton, FL：CRC Press.

Schwebel, A. J. (1993). Psychological principles applied in horticultural therapy. Journal of Therapeutic Horticulture, VII, 3-12.

記錄、重新審視與結案

　　了解園藝治療的活動執行原則後，接著進入到課程後的紀錄，一份良好的紀錄應該記錄什麼內容？由誰來記錄？紀錄的重要性及目的為何？以及紀錄後，隨著個案狀態的改變，進入重新審視的階段，評估是否有修改目的及目標的必要，最終方案的結束進入到結案的階段。在本章節將針對園藝治療處遇流程中「課程觀察紀錄」、「重新審視」、「結案」的三個接段，逐一介紹。

記錄

　　一份好的紀錄，能夠傳遞清楚的資訊給治療團隊、服務對象，以及服務對象的家屬。同時，也能幫助臨床醫師檢視服務對象的治療方法，以及評估是否有效地符合個案的需求及目的（Simson & Straus, 1998）。不同的機構組織，文件紀錄的表單在設計及形式皆有所差異，因此，園藝治療師還是依所服務的單位為主，有些服務的單位並未要求文件紀錄，有些則有既定的文件表單，或是使用園藝治療師設計的表單。雖然作者接觸過的單位，有的並未要求文件紀錄，但是身為園藝治療師，會清楚知道撰寫紀錄的重要性，園藝治療課程若是少了文件紀錄，就沒辦法知道園藝治療實際上的效益，日後也沒有資料可以佐證參考。紀錄是顯示園藝治療師專業的重要環節，也是區分「園藝活動課程」以及「園藝治療活動課程」差異之處。除此之外，Haller & Capra（2017）和 Simson & Straus（1998）提到文件紀錄具備以下的目的及重要性：

- 讓治療團隊知道你的觀察、結果、以及建議

- 不同時間改變的行為參考資料

- 提供是否繼續服務的理由

- 展現治療形式與個案表現之關聯性

- 符合專業的責任及義務

- 提供書面形式的服務紀錄以及治療的過程

- 持續記錄個案的進展，且證實結果

- 提供資料給研究、進度監視

- 提供有價值的資訊給計畫評估

　　在談及紀錄之前，還記得前面已介紹過的紀錄文件，在整個園藝治療的過程中，需要記錄的文件，包含了方案實施前的「個案評估（assessment）」、評估後的「目的及目標訂定（goals and objectives）」、活動執行前的「園藝治療活動計畫（treatment plan）」。

　　緊接著活動執行結束後，園藝治療師必須將服務對象（個案）對治療活動的反應，記錄在「課程觀察紀錄（session observation）」。藉由「課程觀察紀錄（session observation）」來清楚地呈現每堂課程，服務對象狀況表現的細節，以及是否與所訂定的目標又更進一步？或退步？這些全都包含在園藝治療過程中需要撰寫的文件紀錄範圍內。

案例：實際作者於機構內記錄之文件

以先前作者在身心障礙機構的記錄表單為例，機構內有固定的記錄表單，每年初時，專業團隊、服務對象、家長、主管皆會齊聚一堂，共同開會訂定服務對象（個案）的「個人化專業服務計畫（ISP）」表單，其中包含了個案基本資料、個案評估後的概況、長短期目標；年度計畫拍板定案後，各專業團隊人員依照確認好的長短期目標執行，並於執行後在「短期目標執行記錄表」中進行評量（此處的長期目標在先前章節稱之「目的」；短期目標指的是「目標」）。短期目標執行紀錄表單大約每兩個禮拜評量一次成效，但依照不同的個案狀況，評量頻率可以更改。以上所提及的「個人化專業服務計畫（ISP）」以及「短期目標執行記錄表」，園藝治療師依照服務的單位所制定的表單評量。園藝治療課程前，擬定好「園藝治療活動計畫」，依照活動計畫執行課程。由於園藝治療課程是每個禮拜2-3次，雖然服務單位並未要求園藝治療師一定要每一次課程都記錄，但是為了將每次不同課程後的個案表現記錄下來，以供日後評量長短期目標的參考或證實，所以每次的課程後，服務對象的課後表現都會記錄在「課程觀察紀錄（session observation）」。

課程觀察紀錄／進展紀錄

「課程觀察紀錄（session observation）」也能稱之為「進展紀錄（progress note）」，是一份紀錄園藝治療課程執行情形，以及在治療過程中服務對象功能狀態的改變（Haller & Capra, 2017）。不論是一對一的園藝治療課程，或是團體課程，都能用預先設計好的課程觀察紀錄表單評量紀錄。以下說明記錄內容並提供幾個課程觀察紀錄表單作為參考。

• 課程觀察紀錄的內容

1.記錄觀察到服務對象的「行為表現」

　　並非服務對象表現出來的行為都要記錄，而是要回歸到當初為服務對象設定擬定的目的、目標為何？須記得整個園藝治療的過程，都是以服務對象為中心。我們為服務對象擬定希望達成的目的及目標，以及針對他們的目的、目標來設計合適他們的園藝治療課程，在執行完園藝治療活動後，記錄與他們目的、目標相關的行為表現。

例如：

A.發展出新的技能或能力

B.對園藝治療反應的改變

C.任務中需要協助程度的改變

D.展現與服務對象目的、目標相關的行為及言語

2.紀錄的內容必須屬實

　　實際上服務對象發生的行為表現，或是他們說過的話，真實地記錄活動中的情況。

3.客觀地記錄

　　園藝治療師將客觀地觀察服務對象的表現，並且客觀地進行評量紀錄，應該避免具有個人主觀成見，以及批評。

● 記錄方法（Haller & Capra, 2017）

1.量化

可數的、可比較的、可量化的測量方式，例如勾選式的問項、圖表、曲線、或是表格。

2.質性

描述性的紀錄方式，例如敘述性研究方法、個案研究。

● 何時記錄

1.通常於園藝治療活動結束後撰寫記錄。

2.記錄的頻率

取決於園藝治療師所服務的單位，若單位要求每次課程結束後都要有記錄，那就依照他們的需求頻率撰寫紀錄。有些單位像是復健中心、庇護中心、或是其他長期照護的場域，可能記錄的頻率較低。

● 誰來記錄

園藝治療師主責紀錄，可以邀請其他有參與課程的協助者一起討論，像是志工、助理、社工、家屬…等。作者建議如果是團體的園藝治療活動，盡量在課程結束後，一起和協助者坐下來討論，會比一個人紀錄來得更詳細全面，因為有時候園藝治療師在忙於執行活動時，可能沒辦法觀察到團體中每個成員的表現，有不同的協助者幫忙，更不會漏掉服務對象在活動中的狀況。

觀察記錄表單範例——治療活動報告及團體課程

日期：＿＿＿＿＿＿＿

紀錄項目 / 姓名	出席	積極參與	遵循指示	與他人合作	清楚表達自己	認同治療目標	專注（#分鐘）	評論

備註：
✓=達成　－=尚未達成　P=部分達成　E=藉口　R=拒絕　N/A=不適用

（改編自Simson & Straus, 1998引自Inpatient Psychotic Disorder Program at Sheppard Pratt Hospital）

觀察記錄表單範例——團體課程觀察表單

日期：_____　　　　團體：_____

課程活動：_____

服務對象姓名						
遵循及喚起多重的步驟						
能夠依照次序組織任務						
能夠看見或矯正自己的錯誤						
遵循安全事項						
展現出來的自我情緒控制						
和他人有正向的互動						
分享自身過往經驗及感覺						
和他人合作						
願意參與整堂課程						
對改變展現出彈性及容忍度						
挫折忍受力						
足夠的動作技能及協調力						
足夠的肌肉力量及耐力						
在最小提示下獨立工作						

額外紀錄：_____

_____

_____

治療師簽名：_____　　　　日期：_____

（參考自HTI課程講義引用自Deaconess Hospital of Cleveland）

重新審視

　　由先前「個案評估、訂定治療目標與發展治療計畫」章節園藝治療實施方案流程圖中，緊接於「紀錄與結果評估」之後的是「重新審視」的階段。我們知道從個案的評估、目的及目標的訂定、治療計畫、活動計畫、活動執行、以及課程觀察紀錄，整個園藝治療的方案流程，都是以個案（服務對象）為中心考量，依照園藝治療師為個案訂定的目的及目標擬定計畫及執行活動。

　　然而，當我們所服務的對象/個案，成長、發展、退化、或狀態的改變不如預期，像是個案進步得較快、進步得很慢、退化得很快、或是比預期的時間更快達成目的/目標的時候，當初訂定的目的/目標已經不適用於個案現況時該怎麼辦呢？例如：阿慈在108年1月訂定的目的是「能夠在社區中獲得獨立工作的機會」，目的實施期間為「108年2月至108年7月」；很幸運地，阿慈在108年4月應徵上社區內花店的工作，於是當初訂定的目的提前達成，此目的已不適用於現況。因此，園藝治療師必須重新審視，現階段的阿慈，需要什麼？是否有需要修訂起初訂定的目的/目標？修訂後的目的/目標是否有利於個案往後的發展？

　　Haller & Capra（2017）說明由於服務對象可能進度較快、或進度較慢、或預期的時間更快達成當初所訂定的目標，園藝治療師必須適時地「重新審視」現況與當初訂定目的/目標的合適性，若目的/目標已不適用，園藝治療師就有可能需要回去修改目的時間、標準、方法、或甚至修改目的（goals）及目標（objectives），以確保服務對象的成長和發展。如果提早達成目標，那麼服務對象應該進到下一個階段，訂定新的目標或標準，而非停留在原先設定的目標。

接續先前阿慈的案例，知道阿慈起初108年2月至108年7月的目的「能夠在社區中獲得獨立工作的機會」，因於108年4月已找到工作機會，目的達成，不再適用。因此，園藝治療師重新審視後，建議能將目的修改成「能自己主動地開始工作」，或是「自行獨立前往工作地點」。原先的「能夠在社區中獲得獨立工作的機會」目的實施期間，改為108年2月至108年4月，修訂後的目標「能自己主動地開始工作」，或是「能自行獨立前往工作地點」，實施前間可改為108年5月至108年7月。

重新審視的階段，能讓園藝治療師檢視個案於園藝治療過程中狀態的改變，思考該目的/目標是否能最大化個案的效益，以及是否對個案有幫助。如果目的/目標不適用，應進行修改調整，讓個案擁有最合適的園藝治療方案。園藝治療師隨時都要記得，我們以服務對象為中心，如果服務對象的需求改變，我們也需適時地做出更改，才能讓服務對象最有效率地從園藝治療中得到效益。

結案

回顧園藝治療實施方案流程圖中，經過園藝治療師的重新審視之後，有可能因為個案的目的尚未達成，仍需持續執行原有目的/目標，或是個案對園藝治療的方案仍有意願繼續參加，那麼就會回到園藝治療實施的流程中「訂定治療目的與目標」，持續接受園藝治療的方案。那麼，何時園藝治療的方案會宣告結束？園藝治療方案的結束可能因為許多不同的原因，包含在照護機構的個案離院、季節性的計畫結束、個案進到一個新的計劃、完成目的（goal）、或是服務對象沒有意願繼續的時候，園藝治療方案就進入到最後一個結案的階段（Haller & Capra, 2017）。

　　當結束方案時，除了每次園藝治療課程後的「課程觀察紀錄」之外，有些機構在結案時，另外需要一份「離院摘要（或是結案摘要）紀錄的表單」，還是一樣取決於園藝治療師接案合作的單位是否有需求。離院摘要表是一份概述整個園藝治療過程、最終重新評估的紀錄、最新目的達成狀態。簡單來說，就是一份園藝治療結果的概要說明，要盡可能具全面性但簡單扼要的表格。

　　Haller & Capra（2017）提出離院表單具體上需要包含的內容資訊，以及下方的範例表格：

- 個案出席率
- 個案參與園藝治療課程的次數
- 重新評估個案的功能
- 最新的目的達成狀態
- 園藝治療介入後的結果（可以回去審閱每一次的「課程觀察紀錄」，總結觀察結果）
- 回顧使用過的合適工具（adaptive tools）／方法以及技巧
- 對未來執行新計畫上的建議

　　「離院摘要（或是結案摘要）紀錄的表單」可以清楚地向個案、家屬、機構人員、或下個新方案的相關人員，呈現我們園藝治療師在此園藝治療方案過程中提供給個案的治療服務、個案於本方案中的表現、以及課程後的總結紀錄，有助於往後個案在接受其他新方案時，不用從零開始，也有助於新方案相關人員能以此作為參考，更深入地了解個案參加方案時的狀況，有助於擬定個案的目的/目標，以及新方案的計畫內容。

　　當服務的個案結束了園藝治療的方案後，我們仍希望個案在未來能持續在不同的地方接受最好的治療服務，也希望我們曾經做過的、努力過的交給下一個方案的相關人員，讓每一次的努力，都不因為方案的結束而終止，而是建立在之前的努力成果之上，持續讓個案在未來有機會能夠擁有最好、最合適的治療服務。

離院摘要表

Deaconess 醫院園藝治療計劃

個案姓名：＿＿＿＿＿＿＿＿＿＿　　　醫療紀錄編號：＿＿＿＿＿＿＿＿＿＿

診斷：＿＿＿＿＿＿＿＿＿＿　　　　　轉診日期：＿＿＿＿＿＿＿＿＿＿

離院摘要：

離院日期：＿＿＿＿＿＿＿＿＿＿

個案在住院期間參與＿＿＿＿＿＿＿＿＿＿（參與頻率）表訂的園藝治療課程。
程度及參與品質：

園藝治療目標狀態：

	達成	達成最小程度	部分達成	尚未達成	意見
目的1：					
目的2：					
目的3：					
目的4：					

意見及建議：

園藝治療師簽名：＿＿＿＿＿＿＿＿＿＿　　　日期：＿＿＿＿＿＿＿＿＿＿

（取自Haller & Capra, 2017）

參考資料

Haller, R. L., & Capra, C. L. (2017). Horticultural therapy methods：Connecting people and plants in health care, human services, and therapeutic programs (2nd ed.). Boca Raton, FL：CRC Press.

Simson, S., & Straus, M. (1998). Horticulture as therapy：principles and practice：CRC Press.

園藝治療基本功

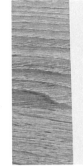
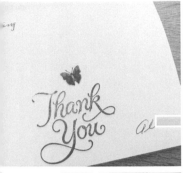

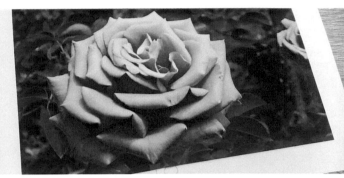

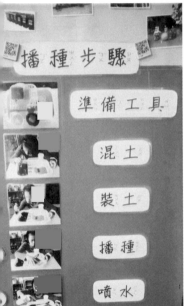

現場　園藝治療實作

Chapter 3

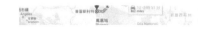

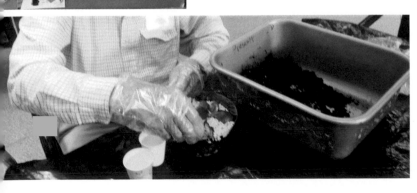

前言

　　養兵千日，用在一時。練功的目的，就是要讓自己在面對個案時，能做適宜的評估、了解個案的限制與希求、擬出正確的治療目標、設計適合的活動方案、面對個案有效的操作園藝治療活動、最後達成治療目標。這一系列的過程，都會因個案的疾病類型與個案本身的特殊性而有差異。

　　但在以效率掛帥的台灣教育中，我們很少細細去思考上面所講的每一個步驟，例如在本次的活動中，因為個案的那些特殊性所以治療目標要如何擬訂？方法或過程要如何調整才最為適切？等問題，我們通常只希望快速立刻獲得一個「正確」的答案，所以A類的病患就服用哪幾種藥方，B類的病患就服用哪幾種藥方---，以此類推。以效率而言，這樣或許很容易達成，也很方便。但園藝治療真的就只是這樣嗎？果真是如此，稍懂園藝的一般人即可依此做得很好，哪還需要什麼名為「園藝治療師」的人呢？

　　園藝治療師，應該不是一位只知道端A餐或B餐的小服務員而已。園藝治療師，應該是那位因為瞭解不同顧客的需要，所以以專業的知識和精熟的廚藝經驗，烹煮出色香味俱全又能促進不同顧客身心健康的一道道美好餐食的專業大廚！

　　因此，面對五位思覺失調症的個案，園藝治療師極有可能列出五種不同的主要治療目標或五種不同的方法。這或許很麻煩，但這常常是「人的實況」。在同一疾病類型的個案裡，一定會有某些共同或極為類似的問題，但也會有很多不一樣的狀況。園藝治療師在學科學習的過程裡，學的就是同一類疾病或族群的人的「共同或極為類似的狀況與問題」，然而臨床實務面對個案時，便是學習處理「個案差異化」的時候了。兩者等同重要，萬不可偏廢其一。

　　本章要說明的是常見的幾種族群或疾病類型使用園藝治療的方法，我們說明疾病的共同或極為類似的問題，也說明在這樣的情況下，可能會訂定的園藝治療目標或是使用的策略為何。但如上所言，因為個案之間存在差異性，因此所說的內容與所舉的例子並不能涵蓋所有個案的操作方法，讀者仍應視實際情況調整之，因為這是「專業」的園藝治療師需要思考與執行的事情。

　　在這一章中，我們將說明經常使用園藝治療作為輔助療法的十種族群對象之實務應用方法。內容資料綜合了作者們在美國上課的內容、實務經驗、Simson和Straus於1998年出版的〝Horticulture as Therapy：Principles and Practice〞、Haller和Capra於2017年出版的〝Horticultural Therapy Methods：Connecting People and Plants in Health Care, Human Services, and Therapeutic Programs（2nd Edition）〞及許多專業醫療書籍或資料，希望能讓讀者在實務操作園藝治療活動時，更具專業的知識與技能。

精神疾病之園藝治療

　　精神疾病包含憂鬱症、雙相情緒障礙症（即躁鬱症）、焦慮症、強迫症、創傷後壓力症、思覺失調症（即精神分裂症）、物質使用障礙症、飲食障礙症等。在這裡，我們介紹較常見到的憂鬱症、躁鬱症、創傷後壓力症及思覺失調症。

憂鬱症之園藝治療

憂鬱症的治療以藥物為主，口語諮商為輔，例如人際心理治療、發現並挑戰自己過度負向思考的認知治療、鼓勵個案參與一些愉快的活動以加強自我及生活正向思考之行為活化治療、辨識出「自我並不等同於我的想法」的內觀為本認知治療（mindfulness-based cognitive therapy）等都有不錯的治療效果。近年來，園藝、動物、藝術、音樂等輔助治療也廣泛地應用於憂鬱症的治療中，許多研究已指出，這些輔助性療法能協助某些個案產生愉悅感、增加個人價值感等。

「看見個案的優勢能力與興趣」及「轉移注意力」是園藝治療師對憂鬱症患者進行園藝治療時的重要考量。大自然的世界豐富而多樣化，是人類的母親，也是最好的醫生與老師，因此園藝治療師必須善用大自然的獨特性與資源，來彌補主流醫療的不足，一起協助患者康復或至少與疾病平和共處。

認識憂鬱症

美國疾病管制與預防中心在2014年公布，每10位美國人就有一位有憂鬱症的症狀。而台灣衛生福利部的統計資料也顯示，在台灣大約有200萬人有憂鬱症狀，其中125萬人屬於中重度憂鬱症，可見現今社會已然是一個「憂心忡忡的世界」。依據美國心理學會（American Psychiatric Association, APA）出版的心智疾病診斷與統計手冊（Diagnostic and Statistical Manual of Mental Disorders, DSM–5）診斷準則，憂鬱症至少會有以下症狀中的五個，並且症狀幾乎每天出現，或大多數的時候出現，至少兩週以上（張本聖等，2017）：

生理症狀

- 睡眠太多或是太少，很難入睡
- 體重及食慾顯著增加或顯著減少
- 感覺疲累、四肢無力、沒有精力

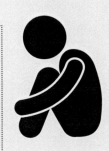

心理症狀

- 憂鬱心情
- 興趣或愉悅感顯著地降低，常見快樂不能（anhedonia）的症狀
- 心理動作性激躁（psychomotor agitation）或遲緩（psychomotor retardation）
- 沒有動力
- 覺得自己沒有價值或有罪惡感，只看見自己不好的地方
- 集中注意力變得困難，思考或做決定的能力減低
- 嚴重時常常出現死亡想法，至少兩週以上

社會症狀

- 與他人疏離，出現社會退縮

　　憂鬱症可能與遺傳、神經傳導物質如正腎上腺素、多巴胺與血清素的含量太低有關。社會因素如壓力事件、缺乏社會支持、家人對個案的批判、仇視、或過度干涉的高情緒表露，也都可能是造成憂鬱症的原因。心理因素方面，則可能因神經質（neuroticism），或是過度注意負向訊息、或傾向以某種負向方式處理訊息、認知偏差、重複沉浸於悲哀的經驗，或是一再後悔所行等認知模式，也容易引發憂鬱症。

躁鬱症之園藝治療

　　躁鬱症的治療同樣的也是以藥物治療為主，口語諮商為輔，例如建立溝通技巧與減輕症狀的認知治療、家族聚焦治療與人際關係治療等，都是重要的治療方法。躁症時期與鬱症時期的治療目標不同，躁症時期由於容易分心、思緒紛亂，此時園藝治療可以利用稍具創造力的活動或是高活動量的身體活動，以協助部分個案專注於任務之中，依此達到輔助治療的效果，但這同時也必須注意個案可能會有過度活躍而忽視體能限制的情形。

認識雙相情緒障礙症（躁鬱症）

　　在台灣，雙相情緒障礙症（躁鬱症）的患者大約有將近7萬人（盛行率約千分之三）。雙向情緒障礙症又可分為只有出現躁症而沒有鬱症的第一型雙相情緒障礙症、至少一次重鬱症發作與一次躁症發作的第二型雙相情緒障礙症、以及長期（成人為兩年以上）的輕躁症與輕鬱症交替出現的慢性循環型情緒障礙症，但第一型案例很少，主要是第二型和循環型為主。根據DSM-5的診斷準則，鬱症與躁症症狀如下所述（張本聖等，2017）：

躁症心理症狀

- 幾乎每天大多數時間都有明確升高或易怒的情緒
- 異常及持續精力增加或目標導向活動增加
- 自尊膨脹，相信自己有特殊的天賦、力量或能力
- 跳躍性思考；思緒奔馳；思緒飛躍
- 容易分心、注意力分散
- 不尋常地多話；快速轉換話題、難被打斷
- 心理動作性激躁（psychomotor agitation）
- 冒險輕率，過度投入可能造成不好但使自己快樂的活動，如亂花錢、縱慾或瘋狂駕駛

躁症生理症狀

- 睡眠需求減少
- 精力充沛
- 不易感覺疲累

躁症社會症狀

- 好交際，甚至可能會到干擾別人的程度

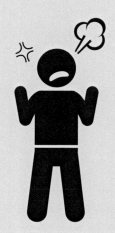

鬱症心理症狀

- 憂鬱心情
- 興趣或愉悅感顯著地降低，常見快樂不能（anhedonia）的症狀
- 心理動作性激躁（psychomotor agitation）或遲緩（psychomotor retardation）
- 沒有動力
- 覺得自己沒有價值或有罪惡感，只看見自己不好的地方
- 集中注意力變得困難，思考或做決定的能力減低
- 嚴重時常常出現死亡想法，至少兩週以上

鬱症生理症狀

- 睡眠太多或太少，很難入睡
- 體重及食慾顯著增加或顯著減少
- 感覺疲累、四肢無力、沒有精力

鬱症社會症狀

- 與他人疏離，出現社會退縮

　　一般而言，躁鬱症的第一次發作時間常見於青少年至成年初期（15至25歲左右），其遺傳性頗高。憂鬱與正腎上腺素和多巴胺的含量太低有關，躁症則與正腎上腺素和多巴胺的含量太高有關，而不論憂鬱還是躁症，都與血清素的含量太低有關。躁鬱症的鬱症發作誘發因素與憂鬱症的誘發因素似乎是一樣的，負向生活事件、神經質、對負向事件的易感性、負向認知型態、家人的高情緒表露、以及缺乏社會支持等，都是使躁鬱症的鬱症發作之可能因素。而導致躁症發作的因素，截至目前為止知道的有因為生活事件導致睡眠混亂，或是成功的生活事件觸發自信認知的改變，而這種改變進而蛻變成為過度追求目標的躁症症狀，也就是個案的酬償敏感度過高導致躁症的出現（張本聖等，2017）。

思覺失調症之園藝治療

　　思覺失調症的治療以藥物為主（持續用藥是控制病情與獲得穩定生活的關鍵），心理治療為輔。心理治療較常使用的介入方法為社交技巧的訓練、家族治療（教育教庭成員有關思覺失調的知識、辨識即將復發的信號、用藥的知識、協助家人避免指責個案、改善溝通技巧、拓展社交網絡、正向希望等）、認知行為治療（如將妄想症狀賦予非精神性的意義、挑戰個案的信念結構、壓力管理訓練等）與認知修復與提升治療（注意力、記憶力、問題解決能力、社會認知技巧等）。思覺失調症也注重職能治療，如餐館點餐、如何看公車時刻表、金錢管理與職業訓練等。

　　園藝輔助療法對於思覺失調症的介入，首重園藝治療師的心態。心態對了，自然會有尊重與信任感，治療效果就會自然而然地顯現。對於一個思覺失調症的病患，治療師應該以「罹病的人」視之，而非以「神經病或瘋子」視之。再者，同理心是重要的。因為有同理心，故而能有耐心，並且讓思覺失調症患者以某種方式或空間存在於團體之中，如此才有可能接近我們希望達到協助患者的治療目標。其三，是看見「疾病之外的個人」，也就是看見個案的興趣與潛力。藉由暫時將疾病擺在一旁，利用適當的媒材讓患者投注於他（她）的興趣、發揮他（她）的潛力，在很多時候的當下，個案的許多症狀與問題，會出乎意料之外的獲得自然有效的改善。

認識思覺失調症

　　在台灣，思覺失調症的患者也大概有7萬人左右（盛行率約千分之三）。思覺失調症的主要症狀可分為正性症狀、負性症狀及解構的症狀三類（張本聖等，2017)。

正性症狀

- 妄想(例如被害妄想、認為思考想法被廣播出去、自己的感覺或行為被外力控制、對自身重要性、權力、知識或身分的誇大妄想、覺得街上不認識的人在談論他或監視他等)
- 聽幻覺、視幻覺

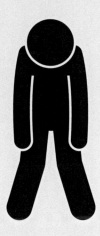

負性症狀

- 無動機（工作、上學、嗜好、整理家務或社交活動等）
- 貧語症（話量少）
- 對可能會帶來快樂的事情無法感受期待快樂
- 鈍化的情感（可能表情茫然、雙眼呆滯無神、較呆板無調的聲音）
- 無社會性（朋友極少、不良的社交技巧、沒興趣與他人相處等）
- 注意力、記憶力及問題解決能力不佳

解構症狀

- 解構的語言（思考脫軌與談話主題跳痛不連接、思想連結鬆散、無法進行問題解決、計畫、以及在思考和感覺之間做連結）
- 解構的動作行為（行為激躁怪異、奇裝異服、某一肢體動作維持很久的僵直症）

　　思覺失調症的負性症狀比正性症狀的遺傳力更強，但話雖如此，國外的研究中，即使父母雙親都患有思覺失調症，其子女罹病率也仍小於1/3（約27.3%）。目前已知人類某些基因與思覺失調症的認知缺損、神經傳導系統異常有關。而大腦結構如腦室擴大、前額葉皮質功能異常、顳葉皮質及其周圍大腦區域的功能異常等，也都是思覺失調症出現的表徵。母親懷孕或出生時腦部受到損傷、青春期使用大麻都使思覺失調症的罹病風險增高。另外，思覺失調症的個案似乎對於壓力的易感性較常人高，且容易受到傷害。混亂的家庭環境、家人溝通不良容易起衝突、批評性的言論、敵意與情緒過度涉入等，是容易導致罹患思覺失調症的家庭因素（張本聖等，2017）。

創傷後壓力症之園藝治療

　　創傷後壓力症的藥物治療主要是用抗憂鬱劑，而心理治療則主要使用暴露療法，多數利用想像或虛擬實境的方式來協助個案面對創傷事件，進而掌控自己的情緒反應並消除焦慮。

　　對於利用園藝治療來協助創傷後壓力症個案復原的大規模行動，可追溯到二次世界大戰後，美國政府利用園藝活動來協助從戰場退役下來的軍人逐漸從殺戮戰場惡夢中康復的歷史。其他如地震、性侵事件、家庭突遭變故等，對某些人來說都可能是創傷事件。平和放鬆的環境或活動，對這類的個案是重要的，讓個案慢慢學習放鬆，是協助創傷壓力症個案復原的開始。已經有非常多的研究證實大自然擁有讓人們放鬆的力量，因此園藝治療師可善用自然的環境，或利用大自然五官五感的體驗活動、自然舒緩的正念的活動、種植的活動、或甚至於讓個案聚焦於如何健康的吃和吃得營養的活動等來協助創傷壓力症個案復原及自我照顧，都有很好的效果。

　　有焦慮症病史的人，較一般人容易出現創傷後壓力症。童年期的創傷經驗、個人認知容易傾向於選擇性地處理威脅線索的神經質、負向情感等，都是容易造成創傷後壓力症的原因。而神經生物學的研究顯示，掌管情緒記憶的海馬迴體積若較小，似乎較容易出現創傷後壓力症候群。而能將恐怖事件意義化的高智商、以及堅實的社會支持網絡，則是有助於人們減少出現創傷後壓力症的保護因素（張本聖等，2017）。

認識創傷後壓力症

　　當人曾經暴露在真實或威脅性的死亡、嚴重受傷、或真實或威脅性的性暴力中，而這過程可能是個人直接經驗這樣的事件、或是目擊這樣的事件、或是知悉親近他人暴力或意外死亡或死亡的威脅、或重複經驗或是極端的暴露在事件的厭惡細節之中（例如救難人員），就有可能出現創傷後壓力症候群（張本聖等，2017）。創傷後可能出現的壓力症候群大致可分成四個類別：

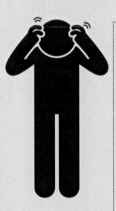

闖入性症狀

- 一再發生、非自主且闖入性的創傷事件的痛苦回憶
- 一再發生與創傷事件有關的痛苦夢境
- 出現瞬間重歷其境的解離反應，並且感受當時的創傷痛苦一再發生
- 明顯地回應創傷提醒物，或是長期苦惱或造成生理反應

情緒與認知的負向轉變

- 無法記得創傷事件的重要部分
- 對於自我、他人或世界持續且誇大的負面預期
- 為創傷事件持續過度指責自己或他人
- 深層且廣泛的負向情緒
- 顯著地降低重要活動的參與或興趣
- 疏離的感受或與他人疏遠
- 無法經驗正向情緒

迴避性症狀

- 迴避創傷事件的內在提醒物
- 迴避創傷事件的外在提醒物

警覺度或反應升高

- 易怒或攻擊行為
- 魯莽或不計後果自我傷害的行為
- 過度警覺、誇張的驚嚇反應
- 難以入睡或難以維持睡眠
- 精神不易集中

治療焦點與園藝治療策略

一般而言，憂鬱症、躁鬱症、思覺失調症與創傷後壓力症患者的園藝治療目的可以聚焦於以下幾個面向，其對應的園藝治療策略說明如下：

疾病類別	治療焦點	園藝治療策略
憂鬱症與雙相情緒障礙症（躁鬱症）	低動機和低活力，對一般活動缺乏愉悅感，因無法快樂(anhedonia)而對於要開始一個任務感到困難	• 允許個案一開始先在旁邊觀察園藝活動。 • 提供有趣的、色彩繽紛的、或是有香氣的植物來進行活動。 • 鼓勵參與活動踏出的一小步。
	低自信、自我貶抑和有限的自我效能	• 透過展示確保成功的植物活動來提供積極的鼓勵。 • 選擇耐受性較廣的植物，並且可以在家照顧也可以當作禮物送給他人。
	壓力承受能力較低	• 選擇生命力較強、極容易照顧的植物材料。 • 適合容易操作且稍具創作性的活動，以利專注與獲得樂趣。
	容易忽視衛生和打扮，食慾和睡眠不佳	• 提供能反映健康照護習慣的植物照顧活動，例如除塵或洗葉、去除壞死的部分、澆水、施肥和移植。
	社會隔離	• 陪伴參與園藝治療活動。 • 降低參與園藝治療活動的壓力。

	過度活躍、無法休息	●提供身體活動量較大的園藝活動，例如鬆土、中耕等。 ●利用明確量體的活動(例如鬆土五十公分深並完成兩畦)以便有明確的開始與結束的感受。
	安全議題：自殺意念、衝動、自我傷害	●注意事項：在活動前、後清點和監督工具及設備的使用、使用無毒植物、不要使用尖銳的物品、使用纖維花盆而非塑膠或陶土盆。
思覺失調症	妄想、思維障礙、鬆散的聯想、不合邏輯的思維	●開放性溝通並且努力與個人建立連結。 ●避免糾正、評價、挑戰或面質個案的妄想症狀。如果妄想思維導致中斷，須冷靜地將個案重新定向回到主題或活動。如果個案害怕，請向個案保證他(她)在當下的安全。 ●周圍使用許多綠色植物，並且確定這些材料在活動空間都被放置管理井然有序而不混亂。
	偏執	●尊重個案的個人空間。除非個案開始或答應，否則不要接觸(如握手、擁抱等)。 ●可設定花園座位或個人活動"站"，使其有包圍感，但允許被監視。

身體無法休息不安感	• 如果可能的話，允許個案走進和走出團體。 • 引導整個團隊進行基於園藝的短暫運動休息，例如將植物移入或移出溫室。 • 可使用在花園裡正念行走的活動。
認知缺陷和無法組織	• 簡化說明：一次一步驟。 使用多種教學模式，包括口頭說明和具體演示、 尋求反饋以檢查個案的理解程度、限制活動期間的選擇數量、具體的引導方向和討論。
對輕視和批評的極度敏感和對壓力的脆弱性	• 使用中立、積極正向和接受性的言語、面部表情和肢體語言。 • 用植物來說明反應或是溫和的導向。
對感覺刺激過度警覺，無法過濾分心的事務	• 降低環境的感官刺激、消除混亂。 • 提供一個設計簡單清楚的"綠色"空間。
衝動和不好的社交技巧、壟斷獨佔談話、打斷/饒舌他人	• 重新定向手邊的園藝活動。 • 將植物或其他花園物體傳遞給每個人，以代表輪到他或她說話。
努力避免可能使驚恐發作的情況	• 識別出能為個人提供舒緩的園藝任務或空間，以提供出口來調節感受以應對恐慌或焦慮。 • 提供選擇性和使用詢問的語氣，如「如果你準備好了，……」或是「如果你想要……」。

創傷後壓力症

身體無法休息不安感和精神運動性激躁(psychomotor agitation)、恐慌引起的身體不適(如快而淺的呼吸、肌肉緊繃和心率加快)	● 利用協助個案放鬆的環境與活動。 ● 允許頻繁短暫的休息以便在花園裡伸展或走動,讓身體有個出口。 ● 鼓勵平靜和撫慰性有韻律的動作,如在花園區耙土或掃地。
高度警覺。其可能的觸發原因為:意外或不舒服的觸摸、大聲的噪音或突然的動作	● 不論何時,盡可能不引起觸發。 ● 利用庭園水聲來降低外面噪音的干擾。 ● 在碰觸個案前先獲得其允許。 ● 避免突然的移動和從背後接近個案。 ● 讓個案識別可以使用的花園任務或空間,如果他(她)突然意外被觸發。
創傷事件的重複回憶	● 使用有趣的五官五感體驗活動,使其容易定向於當下。 ● 發覺個案的天賦與興趣,對應設計正向的活動,使其容易轉移念頭、專注於任務上。
安全議題:自殺意念和自我傷害行為(例如自殘或吞嚥材料)	● 注意事項:監督所有的工具和用品－活動前與後皆進行清點。使用無毒的植物。不要使用尖銳的物品。小心監控個案使用可以被吞嚥的小東西。若問題行為較嚴重者(尤其容易傷害自己或他人者),應有專人單獨陪伴參與團體。

（改編自Haller & Capra, 2017）

精神疾病患者的園藝治療議題

對於精神疾病患者的園藝治療協助方向，大致可以區分為休閒娛樂的、教育的/職業訓練的、治療的三大取向（Simson & Straus, 1998）。

休閒娛樂的取向——精神疾病患者的園藝治療活動應該是多樣化和具有放鬆效果。由於他們多數對於壓力的承受能力較低，因此任務困難度的選擇，必須謹慎。當個案在進行園藝治療活動時（例如種植植物），他們容易專注於任務中，而非他們自己的問題上。許多精神疾病患者並沒有休閒娛樂的寄託，因此當他們回到家中後，能繼續利用植物的陪伴以作為休閒的一種方式，是一種花費不高又容易親近的嗜好（Simson & Straus, 1998）。

教育的/職業訓練的取向——藉由園藝治療活動或園藝經驗，可以獲得園藝知識與發展的技能。這些知識有助於精神疾病患者最終在園藝領域工作的可能性（Simson & Straus, 1998）。

治療的取向——這是園藝治療對精神疾病患者最重要的取向，也是為何園藝治療師有別於志工或園丁之處。治療取向的結果，未必是一盆非常漂亮的植栽或是修剪得很好的花園，而是要聚焦於活動如何幫助病患。如果一位病患藉由繁殖或種植植物而獲得完成感，或是能夠持續照顧植物、維持植物的生命，那麼他（她）可能對自己生命具有一部份小小的控制感。植物是生命的象徵符號。個案的健康是主要目標，而我們可以運用植物當作一種工具與譬喻來達到那樣的目標（Simson & Straus, 1998）。同時，治療也可能是發揮創意的過程與成果，當園藝治療活動設計得當時，個案的潛能會被發揮出來，而其過程自然能引發其專注力提升、心理憂鬱、焦慮或壓力在當下獲得改善，並同時促進自信與自尊。

精神疾病患者的園藝治療目的與目標

　　精神疾病患者雖然可以依據主要症狀進行診斷分類，但實際上卻經常有共病的現象。比如一位創傷後壓力症的患者，可能同時也出現憂鬱或焦慮的症狀等。因此當我們面對一位被醫師診斷出是某一類的精神疾病患者時（例如創傷後壓力症），應該用更寬廣的角度來面對他（她），以協助其達到治療或休閒的目標。也由於這樣的特性，在此作者們參考美國園藝治療課程內容、園藝治療專業書籍內容、心理學領域的學習內容、加上自己的實務操作經驗，針對精神疾患可能出現的問題與治療的可能性，綜合列出可行的園藝治療目的（goals）如下：

取 向	類 別	目 的
治療取向	身體的	• 促進身體的活動
	身體的	• 促進離開室內至戶外活動
	身體的	• 促進感官的刺激
	身體的	• 促進食慾
	身體的	• 促進睡眠品質
	身體的/認知的	• 促進了解自我照顧的重要性
	身體的/認知的	• 獲得與園藝有關的營養學知識
	身體的/心理的	• 促進身體及心理的放鬆
	心理的/認知的	• 增加自我價值感/提升自尊/自我肯定/自我回饋的價值感
	認知的	• 發展責任感
	認知的	• 促進自我表達
	心理的/認知的	• 促進展現創意

	心理的	● 降低憂鬱
	心理的	● 降低焦慮
	心理的/認知的	● 增進專注的時間
	心理的/認知的	● 增進專注的程度
	心理的/認知的	● 促進看見自己的能力
	心理的/認知的	● 獲得成功的經驗
	社會的	● 增加團體參與
	社會的	● 增加與他人的互動
	社會的	● 促進適當的社會互動方式
休閒娛樂取向	休閒的	● 協助休閒探索
	休閒的	● 促進休閒的興趣
	休閒的	● 促進休閒活動的參與感
	休閒的	● 促進休閒主動參與
	休閒的	● 增進休閒知識
	休閒的	● 發展休閒技巧
職業訓練取向	職業訓練的	●增進職業技能

　　了解精神疾病患者可能需要協助的目的（goals）後，就必須依據實際個案的情況而定出具體、可衡量效果的目標（objectives）。目標必須是具體的、可以測量的，這必須依照個案的實際情況來擬定。下面列出幾則患有精神疾病個案可能出現的情況、欲協助個案達到的目的與目標的擬定範例，提供讀者參考：

例 1 ▶ 個案不參與任何方案或活動，多數的時間都在自己的房內度過。

目 的 ▶ 增進社會互動。

目 標 ▶ 個案將願意隨治療師來到園藝治療活動場域並且停留30分鐘。

例 2 ▶ 個案極少主動與人互動。

目 的 ▶ 增進社會互動的技巧。

目 標 ▶ 個案能夠將自己在治療團體中完成的一份園藝作品（如插花）送給一位機構工作人員。

例 3 ▶ 忽視對自我照顧的病患。

目 的 ▶ 增進自我照顧能力。

目 標 ▶ 個案能夠將自己在治療團體中完成的一份園藝作品（如插花）送給自己，並寫下一句照顧自己的話語送給自己。

例 4 ▶ 步伐躁動不安的病患。

目 的 ▶ 降低精神運動性激躁（psychomotor agitation）。

目 標 ▶ 個案可以參加並完成在戶外自然環境進行的正念行走活動30分鐘。

例 4 ▶ 個案不知道回家後哪裡可以獲得園藝的相關資材。

目 的 ▶ 增進休閒知識。

目 標 ▶ 個案能在活動結束後能說出三種園藝休閒資源。

　　對園藝治療的實務操作有興趣及有意以園藝治療為職業的讀者，應多多練習依個案實際的問題來擬定治療的目的與目標，切勿只一味抄用，因為唯有自己不斷練習，才能熟稔於心，當遇到各種不同的個案或狀況時，也才能游刃有餘、從容以對。有時候在醫療院所的團隊中，個案的治療目的會由專業團隊中的醫師、職能治療師、心理師偕同社工師來擬定，此時園藝治療師則依既定的總目的來訂定園藝治療的目標並執行操作，以便從園藝治療的專業角度，一起協助個案達到最終的治療目的。

符合治療目標的園藝活動調整方式

　　對精神疾病患者進行園藝治療的活動操作時，必須注意以下幾點（Simson & Straus, 1998）：

1.事先了解是否有甚麼事情或情況可能會啟動特殊個案的特殊問題。

2.素燒盆、陶瓷及玻璃容器在使用時須考慮到可能會被打破拿來做為傷人或傷己的武器。

3.繩子、塑膠軟管、各式線材在使用時必須注意以及被監督，以防止傷害自己或他人。

4.尖銳的工具如剪刀、鑷子、美工刀、水果刀、菜刀、園藝修枝剪等在平時務必上鎖，活動拿出來使用時也必須是在監督下使用。

5.避免使用強力膠等會致使中樞神經興奮的黏著劑。

6.避免使用有毒植物。

7.避免使用容易引起過敏的植物。

8.小心考量是否使用有刺的植物，以避免作為自殘的工具。

9.石塊的使用也必須特別注意，以防作為武器。

10.注意環境中的塑膠袋，可能會成為使人窒息的工具。

另外，園藝治療師也必須時時注意個案是否有情感轉移或自己情感反轉移的現象發生，以避免個案受到二次傷害。

還在住院期的病患，必須要有醫師的同意並且治療團隊的所有專業人員（如心理師、職能治療師、社工等）都同意個案適合參加園藝治療團體時，才能讓個案參加。住院型園藝治療方案之所有上述物品，都必須在嚴密的監控下使用，否則寧可不用。平時，則應該全部上鎖。非住院型園藝治療方案（如社區復健中心等）的安全議題，雖然不像住院型的戒備等級那麼高，但治療師注意安全與警誡小心的心態仍是使園藝治療活動能順利執行的必備條件之一。

由於許多精神疾病患者的思考模式或出現的念頭經常是負向的，因此生長快速、耐受性相對高的植物，例如黃金葛（室內）、彩葉草（室外）的繁殖、或是事先預措好的種子發芽等活動，非常適合精神疾病患者，因為這類活動容易提供他們感受強健而無威脅的"生命力"。若能視情況配合進行扦插、澆水、施肥、光線等照顧生命的寓意說明，則可以讓個案以另一種方式了解自我照顧的重要性，或是大自然所有生命的共同性，消除部分隔離感，產生融入大宇宙生命平等性的感受，這些都會對個案都有正向的影響。

另外，治療師若能藉由觀察，發現個案的天賦或興趣，然後選擇適合對應的園藝治療活動來啟發、誘導個案，將會有極大的正面效果—包括提升個案的成就感、自信心/自尊感、降低憂鬱或焦慮等。但切記在此之後，園藝治療師應該要能對個案進行相關休閒資源的介紹與說明，以利未來個案有能力持續進行相關的活動，使其一生獲益。

園藝治療評估方式

　　在此介紹Simson和Straus（1998）提出評估精神疾患個案的園藝治療團體有效性的兩個簡短問卷。

團體有效性評估問卷——個案

治療師：＿＿＿＿＿＿＿＿＿＿＿＿＿

團體名稱：＿＿＿＿＿＿＿＿＿＿＿

日期：＿＿＿＿＿＿＿＿＿＿＿＿＿

	完全沒有	有一點點	普通多	很多或很常	總是如此
請問你在團體中有跟其他成員交談說話嗎？	1	2	3	4	5
請問你有跟園藝治療師交談說話嗎？	1	2	3	4	5
請問你是否有因為在這個小團體中完成的活動而談話？	1	2	3	4	5
請問你信任團體的其他成員嗎？	1	2	3	4	5
請問你信任園藝治療師嗎？	1	2	3	4	5
請問你有討論你碰到的問題嗎？	1	2	3	4	5
請問你有討論如何解決你碰到的問題嗎？	1	2	3	4	5
請問你有討論你的感覺嗎？	1	2	3	4	5
請問這個團體活動是否有助於你談到你的問題或感受嗎？	1	2	3	4	5
請問團體的其他成員有協助你討論到你的問題或感受嗎？	1	2	3	4	5
請問這個活動是否能引起你的興趣？	1	2	3	4	5

團體有效性評估問卷——園藝治療師

	沒有觀察到	少許	中等	高或多
個案和治療師有口語互動嗎？	1	2	3	4
個案和團其他成員有口語互動嗎？	1	2	3	4
個案是否透過這種結構化的方式與他人有口語互動嗎？	1	2	3	4
個案是否有展現對其他人的信任？	1	2	3	4
個案有被看守監督嗎？	1	2	3	4
個案是否有表現出精神症狀的思維？	1	2	3	4
個案是否有表現出固著的思維？	1	2	3	4
個案是否有表現出適當（或正向）影響的增進效果？	1	2	3	4
個案有討論關於如何解決問題嗎？	1	2	3	4
個案有論及自己的感受嗎？	1	2	3	4
個案有論及有關自己對這個活動方式的感受嗎？	1	2	3	4
個案是否有將模式經驗與生活經歷聯繫起來？	1	2	3	4

　　有時候園藝治療效益的評估，也可能利用現有的量表，例如憂鬱或焦慮量表等，但這類專業量表建議是一段較長時間（如三個月或半年等）的介入前後測量為宜。有時常態性的園藝治療活動之紀錄，可以只評估少數的幾個重點項目（例如社交互動、專注程度、情緒反應等），再加上開放式的紀錄特殊情形即可。

個案故事

這是利用園藝治療來讓一位患有思覺失調症的個案增進自我能力（或稱賦能，empowerment）的真實故事。

個案Y先生34歲，單身男性，教育程度為大專，個性非常內向不主動，言語表達很少。從小，個案對母親的依附感很深很強，所以母親去世的事件對他來說，是一個導致思覺失調症病發的導火線。

在我遇見Y先生之時，他已經從急性病發住院治療完畢回到家中差不多有一年之久。Y先生沒有飲酒及藥物濫用的情況，週一至週五白天參與社區復健中心的活動，晚上則可能看看電視、偶爾上網，每週固定被父親拉出門爬山一次。曾經經由社工協助去做過零件加工的工作，但為時極短。Y先生家住市區的大樓中，雖然父親在陽台種有三、四盆植物，但Y先生從未親自去照顧或種植過。

我是先去社區復健中心找Y先生的。在復健中心，一方面可以了解Y先生在團體活動中各項功能的執行程度，同時也可以從社工或職能治療師等專業人員那裏得到一些有關Y先生的訊息，以便進行評估並選擇適合的園藝治療執行方式。

在綜合各項的考量之後，我認為Y先生年紀尚輕，病情控制也穩定，對於未來仍有很大的機會可以過得更好，但他的自信不足。因此我決定給Y先生較大的自主空間，讓他在不知不覺中試著發揮自己的能力，來完成一個陽台角落花園的建置，以獲得成功的經驗。

首先，我先去Y先生家中拜訪，並與Y先生和他的父親一起討論建置一個陽台花園角落的可行性和可能地點的選擇。雖說是「討論」，其實過程中Y先生沒有說過半句話，不過最後他總算是用點頭同意了和我一起執行這項任務。

第二次去Y先生家，我抱了幾本裡面有許多真實陽台布置建置實例的書去給他看。我請他慢慢翻閱欣賞，如果有看到喜歡的陽台布置方式或物件時，就記得利用標籤紙做個記號。就這樣我們看了一個多小時，我試著詢問他對書本上的案例之想法，他依舊話很少，點頭或搖頭居多，偶爾回答我一兩句。最後我把書本和標籤紙留在Y先生家，請他在下星期見面之前，試試看能不能把心中想要的陽台模樣畫出來。

其實我並不抱任何希望。我想，如果他能明確指出幾個他喜歡的陽台的樣子，就已經很不錯了。事實證明我太低估Y先生的能力了！出乎意料之外，在我第三次去Y先生家時，他真的拿出一張自己畫的簡圖出來給我看。

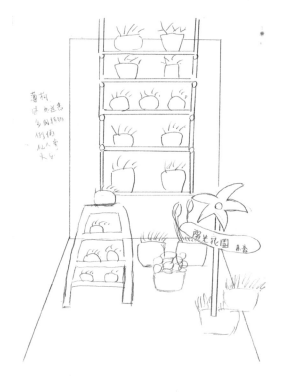

Y先生自行設計繪製之陽台角落花園草圖

對於繪圖笨拙的我，出自內心誠懇地大大稱讚了他一番。看得出來，他也因此非常高興。有了具體的構想，接下來就是想辦法實際「施作出來」了。

在下一次見面時，我開車載Y先生去花市逛逛，一方面讓他跟人群接觸，一方面也看看花市中各式各樣的植物。過程中，我讓他自己做決定買了一個三層的小花架。送他回家後，我請他試著能否把設計草圖中的鞦韆花架應該如何做的概念畫出來，因為那個物件是不可能在花市中買到現成的。

第五次見面，我又再次看見了他的能力。面對這個簡單清楚的施工設計圖，我不得不再度佩服讚賞他一番。

為了把他設計的鞦韆花架製作做出來，我於是載著Y先生帶著設計圖來到特力屋。選了木材，再讓特力屋的工作人員幫忙裁切成我們要的大小後，接下來便是鑽洞。就在此時，Y先生告訴我他不敢拿電鑽，我心裡盤算著，要堅持讓他試試還是別太勉強他？鼓勵了他兩、三次都無效時，我只好自己動手協助。就這樣，總算把鞦韆花架的材料零件都備齊了。載Y先生回家的路上，我鼓勵他在我下星期拜訪他之前，自己動手組裝看看。

再次踏進Y先生家門時，我已經看到一個組裝好的鞦韆花架呈現在我面前，而且陽台花園的角落，在我還來不及開口的情況下，Y先生也已經主動清理乾淨了。這樣的主動性，讓我看見他大大跨出的那一步，於是趕快給予正向的鼓勵增強，同時看來他已

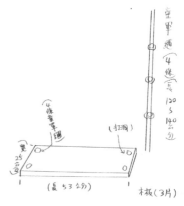

個案自行設計製作的鞦韆花架草圖

經準備好這一次要把基本設備就定位了。但問題來了，鞦韆花架要從陽台天花板垂下來，我們找來梯子，但苦於沒有鑽水泥的工具，因此想盡各種辦法仍無法把鞦韆花架的繩子固定在陽台的水泥天花板上。就在我非常苦惱之際，Y先生說話了：「固定在這裡。」他指著陽台女兒牆的上方水平面說著，而且進房拿了些工具出來，很快地就把鞦韆花架固定完成。我實在太開心了，也鬆了一大口氣！因為在我心裡，有著希望這個陽台花園小角落不能失敗、真的能順利完成的衷心期盼。

接下來的一兩周，我再次帶Y先生去到花市，讓他自己挑選想要種在陽台庭園小角落的植物，但過程中，我會依專業告訴他哪種植物適合、哪種植物不適合種在那裡及其原因。同時，我們也開始播種和扦插繁殖植物等。最後，這個陽台小庭園終於完成了，Y先生給它取了個名字--「陽光花園」，因為「植物喜歡接近陽光，讓植物有光能生存下來的環境」他說。

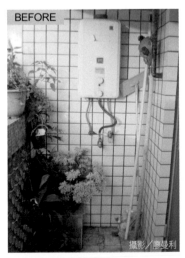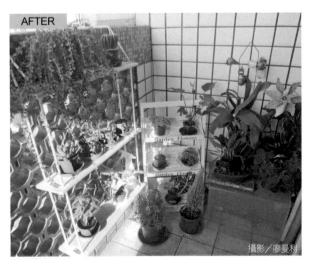

Y先生打造的「陽光花園」小角落的之前(左)與之後(右)

　　我在最後一次見面的時候，與他一起回憶了這整個過程，好協助他整理並強化成功的經驗。或許別人看來，這個「陽光花園」實在再簡單不過，也沒甚麼特別之處。但在我看來，這個小角落卻是無比的美麗，如同冬天灑落的陽光，散發著溫暖動人的氣息—因為這個過程從無到有、從設計到完成，多數都是Y先生自己完成的，尤其是克服解決了困難的鞦韆花架固定問題。而我這個園藝治療師，只是一個陪伴者、鼓勵者、諮詢者，同時在他有一點點小成功或小改變時，趕快指出來讓他看見自己原來早已擁有這麼多能力而已---。

99

我深深、深深的祈禱，希望Y先生以及和Y先生一樣罹患思覺失調症的人們，都能與這個疾病和平穩定地共處，同時在這疾病之外，在與大自然一起玩耍互動的同時，還能有機會看見自己的好與原來已經擁有的能力，並且在生活中能有機會善用發揮之，以獲得更好的生活。

99

參考文獻

張本聖、徐儷瑜、黃君瑜、古黃守廉、曾幼涵編譯(2017)。變態心理學 (修訂版二版) (原作者：AM Kring, GC Davison, JM Neale, & SL Johnson)。臺北市：雙葉書廊。

Haller, R. L., & Capra, C. L. (2017). Horticultural therapy methods：connecting people and plants in health care, human services, and therapeutic programs (2nd ed.). Boca Raton, FL：CRC Press.

Simson, S., & Straus, M. (1998). Horticulture as therapy：principles and practice：CRC Press.

高齡者與高齡失智症患者之園藝治療

　　人口老化已是全球面臨之趨勢，根據世界衛生組織定義，65歲以上老年人口占總人口比率達到7%時稱為「高齡化社會」，達到14%是「高齡社會」，若達20%則稱為「超高齡社會」。內政部指出，台灣65歲以上老年人口占總人口比率已達到14.05%，跨過14%的門檻，進入「高齡社會」，也就是說，七個人中就有一個是老人。推估再過數年後，老年人口比例將達到20%的「超高齡社會」。

　　在老化過程中於生理、心理及社會等方面皆會受到影響（Dustam, Emmerson & Shearer, 1994；馮瓊儀等人，2010）。老年人可能具有身體衰弱、失去功能、感覺和神經系統缺損、失去所愛的人、生活中不幸經驗的累積、對老人汙名化態度的社會壓力等問題（張本聖等人，2017）。

　　然而，老年人如何健康老化、延緩老化速度，是當今高齡化社會中重要的議題。隨著老年族群日益漸增，從事園藝是一個重要的療癒活動，能夠幫助老年人維持健康、幫助從慢性疾病中恢復、或是延緩失智。不僅如此，經過設計的園藝治療課程，能改善年長者社交、教育、心理、生理、及心靈等層面（Simson & Straus, 1998）。而在美國，許多老年人最常參與的團體活動，如花園俱樂部、社區花園協會、植物協會、植物園活動和郡的推廣計畫，都顯示出園藝是非常受到老年人歡迎的休閒活動。

　　雖然，人人都能去花市買上一盆植栽回家栽種，但是如何更進一步，藉由園藝治療的課程來達成老年人的需求目標，是園藝治療師與其他教園藝栽種者最大的差異，例如園藝治療師針對老年人需要改善的生心理狀況、增進和其他人的社交、或是刺激失智症者的長期過往記憶…等，從了解個案，到設計合適的課程、目標、及評估方式等細節，都將在本節中加以解說。

　　園藝治療師必須先了解個案老化過程的階段、為何尋求治療、過往歷史、居住安排、功能層級，以及他們的慢性健康議題，如此才能設定出該個案所需要增進改善的議題及治療之焦點，發展對參與者有效的方案。以下列舉適合老年人的園藝治療治療焦點（Simson & Straus, 1998）。

1.獨立居住及自我照顧

2.維持身體健康

3.改善身體健康

4.維持認知功能程度

5.發展適齡的休閒技能

6.改善情緒狀態

7.增進同儕間的社交互動

認識高齡者

　　一般所定義的老年人，是指年齡超過65歲的人。這樣一個主觀的分界點主要是根據社會政策，而非根據人類各自的生理歷程。為了要有一些概略的分界點，老人學家通常將65歲以上的人劃分成三個族群：初老人（65-74歲）、中老人（75-84歲）、年長老人（超過85歲）（張本聖，2017）。隨著老化的過程，一般在身體系統功能普遍都會退化，且出現慢性的疾病，大多數老年人被一個或一個以上的慢性病影響。美國國家衛生統計中心對「慢性病」的定義為持續超過三個月的病症，又或者是因病或先天造成的永久性傷害。老年人常出現的慢性病包括：關節炎、高血壓、心臟病、重聽、骨科、白內障、鼻竇炎、糖尿病、耳鳴、視力問題等。以下將列舉出各慢性病出現的症狀（Simson & Straus, 1998）：

疾病/損傷	症狀
關節炎	• 痛苦的且僵硬的關節 • 類似球形的手指關節 • 多數發炎關節 • 突發極難忍受的關節疼痛，通常發生在大拇指(痛風)
心臟病	• 胸痛、有時引發下顎及手臂及背疼痛 • 喪失知覺
中風	• 喪失身體單邊的肌肉控制能力 • 喪失說話及理解能力 • 視力減少
聽力	• 聲音聽不清楚且模糊 • 對言語之理解有困難 • 沒辦法聽特定的聲音 • 連續的嘶嘶聲或響亮的聲音
白內障	• 有薄霧的、模糊不清的、朦朧的視線，無痛感且逐漸的產生在單眼或雙眼
鼻竇炎	• 痛苦的、發燒、寒顫、頭痛
糖尿病	• 頻尿、口渴、變瘦、模糊的視線 • 腿或腳產生麻木或潰瘍

認識失智症

於張本聖等人一書中所介紹，失智症（Dementia）通常用於描述認知能力退化至功能出現障礙。最顯著的症狀是往往沒有辦法記住某些事情，尤其是最近發生的事件。除此之外，其他可能症狀例如：判斷力下降、衛生狀況變糟、不認得親友、理解情境及計畫出現困難、無法控制衝動、可能使用粗俗的語言、出現不適當的行為、出現妄想和幻覺、以及語言障礙（American Psychiatric Association [APA], 2000）。

美國老化阿茲海默症機構提出兩大常見老年失智症的類型，分別為阿茲海默症及多重梗塞失智症。以下分別針對兩個類型的定義、症狀、個性、行為改變以及發展加以解說（Simson & Straus, 1998）。

認識多重梗塞失智症（Multi-Infarct Dementia）

多重梗塞失智症是由一系列傷害或破壞腦組織的中風所導致。沒有經過治療的高血壓是多重梗塞失智症最主要的風險因子。其他主因包含了高的血液膽固醇、糖尿病、心臟病。有時候，多重梗塞失智症和阿茲海默症之間很難區分，患者可能同時遭受多重梗塞失智症和阿茲海默症。然而，在患有多重梗塞失智症後，對最近發生的回憶會困惑以及產生問題，同時疑惑或是在熟悉的空間中迷路、快速又拖著腳步的移動、失去在膀胱和腸的控制力、情緒問題（例如：不適當的大笑或大哭）、無法管控錢財。另外，在個性和行為上的改變，包含困惑、無法執行例行任務、焦慮、易怒、激動、退縮、任性、妄想、疑惑。當沒有任何治療能翻轉已發生的損傷時，可藉由藥物、好的健康習慣、好的營養來預防及避免中風再度發生（Simson & Straus, 1998）。

認識阿茲海默症（Alzheimer's Disease）

　　阿茲海默症是失智症中最為常見的一個類型。當腦神經細胞死亡後，漸漸發展出慢性的、退化性的、不可逆的障礙。阿茲海默症會影響大腦中負責控制思想、記憶及語言的部份。症狀包含智力逐漸且多方面的改變、記憶力喪失、判斷力下降、抽象思考能力受影響、對時間、空間及人的定向能力下降、語言技巧下降等。另外，在個性及行為上會變得困混、無法完成例行的任務、焦慮、激動、沉默寡言、任性、妄想念頭、疑惑。醫生Barry Reisberg's將阿茲海默症的功能概念化為七大時期，如下表（Simson & Straus, 1998）：

阿茲海默症患者於不同時期的功能改變

時期	功能上的能力
1.一般(normal)	無損傷
2.健忘(forgetfulness)	無損傷，但個人上會關心記憶喪失
3.早期精神混亂的 (early confusional)	無法在要求的工作上表現好，且明顯的無法和親友如往常般的社交互動
4.晚期精神混亂的 (late confusional)	掌控經濟能力及購物能力下降
5.早期失智 (early dementia)	雖然還不需要上廁所及吃飯的協助，但是可能會在選擇適當穿著上有困難。需要用好話勸去洗澡。
6.中期失智 (middle dementia)	個人的或衛生的官能障礙，或同時發生，伴隨以下過程： ● 穿著適當衣物有困難 ● 洗澡時需要協助，有可能會害怕洗澡 ● 無法自行如廁 ● 尿失禁 ● 排泄失禁
7.晚期失智 (late dementia)	口語及行動失能，伴隨以下過程： ● 能説出有限的幾個單詞 ● 喪失所有可理解的單詞 ● 喪失所有行動力 ● 僵呆，恍惚 ● 昏睡

治療焦點與園藝治療策略

高齡者與高齡失智患者的治療焦點與園藝治療策略如下：

治療焦點	園藝治療策略
肌肉無力、耐力下降、喪失精細動作技能、動作範圍小	• 採用漸進式的活動設計，避免一開始就感到受挫。例如：剛開始在移植穴盤幼苗到盆子裡，選擇大一點的穴盤幼苗，如此一來較容易抓取。 • 精細動作有困難，則可以使用替代動作，或是將物體放大。例如：在播種萵苣或是其他顆粒較小的種子時，當無法捏取種子，可以將食指沾溼後去碰觸種子，如此一來就可以把種子黏起來，再種到土裡。亦或者直接將小種子換成大顆的種子，會比較容易。 • 若活動範圍下降，可以使用延長的花園工具來觸及。例如：澆水澆不到，可以選擇較長的細嘴澆水壺。 • 漸進式的增加大小或數量，例如逐漸增加澆水壺內的水，以增進肌肉力量。
增進人際間互動、溝通技巧、減少孤立感	• 設計動態的課程，包含有機會互相合作、眼神交流、共享工具和材料。 • 在課程中促進合夥完成任務的機會。 • 課程中運用服務對象熟悉的植物，並且讓他們和大家分享個人經驗和喜好。 • 可共同創造一個成品(例如：仙女花園)，讓大家都在這個作品中有所貢獻。
管理情緒	運用花園隱喻當作催化劑，討論關係或情緒議題，例如： • 用玫瑰花解釋從家人和朋友得到的正面支持，玫瑰花的刺則是不支持的字詞和行為。 • 藉由栽種三姊妹花園，解釋支持的環境和關係。 *三姐妹花園：由玉米&南瓜屬植物&豆類組成和諧互助的生長環境。玉米為南瓜提供遮陰，也同時支持豆類的攀藤; 豆類提供氮給玉米、南瓜為土壤保持濕度，同時抑制雜草生長。

(改編自Haller & Capra, 2017)

高齡者與高齡失智症患者的園藝治療議題

　　治療團隊在討論建立個案的治療議題時，會與個案在其他計畫領域或在機構或社區中接受到的服務有相關。園藝治療師必須了解每個個案的計畫領域，並且訂定出特定的與其他處理議題有關的目的及目標。治療團隊通常包含醫生、職能治療師、物理治療師、休閒治療師、營養學家，以及社工人員。老年人和他們的家庭成員也是整個過程中的一部份。治療議題將會與老年人為什麼尋求治療、歷史、居住安排、功能程度、動機、參與治療的意願、個人興趣有關。

　　高齡者園藝治療的目的和目標的設定範圍非常廣，取決於主要聚焦的治療議題，可分成三類：「健康維護」、「處理慢性疾病或意外外傷復健」、或是「失智相關議題」。

高齡者的園藝治療目的與目標

議題Issue	目的Goal	目標Objective
維護健康	•減少孤立感、孤寂感，以及重新和志同道合的朋友建立社交網絡	•在老年中心個案會參加園藝社團，一個禮拜一次。
	•參與溫和的運動	•個案能參與除草、收成、修剪植栽床花園，每個禮拜三次，每次二十分鐘。
	•增加對營養需求的察覺	•個案能參加”從花園中烹飪”的營養課程，每個禮拜一次，持續六周。
慢性疾病或外傷復健	•減少社交孤立且參與有目的的活動	•個案能參加園藝團體，採收花卉放在餐廳桌上。每個禮拜兩次，每次20分鐘。
	•維持精細動作技巧	•個案能將切花插在花瓶中，每個禮拜兩次
	•改善對居住環境的滿意度	•個案能負責澆花園中的植物，每個禮拜三次 •個案能負責拔花園中的雜草，每個禮拜兩次

	●恢復身體力氣和移動性	●能站著用半滿的澆花壺澆室內植物，持續十分鐘 ●能站著用全滿的澆花壺澆室內植物，持續十分鐘
失智症	●提供感官和心理的刺激	●當栽種組合盆栽時，個案能遵循簡單的步驟指導，在最少的提示下持續二十分鐘
	●減少侵略的行為、焦慮和激動	●個案能在花園區域參與溫和的生理運動，至少每個禮拜三次，每次三十分鐘
	●改善對現實的定向	●個案在採收活動過程中，能參與討論秋季的話題，持續二十分鐘
	●刺激長期記憶	●個案能栽種"舊式的切花花園"且參加團體討論，在最少提示下持續討論二十分鐘，每周三次

（改編自Simson & Straus, 1998）

符合治療目標的園藝活動調整方式

　　對老年人進行園藝治療的活動操作時，必須注意以下幾點（整理自Simson & Straus, 1998）：

1.植物材料是作為刺激和動機的來源。

2.利用步驟上的調整和生理上的調整，能夠提升老年人達成他們目的及目標的潛力。換言之，同樣的園藝治療課程，能夠被用在不同的需求，取決於每個團體的目的是什麼。

3.針對一般老年人，能夠處理較複雜的決策，例如：在製作完花束後，請爺爺奶奶選出搭配花束的文字卡片，「周年快樂」、「歡迎」、「我在想你」。但是對於在決策上有困難的爺爺奶奶們，可以提供較簡單的選項，如「加油」、

「祝福」。

4.參與植栽床的種植時，對於耐力不足或者活動範圍受限的爺爺奶奶們，可以使用加長柄的工具，且工具材質是輕巧的，如此的合適工具能幫助爺爺奶奶們照顧、採收到較遠處的植栽。

5.對於認知正常的老年人，若有關節炎的疼痛，輕的冰淇淋挖杓也可以是很棒的合適工具，因為握把比較寬，而且挖起來的土也能輕易的放入盆器中，在填土時，比一般鏟子更不容易把土溢出到盆器外。但是，切記不要讓失智長者使用，避免誤會以為是在挖冰淇淋，就把土給誤食了。

6.由於生理上的退化，容易感覺疲累，因此，在課程時間的設計上，建議不超過一小時，避免造成反效果。

7.針對失智長者，千萬記住不要使用有毒植物及素材。以作者親身經歷為例，一次在製作押花卡片，一位失智的爺爺在大家不注意的狀況下，把黏膠吃進嘴巴裡，發現當下立即有人處理，不過我們選擇的黏膠是無毒的，所以爺爺沒有受到傷害。因此，不論是任何材料，在失智長者的課程中，都需要是無毒的。

8.園藝治療師在對於每位我們服務的老年人，都需要給予尊重、傾聽、鼓勵。尤其爺爺奶奶們，容易陷入負面的情緒之中，我們能做的除了傾聽安慰之外，亦能夠藉由植物來隱喻他們面對的困境，以及植物如何在困境中求生，讓植物當作撫慰爺爺奶奶們心靈的媒介。

9.針對爺爺奶奶或失智長者，課程若能搭配季節和節慶，更能夠讓他們對時間有定向的作用。尤其住在機構或護理之家的長者，時常待在同樣的地方，若缺乏與外界互動的機會，則很難感受到季節及節慶的氛圍。

園藝治療評估方式

　　老年人園藝治療的評估方式通常取決於老年人待的機構，還有計畫的類型。建立一個紀錄服務對象參與的狀態以及評量的系統，以確認服務對象是否有達成他們的目標，是有必要的。若缺少了紀錄和評量，則無法用文字或數據來證明整個園藝治療的效果。除此之外，也可以藉由訪問爺爺奶奶們，在園藝治療後的感想，以及回饋。不論紀錄及評量的方式為何，園藝治療師都必須在每次的課後紀錄下爺爺奶奶們課堂中的狀況，評量每次課堂中是否有達到起初訂定的目標，並且時常回顧過往的記錄及評量文件，如此一來，能夠讓我們知道爺爺奶奶進步或退步，也可以提醒自己，可以再多為他們加強哪些部分。以下列舉評量表格以供參考：

評量表（取自Haller & Capra, 2017由S. Sieradzki/ Deaconess Hospital of Cleveland 貢獻）

對象姓名：＿＿＿＿＿＿＿＿＿＿＿　　　醫療編號：＿＿＿＿＿＿＿＿＿＿＿＿

診斷：＿＿＿＿＿＿＿＿＿＿＿＿＿　　　轉診日期：＿＿＿＿＿＿＿＿＿＿＿

執行日期：＿＿＿＿＿＿＿＿＿＿＿

對象在院期間參加＿＿＿＿＿＿＿＿＿分之＿＿＿＿＿＿＿＿的表定園藝治療單元。

對象的程度及特性：＿＿＿＿＿＿＿＿＿＿＿＿＿＿＿＿＿＿＿＿＿＿＿＿＿＿

＿＿＿＿＿＿＿＿＿＿＿＿＿＿＿＿＿＿＿＿＿＿＿＿＿＿＿＿＿＿＿＿＿＿＿

園藝治療目的狀態：

	達成	最低程度達成	部分達成	尚未達成	評論
目的1：					
目的2：					
目的3：					
目的4：					

建議／評論：

治療師：＿＿＿＿＿＿＿＿＿＿＿　　　　　　日期：＿＿＿＿＿＿＿＿＿

個案故事

　　一位拄著助行器的老爺爺，臉部因為曾經燒傷，外觀上看起來有點兇，有些小朋友看到的時候甚至會被嚇到。Al爺爺是在美國普雷斯柯特成人日間照護中心的服務對象，平時只喜歡坐在沙發椅上看電視、看報紙。作者我剛到這個日間照護中心時，並沒有特別的認識到這位爺爺，因為他從不參加其他課程活動，例如：園藝綠手指活動、手工藝課程、木工活動，所以沒有機會認識到爺爺。

　　然而，在機構中執行的園藝綠手指活動（園藝治療），每個禮拜都有兩次團體課程，班級是採取開放式的收案，也就是說，每次課程開始前，園藝治療師和志工們，會通知在交誼廳的爺爺奶奶們，問他們要不要一起參加我們的園藝綠手指活動。就如往常，我們在課前走到了交誼廳，詢問爺爺奶奶們的意願，我看見Al爺爺，一個人坐在沙發上發呆，看起來有點兇的樣子，我鼓起勇氣問爺爺：「爺爺阿，要不要來參加我們的園藝綠手指活動阿？」爺爺只是冷冷地說，不用了，他從不參加活動的。但我不放棄的跟爺爺勸他來，說試試看一次就好，我們今天要做的盆栽很漂亮唷，爺爺可以帶回去送給家人呀。最後，爺爺在我再三拜託下，終於肯跟著我一起來到團體的課堂中了。

　　Al爺爺的第一次園藝課程，很認真地聽園藝治療師的解說，但我發現爺爺有些重聽，因此我會另外在他耳朵旁邊，慢慢的再講一遍。發現，爺爺雖然拄著助行器，但手部的精細動作能力都還不錯，能夠跟著指示操作完成。課程結束後，我的指導人跟我說，她非常驚訝Al爺爺來參加，也被爺爺能幾乎在少量協助下完成栽種給嚇了一跳。於是，我們一起訂定爺爺的主要目標，增加爺爺參與團體課程的頻率，並且減少Al爺爺的孤立感。

到了下次的課程，我們再次邀請Al爺爺，他毫不猶豫地答應要一起來參加園藝課程，讓我們大家都好高興。每次課堂結束後，我們都會誇獎他做的很棒，超乎我們想像，也很高興他能夠成為團體中的重要成員。每每誇獎完Al爺爺，他都會笑得很靦腆又開心的樣子，完全和一開始大家對他的印象反差極大。不僅鼓勵爺爺的參與，我們也會在課程中多安排互助的任務，例如：請Al爺爺將黏膠給旁邊的奶奶一起使用、分享爺爺的作品給大家時得到的讚賞。這些都漸漸地減少了爺爺的孤立感，也能交到新的朋友。

還記得，在我要離開機構回台灣之前，我們一起做花卉卡片，爺爺問我的名字怎麼拼，他在課程結束後，把他在課程中做的卡片送給了我，裡面寫了：Thank you Chin Yung. 發現爺爺是個很溫暖的紳士。離開時，爺爺還特地問了我在台灣的住址，沒想到爺爺真的很有心，他寄了好幾封信到台灣給我，跟我說謝謝我帶他參加園藝綠手指的課程，他到現在都還有持續參加課程，說課程很好玩，他很喜歡這個課程，希望我有機會回去看他，也希望我有空寫信給他。

其實，常常我們在說，園藝治療師的是連結人和植物之間的橋樑，讓人因為和植物接觸的過程中，得到效益。當然，不僅是把服務的對象帶到課程中，更重要的是，如何在了解他們之後，找出他們的需求，進而從課程中幫助他達到想要達到的目的。就像，我們發現Al爺爺時常一個人，孤寂的在一旁做自己的事，希望增進爺爺多和他人互動而降低孤寂感，我們除了鼓勵他來課程，更在課程中刻意安排他與他人互動的機會，來增進社交，進而讓他感到他不是一個人，而是團隊的成員，這裡有他的朋友。

能見證爺爺的快樂、開心和靦腆的
笑容，是我們園藝治療師一直最感動的
事情，時常也會感到我們在將人和植物
之間進行連結的同時，我們也因為植物
連結了人和人之間美好的情誼，這些都
是我們共同擁有最棒的回憶。

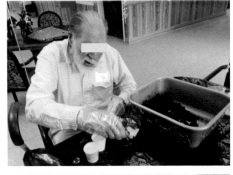

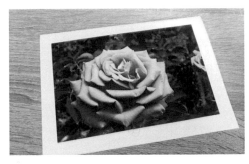

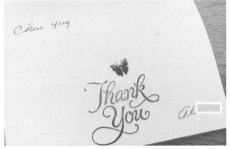

參考資料

行政院經建會(2010)。中華民國2008年至2056年人口推計。取用日期2010年6月19
日。網址http：//www.cepd.gov.tw/m1.aspx?sNo=0000455

張本聖、徐儷瑜、黃君瑜、古黃守廉、曾幼涵編譯(2017)。變態心理學 (修訂版二
版) (原作者：AM Kring, GC Davison, JM Neale & SL Johnson)。臺北市：雙葉書
廊。

馮瓊儀、朱信、張秀如、梁嘉慧、黃維仲、周桂如(2010)。懷舊治療於改善老年人
憂鬱、身心健康及孤寂感之成效探討-文獻回顧。精神衛生護理雜誌，5(1)，13-20。

American Psychiatric Association (APA). Retrieved June 23, 2010, from https：//
www.psychiatry.org

Dustman, R. E., Emmerson, R., & Shearer, D. (1994). Physical activity, age, and
cognitive-neuropsychological function. Journal of Aging and Physical Activity,
2(2), 143-181.

Haller, R. L., & Capra, C. L. (2017). Horticultural therapy methods：connecting
people and plants in health care, human services, and therapeutic programs (2nd
ed.). Boca Raton, FL：CRC Press.

Simson, S., & Straus, M. (1998). Horticulture as therapy：principles and
practice：CRC Press.

腦血管疾患之園藝治療

腦血管疾患（cerebral vascular accident, CVA）一般俗稱為中風。它可能是從很小局部性的暫時性腦缺血（transient ischemic attacks, TIAs）所導致的非常小的身體部分功能改變，到大型中風（strokes）導致某些重要功能喪失。產生腦血管疾患的原因很多，例如動脈硬化、高血壓、心臟病、中風家族史或高膽固醇血症等，都可能導致腦部血管阻塞造成局部缺氧（缺血性腦中風）或是腦血管破裂（出血性腦中風）的情形（Stein & Roose, 2000）。

認識腦血管疾患

腦血管疾患所造成的症狀非常多元，主要視出血或缺血所影響的腦區對應的功能而定，常見感官和行動能力降低以及記憶和認知能力降低。一般而言，如果腦血管疾患出現在左腦者，可能出現身體右側偏癱或失用症（apraxia）、失語症（aphasia）、右側視野偏盲、右側忽略症、記憶缺損和憂鬱等症狀；反之，如果腦血管疾患出現在大腦右側的患者，則可能左側偏癱、左視域偏盲、左側忽略症、衝動、空間感及圖形判別困難以及判斷力降低。不論哪一側大腦發生腦血管疾患，都會導致記憶力困難、注意力降低和情緒不穩的症狀（Stein & Roose, 2000）。由於醫療的進步，目前對於腦血管疾患出血或缺血部位所造成的影響，已有更深入的了解，例如由內頸動

脈、中大腦動脈、前大腦動脈、後大腦動脈、基底動脈、小腦動脈或是小血管發生的中風，其表現病徵皆不相同，對於細部差別有興趣的讀者，可以進一步參閱專業醫療書籍。

　　缺血性腦血管疾患的治療，主要靠外科手術處理栓塞部分，例如動脈內膜切除、血管繞道或血管氣球擴張術等，而藥物部分則主要處理抗血栓、溶解血栓、保護神經與治療水腫，以恢復缺血部位的血流、減少缺血部位的神經損害（毛慧芬等，2017）；出血性腦血管疾患也是以外科手術和藥物處理為主，處理目標通常是控制腦水腫、顱內壓、預防再次出血、維持腦部灌流及控制腦血管痙攣，但出血性的腦血管疾患病人通常預後不佳（毛慧芬等，2017）。腦血管疾病患者的預後通常視治療起始的時間點、出現病灶的地方以及功能回復的速度而定，比如在中風後很快地恢復了一些功能的病患的預後，通常會比中風後一些時日後仍沒有任何改變的病患來得佳（Stein & Roose, 2000）。

治療焦點與園藝治療策略

　　腦血管疾患的治療與復健可分為三期，即急性期、復健期（亞急性期）及慢性期。復健期一般指腦血管疾病病患在病情穩定後，由內科或神經科病房轉入復健病房直到出院的時期；而慢性期則通常指病患的神經恢復達到高原期，病患可能也已回到社區居住（毛慧芬等，2017）。一般而言，輔助性療法如園藝治療的介入時間都在復健期與慢性期。

在復健時期的復健團隊成員可能有病人、家屬、護理師、復健科醫師、物理治療師、職能治療師、心理師、語言治療師、營養師、社工師等，在此時期，園藝治療的介入可以是職能治療的輔助項目之一，也可以提供休閒能力的培養，後者在慢性期更顯重要的角色。復健期的主要介入重點除了身體健康的盡可能復原外，改善職能表現、運動功能、視知覺功能、認知功能、語言功能、心理社會功能以及出院的準備也是重點項目；而慢性期的重點項目則是恢復病前的職能角色（如工作角色與休閒娛樂角色）、社區融入與資源支持等（毛慧芬等，2017）。

對腦血管疾患的病人進行園藝治療的活動時，要特別注意評估個案現有的能力、失去的能力、以及近期有機會可以恢復的能力等三大類，同時對於偏癱較嚴重的病人，須向職能治療師請教病人須特別注意的事項或是容易造成受傷的姿勢。Haller & Capra（2017）曾提出腦血管疾患的園藝治療治療策略，作者加以補充，說明如下：

疾病類別	治療焦點	園藝治療策略
創傷性腦部受損——由意外受傷、疾病或腦血管中風所引起	• 安全議題：自殺和自我傷害行為(例如自殘或是吞嚥不明物體)的辨識	• 避免突然移動和從後面接近個案。 • 協助個案現實定向如辨識花園工作或使用的空間。 • 注意事項：監視所有的工具和設備——在活動開始前和結束後都必須清點工具數量。使用無毒植物。不要使用尖銳的工具。小心注意個案使用可吞嚥的小物件。
	• 改善運動功能	• 提供促進肌力、動作控制、體耐力、視覺功能、平衡感運用的園藝活動。 • 提供增進患側上肢動作控制的園藝操作活動，如使用患手抓握。 • 設計使用不同動作、操作不同材質、不同重量物件的園藝活動來大量練習。

	• 鼓勵個案在操作園藝治療活動時，使用患肢一起練習，甚至在與職能治療師討論後，也可考慮限制個案僅以患側上肢進行活動。 • 鼓勵健側手帶著患側手同時進行的活動，例如園藝活動結束後清理桌面時，使用雙手將桌上的抹布推進擦拭、雙手一起推拉箱子等。 • 活動設計可從粗協調到手的精細操作，例如不同抓、捏型式可利用徒手抓鬆軟的泥炭土放入盆中，或是捏碎鬆軟舊土團塊等，甚至可練習寫植物標籤。 • 若個案患側上肢功能損傷嚴重不易復原，則提供練習可使用健側單手操作的園藝活動。
• 認知缺損：短期記憶受損、固化思考過程、困惑、問題解決能力受損	• 簡易指導：一次只進行一個步驟；使用多種的指示方式，例如口語及實體展示，詢問回饋以確認個案了解。 • 利用操作步驟檢核表來補償記憶缺損的問題。 • 更多的重複練習。
• 視覺問題	• 個案視力變差時，應加強照明，並可使用顏色鮮明的物件如盆器，活動操作空間應減少雜亂，同時放大視覺刺激的尺寸例如不要使用太小的植物種子或材料。 • 活動間，協助提醒個案進行目光掃描活動，同時請個案用手拿物品如盆栽放置某處，並協助個案養成經常檢查看不到的那一側的情況。 • 複視者，在與職能治療師討論後，可於活動中考慮使用部分遮蔽視野的方法來減少雙重影像的干擾，但須注意安全。

	●語言功能	●活動執行時，避免環境吵雜。 ●放慢說話速度、使用簡單的話語、使用身體語言、手勢、使用實體範例來解釋、提供足夠的時間讓個案反應。
	●出現固著現象	●改變個案注意力的方向、協助個案啟動新的活動或動作等。
	●憂鬱問題	●提供成就感較高的簡易園藝治療活動，或是視覺、嗅覺的園藝療癒刺激活動。 ●鼓勵戶外園藝治療活動。
	●難以面對或接受現況	●提供利用部分植物片斷重新復原生長的活動，例如利用多肉植物或虎尾蘭的葉片重新長芽生根的活動經驗，內化生命復原力。 ●鼓勵參加進行類似程度的同儕團體。
	●受損的安全判斷	●活動期間，限制選擇的數目，具體的引導和討論。 ●增加支持物、結構性和監督，以確保安全。 ●分配認知缺損的個案與認知能力較佳的個案於同一組，或是與正常能力的志工同一組。 ●使用無毒植物。
左側腦血管疾患 (中風)	●身體右側虛弱或癱瘓	●使用受影響的一側以達最大復原的容忍度。 ●如果沒有出現自主性的移動，使用未受影響的一側作為功能性的協助。
	●視覺可能受損	●如果視覺受損，為個案進行花園或溫室平面配置的定向活動。 ●遵循身心障礙指導原則，來確保那些使用輪椅、步行輔助器或手障者，能去達花園空間的最大的可及性。 ●更多的重複練習。

右側腦血管疾患 (中風)	•身體左側虛弱或癱瘓(偏癱)	•使用受影響的一側以達最大復原的容忍度。 •如果沒有出現自主性的移動，使用未受影響的一側作為功能性的協助。
	•左側忽略或視野中斷	•最初將材料放在視線中線。在隨後的活動中，逐漸將材料向左側移動，以促進目光掃描的行為。
	•衝動	•將活動結構化，使園藝治療師能夠控制對工具和材料的取用。 •指導患者在進行活動的下一步之前，用自己對自己說明描述下一個步驟，或者數到三。
	•安全議題：當衝動行為出現時，工具使用的安全性是重要的現況考量	•注意事項：監督工具的使用。當指示要切割的位置時，使用工具而不要用手指。

（改編自Haller & Capra, 2017）

腦血管疾患的園藝治療議題

　　對於腦血管疾病患者的園藝治療協助方向，大致可以區分為團體方案、聚焦於結果、文化差異以及適當的方法與技巧四大面向（Simson & Straus, 1998）。

　　團體方案——個人化處遇的好處是可以為身體或認知有受損的個案量身訂做適合的方案。一般來說，無法下床或無法外出的個案，就適合個別化的方案。然而，由於在庭園裡活動對個案身體的和心理的健康復癒極有價值，因此把治療目的聚焦在庭園裡與其他人一起工作來改善個人能力的園藝治療團體方案，對於腦部受創的病患是一個重要的取向（Simson & Straus, 1998）。

　　園藝治療的團體方案可以是促進身體復健的、促進心理健康的或是促進社會互動的方案。事實上，腦血管疾病的病患對於自己突如其來的部分失能，常常會有一時之間無法面對，甚至出現社會隔離的現象。此時，參與和自己病況類似、同質性高的園藝治療團體方案，就是一個很好的選擇─個案會覺得較不孤單，因此可以利用這樣的機會來協助個案面對其他人與返回人群（Simson & Straus, 1998）。

　　聚焦於結果──腦血管疾病患者園藝活動的調整目標，乃在於使患者在機構復健期間及回家後都有能力進行活動。任何提供的協助，皆在於希望患者能成功的完成任務；教導患者使用的設備或工具，要能補償患者的失能問題並協助其節省精力。在離院之後，不論是不是以職業需求為導向，皆可使用抬高式的植栽床和其他無障礙的設備或工具，以確保有正向的園藝經驗（Simson & Straus, 1998）。

　　文化差異──特定的活動和植物材料可能是某些特定文化族群（如客家族群、原住民的不同族群等）所熟悉或偏好的，因此可以做為引發興趣與動機的方法。再者，不同的植物材料，也可能引發不同的情緒反應，要注意的是這可能有兩種結果─有助於或有害於原來設定的活動目的（Simson & Straus, 1998）。因此，對於特殊族群的文化背景、傳統植物、忌避植物等，園藝治療師皆必須熟悉，並且在設計活動時一併考量。

　　適當的方法與技巧──另外一個園藝治療活動設計的考量要點是在病患離院之後，所需設備或器材的建議。建議使用的園藝設備或器材必須是個人容易獲得也負擔得起的，否則對於個案而言，會是另一種沮喪或負面的經驗（Simson & Straus, 1998）。

腦血管疾患的園藝治療目的與目標

如前所述，一般而言園藝治療應用在腦血管疾病患者的身上，通常是在過了急性期之後的復健期或慢性期。不同的時期，有不同的治療目的與目標，而「個案評估」是設定園藝治療目的與目標的重要第一步──了解個案失去的能力、現有的能力以及近期有機會逐漸復原的能力，因此園藝治療師在設定腦血管疾病患者的治療目標時，須盡可能與物理治療師、職能治療師及（或）心理師討論，共同協助達到個案的治療目標。另外，因為復原過程的快慢因人而異，因此這樣的評估會是動態的─必須定期加以評估，同時在活動過程中也要仔細辨識與紀錄。

常見的腦血管疾病病患的園藝治療活動類別取向與目的，作者整理提供參考如下表：

取　向	類　別	目　的
治療取向	身體的	● 改善一般性身體狀況與耐受度
	身體的	● 增加視覺軌跡和掃描
	身體的	● 改善觸覺
	身體的	● 改善或減緩疼痛感
	身體的	● 增加受影響的上肢末梢的自主性使用
	身體的	● 協助細部動作發展或促進小動作協調性
	身體的	● 促進手眼協調
	身體的	● 增加肌力強度
	身體的	● 促進站立或行走的平衡感
	身體的	● 增加動作範圍

身體的	• 增加活動耐受性
身體的	• 改善吞嚥能力
身體的	• 練習書寫能力
身體的	• 提供練習和強化新技能，如改變慣用手或單手技能、練習使用調整後的輔助工具、使用能力較弱的那隻手等
身體的	• 促進握力
身體的/認知的	• 促進身體各種感官的感知能力
身體的/認知的	• 瞭解部分感官喪失下的園藝操作安全注意事項
身體的/心理的	• 促進身體及心理的放鬆
認知的	• 增進時間與空間的定向
認知的	• 增進專注的時間
認知的	• 增進專注的程度
認知的	• 促進做決定的能力
認知的	• 促進遵循指示的能力
認知的	• 改善正確操作步驟順序的能力
認知的	• 促進判斷與問題解決的能力
認知的	• 獲得安全使用園藝工具之知識
心理的	• 降低憂鬱
心理的	• 增進心理福祉
心理的/認知的	• 促進現況心理調適
心理的/認知的	• 促進看見自己的能力
心理的/認知的	• 獲得成功的經驗
心理的/認知的	• 增加自我價值感/提升自尊/自我肯定/自我回饋的價值感

	社會的	● 增加團體參與的機會
	社會的	● 增加與他人的互動溝通的機會
	社會的	● 促進合作
	社會的	● 與他人分享
	社會的	● 促進適當的社會互動方式
	社會的	● 增進領導技巧
休閒娛樂 取向	休閒的	● 協助休閒探索
	休閒的	● 促進休閒的興趣
	休閒的	● 促進家庭和社區的融入
	休閒的	● 促進休閒主動參與
	休閒的	● 增進在家照顧植物時的知識與問題解決技巧
	休閒的	● 促進使用輔具
職業訓練 取向	職業訓練的	● 增進園藝職業技能
	職業訓練的	● 增進數學計算能力

　　在了解腦血管疾病患者可能需要協助的目的（goals）後，就必須依據實際個案的情況而定出具體、可衡量效果的目標（objectives）。由於園藝治療的目標必須是具體的、可以測量的，因此必須依照個案的實際情況來擬定。下面依作者個人的經驗並參考職能治療領域操作方法及Simson & Straus（1998）的著作，列出幾則經由評估後園藝治療師欲協助個案達到的目的與目標的擬定範例，提供讀者參考：

目的 ▶ 增進個案的站立耐受度。

目標 ▶ 個案能站立在工作桌邊，進行移植活動10分鐘。

目的 ▶ 改善細部動作技巧。

目標 ▶ 個案能完成播種大、中、小種子各一小包。（依個案能力調整「大中小種子」之定義）

目的 ▶ 改善多步驟任務中正確操作步驟順序的能力。

目標 ▶ 個案能依循牆面張貼的步驟檢核表，在每次活動結束後關門前完成例行收拾整理的工作。

目的 ▶ 增加動作範圍。

目標 ▶ 個案將完成3吋、5吋及7吋盆的植栽移植各2盆。（請依個案實際狀況並以漸進方式調整盆栽大小及數量）

目的 ▶ 增加肌力。

目標 ▶ 個案能使用裝有1公斤重水量的水壺澆水，重複進行，直至完成0.5X2.0米平方的花壇植物澆水工作。（請依個案實際狀況並以漸進方式調整水量大小或澆水面積）

目的 ▶ 增進個案患側手掌的觸覺。

目標 ▶ 個案使用患側手部觸摸五種不同材質（如泥炭土、細沙、卵石、黃金葛植株葉片、到手香葉片）物件，並至少能辨別出其中三種不同觸感（患肢感覺回饋）。（請依個案能力調整觸摸物體及辨別類別）

目的 ▶ 增進個案患側手掌的握力。

目標 ▶ 個案能使用省力剪刀完成一個5吋盆七里香盆栽修剪工作。（依個案實際狀況調整使用的工具及不同植栽枝條的軟硬度）

目的 ▶ 增進個案兩側上肢協調性。

目標 ▶ 個案能用雙手完成10株高度約50公分左右的番茄，利用綁繩將植株固定於竹竿旁（每一植株利用綁繩至少固定兩處）。（依個案實際狀況調整植株高度及綁繩數量）

目的 ▶ 訓練上肢主動動作、掌指握放功能、協調性（並藉由套盆擺放位置之距離來訓練個案軀幹控制能力）。

目標 ▶ 個案能在部分協助患肢的情況下，完成大、中、小三種花盆各30個的套疊工作。（請依個案能力調整「大中小花盆」之定義）

目的 ▶ 增進個案掌指功能與手眼協調。

目標 ▶ 個案能裝土於3吋盆中，並使用防滑竹筷子夾起馬拉巴栗種子播種於該盆中再覆土，如此重複10棵。（請依個案能力調整種子大小）

　　腦血管疾病的病患經常是在一夕之間經歷自己的諸多能力的突然喪失，這可能導致原本是職場上的一位領導強人或是家裡的強勢主導者，突然成為需要別人照顧的弱勢者，因此個案對自己的束手無策與肢體的不聽使喚感所產生的沮喪與痛苦心情可想而知，所以對腦血管疾病病患的協助，應同時注重身體復健與心理調適兩方面。由於園藝活動大多是綜合各種認知、運動、協調、平衡的自然活動過程，同時又能產生成就感，因此是很適合協助腦血管疾病病患復健及從事的休閒活動。然而因為復健過程漫長，同時個案身體部分知覺可能喪失，因此園藝治療師必須時時注意患者病程的變化、辨識不正常的動作出現以及心理沮喪憂鬱的情況，並經常與專業醫療團隊溝通，方能正確無誤地協助患者達到治療的目標。

符合治療目標的園藝活動調整方式及注意事項

對腦血管疾患的個案進行園藝治療的活動操作時，必須注意以下幾點（Simson & Straus, 1998；毛慧芬等，2017）：

1.事先了解是否有甚麼事情或情況可能會啟動特殊個案的特殊問題。

2.某些個案因認知腦區受損，可能出現吃介質或植物材料的情形，因此須事先了解個案情形，必要的時候請工作人員或志工一對一協助。

3.避免使用有毒植物。

4.盡量使用乾淨的介質。

5.避免使用容易引起過敏的植物。

6.小心考量是否使用有刺的植物。

7.因個案身體某些部位可能失去知覺，因此當協助病患坐進輪椅或其他運輸交通工具，或在進行活動過程中，須特別注意個案患側是否出現不正常姿勢，避免受傷。

8.注意避免讓個案的患手下垂過久。

9.避免拉扯患側肩部、協助適當擺位。

10.配合個案體力，提供適當的休息。

11.考量輔具的利用。

另外，要提醒讀者的是，腦血管疾病的病患因為身體的問題顯而易見，容易讓照顧人員或協助者聚焦於身體的問題與復健，但根據研究評估報告指出，大約有32%至61%的中風個案有憂鬱的問題（毛慧芬等，2017），因此協助過程中，治療師對於個案心理的支持與務實的協助是非常重要的，並且常是個案是否有意願讓自己身體逐漸好起來的先決條件。

園藝治療評估方式

　　由於腦血管疾患造成的身體失能狀況差異度極大，因此園藝治療活動評估的內容，常需要依實際個案治療團體進行修改。在此介紹作者改編Simson和Straus（1998）於Horticulture As Therapy： Principles and Practice一書中提及的兩則園藝治療評估量表作介紹：

姓名：＿＿＿＿＿＿＿＿　年齡：＿＿＿＿＿＿＿＿	評估標準：
圖表編號：＿＿＿＿＿＿　房號：＿＿＿＿＿＿	5－獨立自主
診斷：＿＿＿＿＿＿＿＿＿＿＿＿＿＿＿＿＿＿	4－在監督下保持一致
失能情形：＿＿＿＿＿＿＿＿＿＿＿＿＿＿	3－小量協助
醫師：＿＿＿＿＿＿＿＿＿＿＿＿＿＿＿＿＿	2－中度協助
處遇目標：	1－大量協助 N/A－不適用

行動力						
獨自來到園藝治療團體	5	4	3	2	1	N/A
準時來到園藝治療團體	5	4	3	2	1	N/A
能夠在溫室內機動操作	5	4	3	2	1	N/A
身體／知覺的能力						
執行園藝工作－雙側	5	4	3	2	1	N/A
使用左手	5	4	3	2	1	N/A
使用右手	5	4	3	2	1	N/A
活動間能抓取/釋放工具	5	4	3	2	1	N/A
能夠操作工具	5	4	3	2	1	N/A
能夠操作植物和非植物材料	5	4	3	2	1	N/A
能正確填土於盆中	5	4	3	2	1	N/A
能正確將插穗切口沾取發根殺菌劑	5	4	3	2	1	N/A
能將插穗插入盆中	5	4	3	2	1	N/A

能辨識插穗的正確上下方向	5	4	3	2	1	N/A
在剪插穗時能將剪刀放在適當位置	5	4	3	2	1	N/A
當從多莖節的植物剪插穗時能選擇正確的莖節	5	4	3	2	1	N/A
能在整個盆中做所有插穗的位置分配	5	4	3	2	1	N/A
能夠使用植物材料工作－在前方	5	4	3	2	1	N/A
在頭頂	5	4	3	2	1	N/A
在側邊	5	4	3	2	1	N/A
能夠澆水－使用裝填1公斤的水	5	4	3	2	1	N/A
使用裝填2公斤的水	5	4	3	2	1	N/A
能夠正確澆水	5	4	3	2	1	N/A
能夠在水槽中洗手和／或清洗指甲	5	4	3	2	1	N/A
耐受力允許完成園藝任務	5	4	3	2	1	N/A
能夠對大於6吋盆的樣本植物工作	5	4	3	2	1	N/A
能夠正確完成園藝任務	5	4	3	2	1	N/A
能夠找到桌面上執行任務會用到的所有材料或物件	5	4	3	2	1	N/A
在執行任務過程中能夠控制身體問題/疼痛	5	4	3	2	1	N/A
書寫能力						
寫自己的名字在植物標籤上	5	4	3	2	1	N/A
寫日期在標籤上	5	4	3	2	1	N/A
寫植物名稱在標籤上	5	4	3	2	1	N/A
手寫字體清晰可辨	5	4	3	2	1	N/A
認知能力						
遵循口語和/或書寫的指示－1步驟	5	4	3	2	1	N/A
2步驟	5	4	3	2	1	N/A
更多	5	4	3	2	1	N/A
遵循展示的指示－1步驟	5	4	3	2	1	N/A
2步驟	5	4	3	2	1	N/A
更多	5	4	3	2	1	N/A
在活動間能記得任務的順序	5	4	3	2	1	N/A

能專注於任務中	5	4	3	2	1	N/A
能保持1小時活動注意力	5	4	3	2	1	N/A
能夠從一個任務轉移到另一個任務	5	4	3	2	1	N/A
能夠控制行為來正確完成任務	5	4	3	2	1	N/A
遵循安全預防措施	5	4	3	2	1	N/A
瞭解基本園藝概念	5	4	3	2	1	N/A
瞭解園藝治療處遇的目的	5	4	3	2	1	N/A
能夠遵守時間表	5	4	3	2	1	N/A
意識到季節、氣候、身處何處	5	4	3	2	1	N/A
能夠克服任務過程中遭遇的困難	5	4	3	2	1	N/A
情緒狀態						
願意嘗試新的活動	5	4	3	2	1	N/A
適當時候能尋求協助	5	4	3	2	1	N/A
對嘗試的園藝任務有信心	5	4	3	2	1	N/A
對於困難的任務堅持不懈	5	4	3	2	1	N/A
活動過程中能控制情緒狀態	5	4	3	2	1	N/A
社會互動						
聽覺受損而限制社會互動	5	4	3	2	1	N/A
外國語言限制社會互動	5	4	3	2	1	N/A
失語症限制社會互動	5	4	3	2	1	N/A
開始與治療師互動	5	4	3	2	1	N/A
一旦接近即開始互動	5	4	3	2	1	N/A
與同儕互動	5	4	3	2	1	N/A
與其他人互動合宜	5	4	3	2	1	N/A
容易融入群體	5	4	3	2	1	N/A
正確地回應/適當地回答	5	4	3	2	1	N/A
能夠使別人了解自己的意思	5	4	3	2	1	N/A
能夠現實地討論身體狀況	5	4	3	2	1	N/A

業餘的興趣						
選擇自己的植物材料來進行繁殖	5	4	3	2	1	N/A
表現出對學習植物文化習俗的興趣	5	4	3	2	1	N/A
在治療期間照顧維持自己繁殖的植物	5	4	3	2	1	N/A
期待把植物帶回家	5	4	3	2	1	N/A
在自己的時間造訪溫室至少3次/週	5	4	3	2	1	N/A

目前功能狀態：

預計的治療計畫：

_____

治療師

園藝療法情況說明書

園藝治療團體時間：每天 星期一 星期二 星期三 星期四 星期五

紀錄者：_____ 分機：_____

個案姓名：_____ 年齡：_____

性別：_____ 房號：_____

已婚 單身 寡婦 離婚 小孩：_____

職業：_____

醫師：_____

診斷：_____

失能：_____

行走狀態：
　手杖/行走 助行器/行走 腋下拐杖/行走 輪椅 需要護送
　其他：

語言狀態：
　正常 失語症 吶語症/構音障礙 可表達 能接納
　聽力：
　書寫/閱讀：

身體狀態：
慣用手：右 左 　協調性：顫抖 僵直 運動失調 　知覺狀態： 正常 眼鏡 複視 視野中斷 視覺忽略
心智狀態： 　定向感 記憶 注意力集中時間 不穩定 坦直 　遵循指令：口語 視覺 二者 多步驟
注意事項：   目標：   評註：

　　在實務操作時，園藝治療師在與專業團隊討論設定治療目標之後，可自行針對個案的治療目標設計操作過程的評估項目，另外也應特別注意個案患側的使用情形，若有特殊情況不論是好是壞，皆應立即記載，並在專業團隊會議中提報出來。

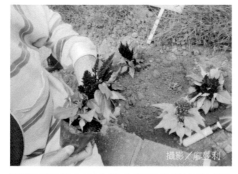

園藝活動能在不自覺中利用患肢協助活動任務的進行。圖為中風病患在進行草花移植時，不自覺地利用患側手（右手）協助脫盆的動作。

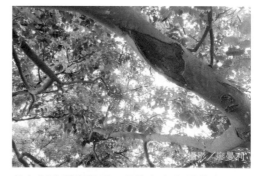

茄冬樹雖受傷嚴重，仍能向上生長屹立不搖。

結論

腦血管疾患病人的復健路程是漫長的，園藝治療師在面對腦血管疾病的病人時，有一個重要的哲學理念必須謹記在心，以協助病患以正確健康的心態繼續生活下去—「**復健的目標不在於恢復正常，而是恢復個案認為重要的角色**（毛慧芬等，2017）」。個案若能有幸恢復正常是最理想的狀況；但事實上，多數的個案或多或少仍會有部分後遺症存在，然而許多個案對於沒有辦法完全回復到以往的自己而感到沮喪，即使他（她）的角色功能已能執行，因此園藝治療師在協助腦血管意外病患的過程時，應以此哲學理念為本，時時鼓勵並辨識指出病患已逐漸重新獲得的角色功能，同時，也可利用大自然的植物雖有缺損但仍以部分補償方式努力生長、屹立不搖的實例來鼓勵病患，以達到協助病患以正確心態健康生活的最終目的。

參考文獻

毛慧芬、陳美香、陳瓊玲、劉倩秀、張瑞昆、蔡佩倫(2017)。 生理疾病職能治療學III臨床實務應用(二版)。臺北市：禾楓書局。

Haller, R. L., & Capra, C. L. (2017). Horticultural therapy methods：connecting people and plants in health care, human services, and therapeutic programs (2nd ed.). Boca Raton, FL： CRC Press.

Simson, S., & Straus, M. (1998). Horticulture as therapy： principles and practice：CRC Press.

Stein, S., & Roose, B. (2000). Pocket guide to treatment in occupational therapy： Singular Press.

發展障礙者之園藝治療

　　發展障礙的定義為在18歲之前的初發身體、學習、語言或行為領域的損傷，可能會影響日常功能，且通常這樣的損傷會持續人的一生（Powers, 1989）。通常大多數人會誤認發展障礙者都有心智障礙，但其實最重要的是去了解個案的障礙以及了解其多樣的特性和處理議題。發展障礙者族群數量龐大且廣泛包含多樣的功能程度，園藝治療的計畫必須要發展成能符合不同需求，以及不同能力程度差異。由於越來越多發展障礙者對於他們的生活期望提升，因此專注在他們的娛樂發展，以及持續的治療需求是必要的。

　　發展障礙的類別多樣且廣泛，包涵了「廣泛性發展障礙PDD （Pervasive Developmental Disorder）」、「腦性麻痺（Cerebral Palsy）」、「智能不足（Mental Retardation）」、「自閉症（Autism）」等，以下針對唐氏症、腦性麻痺、智能不足者分別進行簡介。

唐氏症之園藝治療

　　大約每800到1000名新生兒中，就有一名唐氏症寶寶。若新生兒的肌肉張力較低，且有斷掌紋、顱顏輪廓較扁平、鼻樑較塌、眼裂往外上揚、短頭畸形、小口併舌頭突出、手指粗短、小指內彎、第二指節發育不全或缺乏、腳拇趾與食趾間間隔明顯等明顯特徵時，便可能是唐寶寶（中華民國唐氏症基金會，2018）。長大成人的唐氏症者，外觀身材短小矮胖、有著橢圓上斜的雙眼、手短且較寬、手指短且粗、舌頭大且有裂痕。

認識唐氏症（Down's syndrome）

　　基因缺陷發生在 21 號染色體的三體現象造成的遺傳疾病，常見症狀有發育遲緩、不同的面部特徵以及輕度到中度的智能障礙。雖說唐氏症者具以上之症狀，但個體之間的心理能力、行為和身體發展仍有很大的差異。30-50% 的唐氏症者有心臟病，8-12% 有消化道異常 (National Down's Syndrome Congress, 1994)。重聽、視力問題也通常伴隨著唐氏症者，且寰樞關節常不穩定。寰樞關節不穩定導致在脖子第一和第二骨頭鬆脫，造成肌肉力量和舌頭的問題。80% 的唐氏症者年齡可達 50 歲，但是過了 30 歲，明顯會在大腦出現象徵著阿茲海默症的蛋白斑塊和纏結，但評估只有 10-40% 的個體實際發展出阿茲海默症的症狀。

　　針對唐氏症者的行為議題，成功的園藝治療職業訓練計畫包含訓練合宜的溝通、社交及工作技能，目標也著重在精細和粗大動作控制。在運用園藝治療作為職業訓練的過程中，不僅運用到大肢體的肌肉活動、手指頭的精細動作外，對於成年後的唐氏症者，維持活動更能延緩他們身體的退化速度。職業訓練不僅讓唐氏症者能夠得到園藝相關知識和栽種技能外，更能藉由與同儕和指導人之間的互動，學習將來若進入職場時，如何表現適當的人際互動。

腦性麻痺患者之園藝治療

　　大約每1000個人有2位具有腦性麻痺（Cerebral palsy）的一些類型，由於天生大腦損傷或大腦發展受損的關係，產生肌肉狀態的弱勢，以及自主運動協調問題。通常，有50%的個體傾向於發生癲癇。其他身體症狀像是呼吸困難、聽力受損（5-15%）、視力受損、以及緊縮（肌肉和其他組織變短）。亦有可能出現脊柱側凸，脊髓異常側彎曲（Simson & Straus, 1998）。

　　腦損傷的部位會決定其他的問題像是智能不足（發生在25%的腦性麻痺症者）、語言障礙以及學習障礙。20%的腦性麻痺孩童有注意力不足過動症（ADHD）。腦性麻痺患者也可能經歷感官損傷，肢體動作對於有肌肉運動和感官受損的人更是一大挑戰，不只做出特定動作有困難，決定要施多少力也是很困難的（Simson & Straus, 1998）。

　　像是作者服務過的一位腦性麻痺患者，我們在一起操作栽種多肉植物到盆子裡的時候，填土的步驟因為操作熟練，還算能夠獨立進行。但是當請他輕輕拿著

271

月兔耳（一種多肉植物）的莖部栽種到新的盆器時，因為他太緊張，一不小心，就把月兔耳的莖給折斷了。因此，在操作移植的過程中，我們時常會叮嚀他，放輕鬆！慢慢來就好。但若持續幾次仍然是沒辦法改善，園藝治療師就能使用合適工具來幫忙他，像是把植栽放在湯匙或勺子上，讓他握住湯匙，將植物種進去預先挖好洞的土盆裡。

執行園藝治療計畫時，必須特別注意到這些損傷。高比例的腦性麻痺患者有較高的智商，但常因為他們的口語和動作能力受損，因而被人們忽略。因此，在設計課程時，必須清楚了解個體的智能狀態，以設計更正確合適的課程方案。不同的個體所需要的輔助工具因人而異，了解哪種輔助工具對其最具有幫助性，再決定要用哪一種工具輔助。以下列表舉出幾項腦性麻痺在執行園藝治療時可能用到的工具：

挑戰	工具
極小的或沒有用到的手臂	● 頭部指揮棒
	● 用嘴巴撐住的工具
	● 一般的袖口支撐工具
	● 足尖支撐工具
	● 升起的工作台
口語溝通能力受限	● 溝通板

（Simson & Straus, 1998）

智能遲緩者之園藝治療

美國智障者公民協會（The National Association for Retarded Citizens [ARC], 1994）報告指出每十個美國家庭，就有一個家庭會受直接影響，且估計有87%的智能遲緩者受中度的影響，在資訊和技能學習上都比一般人稍微差一點。

認識 智能遲緩(Mental retardation)

　　美國智能與發展不足協會對智能遲緩的定義為，初發在18歲之前，智能不足的特徵是智力功能和適應行為同時出現顯著限制，表現在認知、社交和實際的適應技巧。適用於此定義的五個基本假設（張本聖等人，2017）：

(1)所呈現的功能缺陷必須在個人的年紀、同儕和文化等社區環境之背景下考慮。

(2)有效的評估須考慮到文化和語言的多樣性，以及溝通、感覺、動作與行為因子的差異。

(3)對每個個體，必須同時考慮其弱項及強項。

(4)描述缺陷的一個重要目的是為了發展其所需資源的剖面圖。

(5)在一段時期適切的個別化支持後，智能不足個案之生活功能通常會獲得改善。

智能遲緩的診斷標準包含三項(張本聖等人，2017)：

(1)智能缺陷是經由臨床及個別標準化智力測驗確認：

例如推理、問題解決、計畫、抽象思考、判斷、學業學習以及經驗學習，必須是經由臨床衡鑑及個別標準化智力測驗確認。

(2)適應功能缺失：

適應功能缺失導致無法符合發展及社會文化的個人獨立性，以及社會責任之標準。

(3)初發在發展之前（18歲之前）

　　園藝治療計畫應該提供按時間順序，適合年齡的活動，也必須符合能力程度。行為議題像是精細和粗大動作的協調性，也是在園藝治療中被強調的。對於智能不足者而言，我們在操作一項任務時，會盡量重複性的讓他們多練習，而且過程中避免有抽象思考的設計，「重複練習」以及「具體的工作分析」是兩大重要關鍵，保持這兩大原則，讓智能不足的參與者更容易學習、進而精煉。再者，雖然看似簡單的澆水、拔草工作，有時還是需要我們在一旁確認，是否做得正確，直到他們都能夠完全有能力獨自正確操作後，才不必時常在一旁檢查。

治療焦點與園藝治療策略

　　成人唐氏症、腦性麻痺與智能遲緩者的治療焦點與園藝治療策略如下：

疾病類別	治療焦點	園藝治療策略
唐氏症（成人） Adults with Down syndrome	注意力期間短且容易分散	• 將任務分割成能達成的多個小步驟 • 結構化花園或溫室空間，依任務類別區分成不同區塊，也就是說每個小區域都有各自主要操作的任務。舉例：溫室內分成育種區、蔬菜成長區、工具區。如此一來，到了育種區，個案就知道在這個區域要播種蔬菜種子。 • 在設計操作場域或選擇場域時，避免吵雜的環境且在環境中有太多導致視覺分散的事物。因此，場域可以考量有花架、有背板的栽植長椅…等能遮蔽雜亂元素及吵雜聲。
	任務中的連續步驟及遵循複雜指令上有困難	• 在詳述訓練的任務後，提供一個有圖示的表格，讓參與者能夠確認每個步驟已完成，亦能讓他們在完成步驟後在步驟前的框框打勾，才知道自己做到哪，接著要做哪個步驟。 • 給予口頭或其他線索激起記憶。

		● 使用簡單的概念。 ● 提供例行且重複的任務，讓他們的技能更熟練精湛。例如移植幼苗、洗盆器、收納工具、摘去枯萎的花朵…等。
	身體耐力受限、減弱的精細動作及粗大動作技能	● 從事有目的的身體活動，例如：搬植物進入溫室及搬出溫室。
	溝通技能可能受損	● 當園藝治療師在口頭解釋操作步驟的時候，可以提供視覺的任務示範。 ● 提供任務中的視覺線索，以了解參與者的變化。
	低自尊 不適當的社交互動	● 在操作一段時間，讓參與者都很熟悉精通操作方式後，鼓勵參與者將自己所學的互相教導彼此。 ● 引導參與者到花園進行任務。給予參與者的行為和善的、堅定且前後一致的回應。
腦性麻痺（成人） Adults with Cerebral palsy	虛弱、肌肉僵硬且緊縮、活動範圍減少、精細動作技巧減少	● 透過抬高式植栽床的栽培鼓勵其獨立性。 ● 使其能夠使用花園工具，例如合適工具(adaptive tool)的應用。 ● 選擇耐受性較強健的植栽。 ● 將活動分級以符合個體的能力。例如：允許參與者有更多的時間來將一年生草花移植到花園。
	粗大或精細動作受限	● 讓工作場所是可及的、舒適的、且安全的。 ● 提供合適工具。
	溝通技能受限	● 當使用各種不同的溝通方法時，樹立耐心和創造力的典範。與個案分享植物們隱微地相互溝通，我們需要有耐心地來"看"它們正在溝通些什麼。
	視力受損	● 步道保持乾淨且直接到達。 ● 所有工具和資材必須留在視線可及處以及肢體可拿到的地方。

智能遲緩 Mental rerardation	對序列性和多個步驟的執行有困難	• 一次說明一個步驟，重複練習到熟練。 • 提供簡單明確的溝通。 • 給參與者多一點時間操作。 • 任務細分出的每個步驟，能提供視覺線索卡。
	容易受挫、生氣	• 重新調配個案到花園的任務。 • 建立期間性的獎勵以建立其信心。 • 頻繁的提供適當的讚揚。
	安全議題：低挫折忍受力，可能突然變得挑釁的	• 小心：在使用較尖銳的花園工具時，需要就近監督使用情形。
	無效的社交技能	• 型塑且鼓勵健康的社交技能，例如在團隊中工作、尊重場域、分享工具、禮貌溝通。

（改編自Haller & Capra, 2017）

發展障礙者的園藝治療議題與園藝治療的目的與目標

在園藝治療計畫中，發展障礙者的治療議題涵蓋了健康及身體發展、認知發展、溝通技巧、社會心理技能、以及自助技能的領域。在此更具體的列出適合藉由園藝治療處理的議題例如：專注在任務上、適合年齡的休閒活動、能夠遵循簡單和複雜的指示、適當的人際溝通技巧、改善或維持精細和粗大動作技巧。

發展障礙者的園藝治療目的與目標

領域Area	議題Issue	目的Goal	目標Objective
認知發展	專注在任務上	●個人能重複將已發根的插穗種入盆子中，持續15分鐘，總共五個循環	●在吵雜環境中，重複將已發根的插穗種入盆子中，持續5分鐘，連續五次活動課程。 ●在吵雜環境中，重複將已發根的插穗種入盆子中，持續10分鐘，連續五次活動課程。 ●在吵雜環境中，重複將已發根的插穗種入盆子中，持續15分鐘，連續五次活動課程。
自助技能&健康發展	適合年齡的休閒活動	●在七月的日常時間，能照顧住宿地方外的花園	●七月份的每周二和六都能花至少30分鐘整理花園裡的植栽。 ●七月份的每周一和三都能花20分鐘澆水 ●七月份的每周四和日能採收花園裡的蔬菜和花卉
認知發展	能夠遵循簡單和複雜的指示	●個人能獨立完成五個步驟的種苗移植程序，共連續三次	●在接收到完整指示後，個人會正確的填土到托盤裡，重複三次。 ●在接收到完整指示後，個人會正確的在填好土的托盤上，使用挖洞器挖洞，重複三次。 ●會正確的重複操作第一和第二步驟，連續三個循環。 ●在接收到完整指示後，能將苗床上的幼苗取出，重複三個循環。 ●在接收到完整指示後，能正確地將取出的幼苗移植入挖好洞的土盤裡。 ●能夠正確地依序操作所有學到的步驟，三個循環。 ●在接收到完整指示後，能為移植後的幼苗澆水，連續三個循環。 ●正確地依照順序操作以上所有步驟，三個循環。
溝通技巧&社會心理技能	適當的人際溝通技巧	●七月份每次1小時的植物課程中，能夠用適當的禮儀和他人溝通	●課程前15分鐘，個案能抑制：咒罵、打人、一直叫別人名字、大叫 ●課程前30分鐘，個案能抑制：咒罵、打人、一直叫別人名字、大叫 ●課程前45分鐘，個案能抑制：咒罵、打人、一直叫別人名字、大叫

身體發展	改善或維持精細和粗大動作技巧	• 個案能連續五天製作胸花，一天至少做一個	• 遵循口語和身體操作的指示，每天創造一個以上的胸花，持續五天

（改編自Simson & Straus, 1998）

符合治療目標的園藝活動調整方式

　　對發展障礙者進行園藝治療的活動操作時，必須注意以下幾點（整理自Simson & Straus, 1998）：

1.設立一個最可能達成所欲結果的場域。

2.建立自尊感是很重要的。

3.在複雜的園藝治療計畫中，例如移植一年生草花幼苗，從開始到完成需要許多步驟。但是再複雜的程序，都能夠拆解成一個一個的步驟，讓個案能簡化複雜的程序，更容易成功完成操作程序。藉由將複雜操作程序簡化成一個一個單一連續步驟的方法，特別適合在有程度差異的團體班級中，簡單明確的步驟指示，讓不論是能力好或較低的，都能跟上節奏。

4.在一個團體課程中，若有能力上的差異，園藝治療師也不見得要讓每個學員從頭到尾都操作，可以進行專業分工。例如：在有大批訂單時，能力較低的學員可以負責將土填滿在盆子內，能力較高的學員，可以負責將幼苗移植到填好土的盆子裡。如此一來，便能提高生產效能，也能各自在所負責的步驟中，更熟練的執行。

5.由於發展障礙者通常伴隨著行為上的問題，因此，在設計園藝治療操作場域的時候，必須特別注意是否不具備威脅且安全的。

6.個案若有嚴重認知缺陷時，通常缺乏進行抽象思考的能力，他們會直接聽到字面上的意義。例如：從花園採集了新鮮的花，帶回教室請個案「畫花」，一不留神，個案就拿畫筆畫在花的上面，而不是畫在圖畫紙上。因此，在園藝治療師口述的時候，要更具體地說出「把花的樣貌，畫在自己的圖畫紙上」。

園藝治療評估方式

　　針對發展障礙者的評估方式，觀察法是非常重要的，觀察參與者在園藝治療計畫中的細微變化並紀錄下來，做為日後參與者（個案）成效的見證。然而觀察計畫整體性可以由園藝治療師本身執行，或是機構中協助的教師來幫忙觀察。觀察園藝治療計畫執行整體性有以下幾項重點：

1.課程中每個參與者操作是否流暢，且是否有任何行為議題

2.場地設置是否合宜

3.有誰參與

4.外在影響(任何外在事物是否造成參與者分心）

　　除了觀察計畫整體性的進行之外，若有表格能夠紀錄每位參與者在各項目的中的表現，則更能清楚掌握參與者的狀況。依照不同的機構，通常所使用的評分表格不一，以下舉兩個評估表單作為範例。第一個表單，是針對團體課程中，參與學員的表現評量，所列出的幾項評估項目，最好能夠和每個參與者個人的目標有所關連，如此一來，更能回應到個人所欲增強的目標及目的。

日期：＿＿＿＿＿＿＿＿＿＿　　團體：＿＿＿＿＿＿＿＿＿＿＿＿＿＿＿

單元活動：＿＿＿＿＿＿＿＿

參與者姓名 評估項目						
遵循且回憶多個步驟指令						
能依照次序組織任務						
能看見且修正自己的錯誤						
和員工還有同儕有正向互動						
分享過往經驗/感受						
和他人合作						
願意參與整節課程						
適度的忍受挫折						
有足夠的動作技巧/協調性						
有足夠的肌力/肌耐力						
在少量協助下能自己完成任務						

備註：

＿＿＿＿＿＿＿＿＿＿＿＿＿＿＿＿＿＿＿＿＿＿＿＿＿＿＿＿＿＿＿＿＿＿＿

＿＿＿＿＿＿＿＿＿＿＿＿＿＿＿＿＿＿＿＿＿＿＿＿＿＿＿＿＿＿＿＿＿＿＿

＿＿＿＿＿＿＿＿＿＿＿＿＿＿＿＿＿＿＿＿＿＿＿＿＿＿＿＿＿＿＿＿＿＿＿

＿＿＿＿＿＿＿＿＿＿＿＿＿＿＿＿＿＿＿＿＿＿＿＿＿＿＿＿＿＿＿＿＿＿＿

＿＿＿＿＿＿＿＿＿＿＿＿＿＿＿＿＿＿＿＿＿＿＿＿＿＿＿＿＿＿＿＿＿＿＿

治療師簽名：＿＿＿＿＿＿＿＿　　日期：＿＿＿＿＿＿＿＿

（表格來源：S.Sieradzki for Deaconess Hospital of Cleveland貢獻於Haller & Capra, 2017）

姓名：＿＿＿＿＿＿＿＿

時間：＿＿＿＿＿＿＿＿

目的：增進個案扦插技能之精熟度

周次	目標	執行評量
第一周	能將剪下的彩葉草插穗扦插入填好土的黑軟盆中，十分鐘內至少完成3盆	X 0 1 2 3 4 5
第二周	能將剪下的彩葉草插穗扦插入填好土的黑軟盆中，十分鐘內至少完成至少3盆	X 0 1 2 3 4 5
第三周	能將剪下的彩葉草插穗扦插入填好土的黑軟盆中，十分鐘內至少完成至少6盆	X 0 1 2 3 4 5
第四周	能將剪下的彩葉草插穗扦插入填好土的黑軟盆中，十分鐘內至少完成至少6盆	X 0 1 2 3 4 5
第五周	能將剪下的彩葉草插穗扦插入填好土的黑軟盆中，十分鐘內至少完成至少10盆	X 0 1 2 3 4 5
第六周	能將剪下的彩葉草插穗扦插入填好土的黑軟盆中，十分鐘內至少完成至少10盆	X 0 1 2 3 4 5

備註：

X 代表缺席
0 代表無法執行　1代表在50%以上協助下完成　2代表在25-50%協助下完成
3 代表在25%以下協助下完成　4代表僅需口頭提示完成　5代表獨自完成

（表格來源： 翁晴韻 改編自育嬰院園藝療癒活動狀況量表）

個案故事

阿宏，今年30歲，在認識他的人們眼中，是一個很單純、老實、善良、聽話、有時調皮又愛和老師玩的學生。但若在一個陌生人眼中，他是一個患有智能遲緩重度的唐氏症者。阿宏從小在身心障礙機構裡生活，一直到成人18歲後，在機構內的職前訓練組別，每天進行工作訓練。工作訓練項目包含了： 園藝工作、打掃清潔、電腦課程。

還記得在2014年剛認識阿宏的時候，他不太說話，單詞量也很少，只會含糊地說「謝謝」、「你好」，還有幾個特定老師的名字。剛開始進行園藝治療的課程，阿宏會簡單的把土裝進去盆子裡，以及幫忙清理桌面垃圾、拖地、掃地、撿落葉等較單一的工作。因為剛開始，作者初次接觸發展障礙的參與者，且當時作者還沒到美國取得園藝治療師的認證，先是進一步的認識阿宏。了解阿宏是一位很樂意學習和幫忙的學生後，先是帶著他在一旁看著，也操作示範給阿宏看，讓阿宏有機會先熟悉基本的園藝工作。經過一段期間的跟著學習，阿宏可以把交付的單一工作做好，不過仍是沒辦法反應到下個步驟要做什麼。

2016年，作者到美國進修園藝治療認證課程，結束回台灣後，仍放不下在機構身心障礙的孩子們，回去繼續和阿宏他們班一起上課，也能將所學應運幫助在他們身上。我想到在學習過程中，園藝治療在發展上礙者上的應用及操作，很重要的設計要素：「工作分析」、「內隱記憶」。

於是，為阿宏設計一個最基本的工作訓練「播種」。

操作方法：

作者把播種這項園藝活動，藉由工作分析，拆解成五大步驟：準備工具→混土→裝土→播種→噴水。不僅將步驟清楚標示外，更藉由視覺結構化的圖片配合文字，進行視覺提示。在課程開始前，先拿著如圖示的播種步驟板子，跟大家講解一遍流程，然後，一個一個步驟的請大家操作，操作完一個步驟後才繼續往下走。課程的安排在每個禮拜一，持續操作了一年後，神奇的事情發生了。

一次我又再次拿出了「播種步驟板子」，請阿宏準備工具後，等待課程開始。第二個步驟開始…請同學們混土。作者看到阿宏動作神速，開始混土，混完土就開始把土裝到盆子裡，在把種子種進去，然後噴水。阿宏還沒等到園藝治療師的步驟指引，就能自己完成序列性的播種工作。一直到下次播種課程，一樣的，阿宏可以在準備完工具後，完成播種程序。

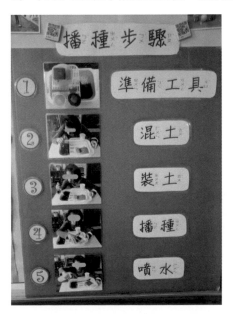

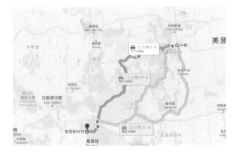

　　身為園藝治療師，當下看到阿宏的進步，真的只有非常感動能形容。不錯，他們不笨，他們只是慢飛天使。學習沒有我們快，但是，經過長時間且永不放棄的重複練習，讓這些動作都內化成內隱記憶，不用言語表達，身體已經記憶住了。當下，我就知道，這次回來已經實現了我的初衷，用我所學的幫助他們，即使時間再長，我們都不要放棄發展障礙的他們，我們永遠也不知道時間等淬鍊，會帶來如此豐碩的成果，一切的努力也都將開花結果。

備註：內隱記憶（implicit memory）

▶是一種不能察覺的記憶，是會影響個體想法與行為的知識，但卻是個體不需意識或加以知覺的一種記憶。藉由回憶之前的經驗以提升目前的工作表現，但在使用這些記憶時，個體並不意識正在回憶它們，在回憶過程中亦不需意識覺察正在使用記憶的狀態（不需回想）。

▶例如：鋼琴家彈奏樂曲時，並不特別記得是在何時或何地學會這首曲子的。同理，籃球選手也不認得是在何時何地精練過這些球技。

（資料來源：Sternberg & Sternberg, 2016）

參考文獻

中華民國唐氏症基金會(民108年6月23日)。認識唐寶寶。取自:http：//www. rocdown-syndrome.org.tw

張本聖、徐儷瑜、黃君瑜、古黃守廉、曾幼涵編譯(2017)。變態心理學 (修訂版二版)(原作者：AM Kring, GC Davison, JM Neale & SL Johnson)。臺北市：雙葉書廊。

Haller, R. L., & Capra, C. L. (2017). Horticultural therapy methods：connecting people and plants in health care, human services, and therapeutic programs (2nd ed.). Boca Raton, FL: CRC Press.

National Down's Syndrome Congress (1994). Facts about down's syndrome. Atlanta, GA：National down's syndrome congress.

Powers, Michel D., & Volkmar, F. (1989). Children with autism, a parent's guide. Rockville, MD：Woodbine House, 3-10, 57-61.

Sternberg, R. J., & Sternberg, K. (2016). Cognitive psychology：engage learning, Inc.

Simson, S., & Straus, M. (1998). Horticulture as therapy: principles and practice：CRC Press.

The National Association for Retarded Citizens (ARC). (1994). Employment of people with mental retardation. Arlington, TX：ARC.

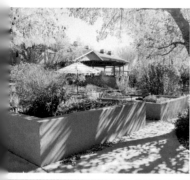
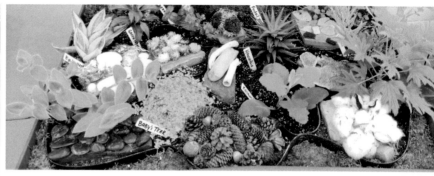

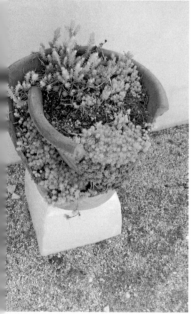

聚焦於園藝治療之

療癒庭園

Chapter 4

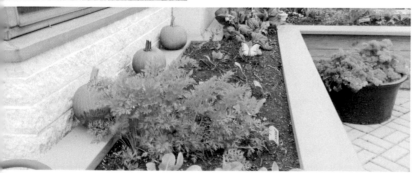
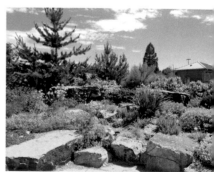

所見所學療癒庭園

「療癒庭園」究竟與「一般庭園」有何不同呢？這應該是眾人們廣泛存在的疑問。根據美國園藝治療協會（American Horticultural Therapy Association, AHTA）的定義，療癒庭園（healing gardens）是「以植物為主體的環境，包括綠色植物、花卉、水景和其他自然元素等，它們通常與醫院和其他照護機構有關。」

當一個庭園被機構設計作為療癒庭園時，基本上所有人都可以使用，且其設立宗旨乃在對大多數使用者產生正向的效益。因此，療癒庭園經常被設計成為一個讓個案、訪客及工作人員都可以從壓力中暫時撤退、躲避及緩和、喘息的地方，並且可依個人意願來使用（AHTA, 2007）。

療癒庭園的定義與類別

療癒庭園可以進一步區分成幾種特殊的種類，包括「治療性庭園」、「園藝治療庭園」以及「恢復性庭園（或復癒性庭園）」，在這些庭園類型中，可能某部分的意涵會有所重疊。

以下是美國園藝治療協會，針對這幾種特殊療癒庭園所設定的定義，讀者可以依此了解並判斷這些庭園的特性。

⣿ 治療性庭園（Therapeutic Gardens）

治療性庭園被設計作為治療計劃的一部份，例如職能治療、物理治療或園藝治療計劃等，並且可以被視為療癒庭園的一個子類別。

當庭園被設計成滿足特定使用者或族群需求時，便可以將庭園描述為治療性的庭園。治療性庭園旨在滿足個案的治療目標，並可提供園藝的和非園藝的活動（例如職能治療等）。

它是由跨部門或學科領域的專業團隊相互合作所設計的，治療性庭園可以是室內治療方案在戶外的延伸區域而獨立存在，或者，它也可以是更大的療癒庭園的一部分（AHTA, 2007）。

⣿ 園藝治療庭園
（Horticultural Therapy Gardens）

園藝治療庭園是一種治療性的庭園，它的設立宗旨在於滿足個案的治療目標，且以支持園藝方案或活動的進行為主要目的。園藝治療庭園的設計，主要是以讓個案能執行照顧庭園中的植物之方式來設計（AHTA, 2007）。

⠿ 恢復性庭園或復癒性庭園
（Restorative Gardens）

恢復性或復癒性庭園，可以是公共或私人的庭園，不一定與醫療照護機構相關。

這種類型的庭園，乃是利用大自然對人類具有從壓力中恢復的價值，提供有利於精神休息、減壓、情緒恢復和增強精神及身體能量的環境；人們在這樣的環境中，得以獲得大自然的療癒力。恢復性庭園的設計，偏重於使用者的心理、身體和社會性需求（AHTA, 2007）。

療癒庭園依訴求的主題、所在的照護機構屬性、以及使用者的特色等，因而有非常多的樣貌。由於本書以園藝治療為練功主題，因此在此以治療性庭園為主軸，說明治療性庭園的特色。

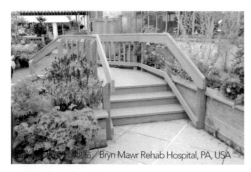

攝影／黃盛璘　地點／Bryn Mawr Rehab Hospital, PA, USA

治療性庭園中具有讓病患復健使用的設施。

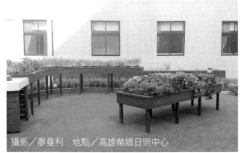

攝影／廖曼利　地點／高雄榮總日照中心

以支持園藝活動為主的園藝治療庭園。

治療性庭園的特色

　　為支持園藝治療活動進行的園藝治療庭園（horticultural therapy gardens），可說是屬於治療性庭園（therapeutic gardens）的一種。然而，一個庭園該有什麼特色，才可以被稱之為治療性庭園呢？

　　早在1993年時，美國園藝療法協會（AHTA）的工作小組即根據最佳的實踐經驗和以研究證據為基礎的設計原則提出了治療性庭園的特徵（AHTA, n.d.）。美國園藝治療協會認為治療性庭園（therapeutic gardens）應該有以下七點特色：

1　排定和已計畫好的活動 (Scheduled and Programmed Activities)

　　有園藝治療方案來引導和推廣庭園活動及體驗庭園的經驗，是最為理想的情況。然而，即使在設計給訪客被動或獨自享受使用的庭園裡，特殊的活動也能增加訪客的人數，而課程能鼓勵例行的花園工作，另外任何種類的宣傳廣告活動，都能使特殊族群、工作人員、個案或病患家屬及鄰近的社區居民更瞭解熟悉庭園（AHTA, n.d.）。

2 為促進可親近性而調整的特性 （Features Modified to Improve Accessibility）

庭園元素、特色和設備都經過精心的選擇或修改，盡可能提供無障礙的場所、活動和體驗。

治療性庭園環境的每一種調整或修改的目的，在於使庭園工作變得更容易，或是提供造訪者及庭園工作者較佳的園藝經驗，讓他們以自己的方式和自己的步調來觀賞，甚至對於研究植物、嗅聞植物、感受繁茂的庭園植物生長等都能變得更便利（AHTA, n.d.）。

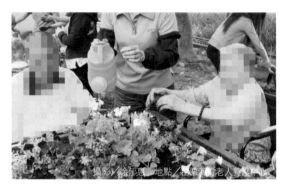

攝影／徐郁惠 地點／田寮河畔老人養護中心

特地為使用輪椅者量身訂做之抬高式花槽，使種植的工作更容易。

3 定義明確的周界 （Well Defined Perimeters）

庭園空間的邊緣和庭園內的特殊活動區域經常是被強調的，好將訪客的注意力和能量重新引導到庭園內的物件及展示的內容（AHTA, n.d.）。

4 豐富的植物和人與植物的互動
（A Profusion of Plants and People
／Plant Interactions）

治療性庭園將人們引導進入有計劃性且精設細作的戶外環境中，此環境有意識的提供恢復性、園藝教育和社會互動交換的功能，也被組織建構成為清楚易懂、青翠茂盛、以植物為主體的開放空間，並具有簡單的庭園路徑模式和工作地點，而庭園同時也能促進四季的感官刺激（AHTA, n.d.）。

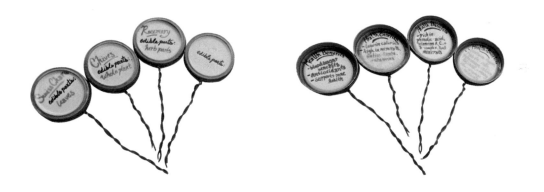

在作者實習的機構裡，個案協助創建並插立在療癒庭園的植物標籤。正面（左）標示植物名稱與可食部位，背面（右）標示對人體的益處。
（攝影：廖曼利／地點：Skyland Trail, Atlanta, GA, USA）

5　良善和支持的條件 （Benign and Supportive Conditions）

治療性庭園提供人們身體、心理上的安全感以及舒適的設施。避免使用潛在性有害的化學物質，如除草劑、肥料和殺蟲劑等，提供繁茂的植物遮蔭和其他保護性的設施，讓使用者感受舒適性，進而成為他們休息、避難的場所（AHTA, n.d.）。

6　通用設計 （Universal Design）

治療性庭園的設計，旨在為人們提供最廣範圍的便利性和使用性，具有讓所有年齡和各種能力的人都感覺實用和愉悅的景觀。庭園通常能刺激各種感官，包括記憶、聽覺、觸覺、嗅覺，有時候也包含味覺等，這些皆可作為庭園視覺愉悅體驗的替代品。在治療性庭園內，有最完整的人與植物的互動和體驗（AHTA, n.d.）。

7　可識別的地方特色營造 （Placemaking）

治療性庭園通常是簡單、統一和易於理解的地方。對庭園模式和庭園體驗的強烈認知，能增強花園的獨特性，成為服務對象特殊識別的場所。

地方營造是所有景觀設計工作中的一項重要策略。治療性庭園地方營造的重點，聚焦於讓訪客體驗與植物有關的美好感官享受、舒適性以及獨立自主的經驗（AHTA, n.d.）。

　　以上是美國園藝治療協會認為治療性庭園（therapeutic gardens）的幾項主要特徵。事實上，療癒庭園的定義更廣，種類也更為多樣，同時會依使用個案類別不同，療癒庭園或治療性庭園有更特殊或細緻的特點。例如在精神療養機構裡，可能在庭園的某些角落會特別使用視覺或嗅覺放鬆的刺激，某些角落的設計則是促進社會的互動；而在失智照護機構中，則路徑、顏色、陰影與標誌特徵等，會成為療癒庭園設計的特別考量事項。

　　由於本書聚焦於園藝治療，因此以支持園藝活動進行的園藝治療庭園為主軸，在下一節將會說明，適合操作園藝治療之療癒庭園之組成要素。

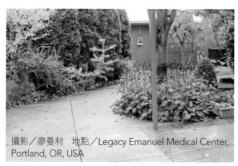

攝影／廖曼利　地點／Legacy Emanuel Medical Center, Portland, OR, USA

美國波特蘭的Legacy Emanuel Medical Center裡的庭園步道寬闊平坦、易於行走。

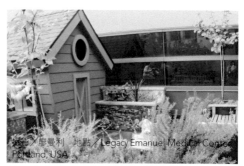

攝影／廖曼利　地點／Legacy Emanuel Medical Center, Portland, USA

美國波特蘭Legacy Emanuel Medical Center營造特殊的兒童庭園角落。

參考文獻

American Horticultural Therapy Association.（2007）. Definitionsand Positions. From：https：//ahta.memberclicks.net/assets/docs/definitions%20 and %20 positions%20final%206.17.pdf

American Horticultural Therapy Association.（n.d.）. Therapeutic Garden Characteristics. Retrieved May 20, 2019, from https：//www.ahta.org/assets/docs/therapeuticgardencharacteristics_ahtareprintpermission.pdf

適合操作園藝治療之療癒庭園組成要素

　　美國知名的建築與景觀學教授Clare Cooper Marcus，與擅長規劃設計花園的景觀工程師Marni Barnes，在他們合作撰寫的「Healing Gardens：Therapeutic Benefits and Design Recommendations」（中文書名譯為《益康花園：理論與實務》）一書中提及，療癒花園（healing garden）是指各種花園的特性，能加快壓力下的復原，及其他對病人、訪問者、員工的正面效果。

　　書中更針對不同醫院機構，例如急性照護醫院、精神醫院、護理之家、安寧療護機構內的療癒庭園等進行案例分析後，歸納出運用在不同類型使用者上的設計準則，以發揮療癒庭園的正面效果。由此可知，療癒庭園的設計準則，會依使用者類別的差異以及其需求之異同，設計準則也有所不同。

　　無論我們的「使用對象」是誰，勢必要先「使用」，才有機會在庭園內得到療癒的正面效果。這個「使用」，可以是藉由簡單的「觀賞」，或是讓使用者「親近」、「探索」、「自我療癒」，更可以是有目的的「園藝治療」活動，讓使用者在療癒庭園內得到加乘的正面效果。

　　如何讓使用者更容易在療癒庭園內操作園藝治療活動，是我們園藝治療師所著重的議題。當我們帶著參加園藝治療活動的參與者，進到療癒庭園時，期望這個庭園是容易接近的（accessible）、種植起來是舒適且容易的、環境是安全的。對於適合操作園藝治療的療癒庭園，其重要的組成元素在於「鋪面」、「可及性」、「植栽」、「合適工具」。

⸭ 一、鋪面（Paving）

（1）易進入的（Approachable）

　　若行動有困難者，一般有高低差的入口處，得需要他人協助才能進入，無法獨自進出。藉由經過設計後的無障礙坡道，讓使用者更能輕易進出花園。輪椅使用者進入有微緩坡道或平緩路徑的花園，可以獨立自主進出，但太過陡的坡道會使得輪椅使用者無法自行推進。建議合適的坡道坡度（高度：水平長度）應在「1：20」或「小於1：20」。也就是說，每20英尺（約6公尺）的步行路面，路面升起不得多於1英尺（約0.3公尺）高，示意圖如下：

Ramp Gradients - 6m Length

1：20 - 30cm over 6m

（圖片來源：https：//theamcm.wordpress.com/2012/04/01/ramps-slopes-gradients-inclines-and-levels/）

　　內政部在建築無障礙設施設計規範中，所訂定的無障礙坡道之坡度（高度與水平長度之比）不得大於1：12；高低差小於20公分者，其坡度得酌予放寬，惟不得超過下表規定。

高低差	20公分以下	5公分	3公分以下
坡度	1：10	1：5	1：2

　　倘若輪椅使用者為年長者，手臂肌肉力量較不足，建議在坡道旁設計扶把，或是在過長的坡道中設置平台，如此一來，可以短暫停留緩和片刻。

（2）路徑寬度（Path Width）

　　一般成人肩膀寬度約52公分，走道大約需要76-90公分寬。一般行走、輪椅、手推車的單方向移動，至少路徑寬度要90公分。

　　針對輪椅使用者來說，路徑的寬度甚為重要，一般輪椅寬度在53至68公分，如果寬度只有90公分的路徑，是足夠單向行駛沒錯，但是要在不倒退的前提下進行轉彎，需要121公分的路徑寬才能讓輪椅使用者行90度轉彎，152公分路徑寬則可180度轉彎。（Rothert, 1994）

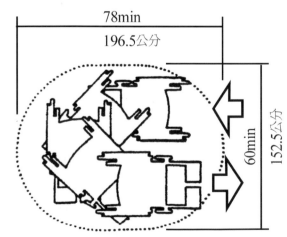

（圖片來源：American national Standards, U.S. Government Publication）

（3）鋪面材料選用（Path Material）

　　鋪面材料的選擇，一樣需要考量主要使用的對象，每種不同的鋪面材料都各自具有優缺點——針對輪椅使用者，鋪面材料的需求應具有堅固、平穩、具摩擦力等特性；若是助行器或拐杖使用者，在草坪上助行器和拐杖容易插入土裡失衡，也不易拔出來，但是對於兒童來說，使用草地鋪面相較下卻更安全。

　　因此，以下整理各類常見鋪面材料優缺點。當然不僅止於以下材料可選擇，市面上一直持續有新的鋪面材料問世，也可以多參考綜合考量後，選擇對使用者最恰當的材料。

鋪面材料	優點	缺點
砂礫(gravel)	價格可接受、具摩擦力	需注意避免大顆粒的沙礫，否則表面平滑反而易滑倒

鋪面材料	優點	缺點
混凝土(concrete) 	維護費用低、平穩、堅固、適合能走動的人及輪椅或助行器	價格較高
木屑(wood chips) 	有彈性、價格較便宜、吸引人、適合能走動的人	不適合輪椅和助行器、潮溼氣候中很快腐爛

鋪面材料	優點	缺點
磚塊(brick) 	具有迷人特色、堅固	價格高、難安裝、若磚塊連接處用沙填空,容易散落在磚塊表面,造成滑倒的危機
柏油(asphalt) 	維護費用低	高溫易吸熱、容易被樹根破壞鋪面結構
草地(grass) 	吸引人的、具降溫效果、適合兒童活動	需要維護、太柔軟不適合輪椅和助行器、維護費用較高

(改寫整理自Rothert, 1994; 圖片來源:翁晴韻)

（4）邊緣（Edge）

通常邊緣蜿蜒的路徑設計會比尖角度的設計來得容易使用，而邊緣的引導，可以有效避免輪椅、拐杖、助行器等使用者超出路徑邊緣，或是策略性運用擺置座椅或長椅，不僅可以當作邊緣的引導，更能方便使用者在庭園裡駐足休息。

針對非臥床能自行在庭園裡行走的使用者，例如年長者，路徑邊緣設置扶把設施，能讓他們在行走過程中更為安全。

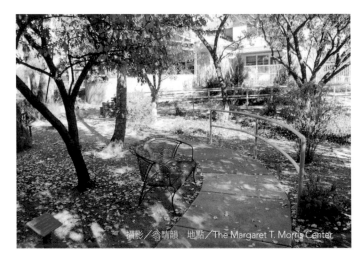

攝影／翁晴韻　地點／The Margaret T. Morris Center

有座椅及扶把作為道路邊緣引導元素。

⠶ 二、可及性（Accessibility）

典型的地面庭園大多為數個長排型的，或是為了景觀美化設計成大塊狀的栽植區組成，但對於彎腰困難的年長者、輪椅使用者或其他殘疾者，要彎腰或蹲在地上操作種植有困難且不舒適。於是，我們開始思考，應該如何讓種植變得輕鬆簡單，才能發揮療癒庭園的最大效果？

　　既然在地面種植有困難，那就把栽種區拉高到適當高度；既然栽植區太遠無法觸及，那就把栽植區寬度縮到適當距離；既然蹲著或彎腰有困難，那我們就坐著種植吧！為了滿足上述需求因而出現了「抬高式植栽床」，讓一切都變得可及、可親近、可使用！Rothert於1994出版之Enabling Garden一書中提及抬高式植栽床（raised bed）在設計上具備以下重點要素：

（1）抬高式植栽床長度

　　建議最長不超過3公尺，假使長度過長，從頭到尾來回一趟或是從植栽床的一側繞到對側，很有可能就把精力消耗完了，不如縮短距離，把精力花費在體驗栽種上比較實際。

　　若是有輪椅或助行器使用者，在植栽床周圍留下至少1公尺的空間，若在兩個植栽床中間，則須留有1.5公尺的距離，讓輪椅使用者方便轉彎。

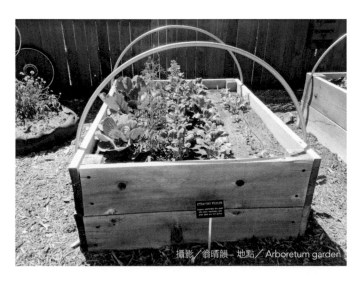

攝影／翁晴韻　地點／Arboretum garden

適當長度的植栽床，更方便使用者管理植栽床裡的植物。

（2）抬高式植栽床高度

對一般多數人而言，適合的植栽床高度介於15-30公分。當使用者的手臂有困難，或是個子很高的人，或是無法久站需要坐著種植的人，或是輪椅使用者，植栽床的高度比較適合設定在45-76公分。同樣的，植栽床的高度仍取決於庭園的使用對象，但以「讓使用者舒適的種植」為不變原則。

除了植栽床本身的高度外，別忘了我們選擇種植的植物特性，如果在75分高的植栽床種玉米，等到採收那天玉米的成株可能已達2公尺，再加上75公分的植栽床高度，恐怕真的要爬梯子採收了呢！

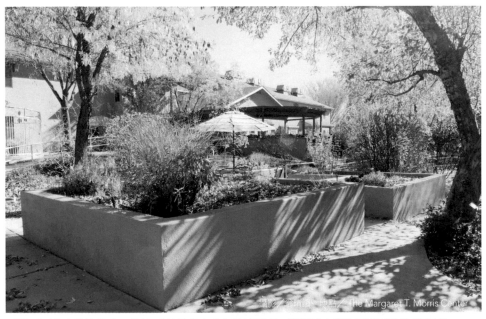

攝影／郭毓仁　地點／The Margaret T. Morris Center

兩種不同高度的植栽床，依使用者的高度或坐輪椅與否，選擇適合操作園藝活動的植栽床。

（3）抬高式植栽床寬度

　　若只有單邊操作，植栽床要能夠在手臂可觸及的栽種距離，大約60公分（2英尺），如果是雙邊植栽床都能栽種的話則是120公分（4英尺）。還有更簡單的測量方式，就是打直一隻手臂從腋窩到手指的長度，大約就是最容易在植栽床種植的寬度。

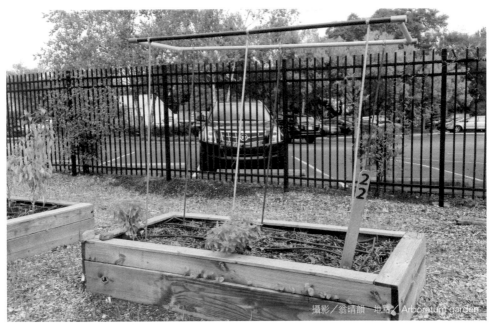

攝影／翁晴韻　地點／Arboretum garden

適當的植栽床寬度，更能以身體不吃力的方式接觸到植栽床內的植物。

　　除了植栽床之外，也可以利用其他多樣化的容器（variety containers）、垂直庭園（vertical garden）來達到療癒庭園可及性的要素。多樣化的容器例如：擺在地面上的栽植容器、懸吊式的盆栽、窗邊栽植箱等。或是垂直庭園，在地面栽種攀藤類植物，利用柵欄支撐，或是垂直綠牆，都能讓栽種更容易。

⠞ 三、植栽（Plant）

　　以可操作園藝治療為目的的療癒庭園，在選擇植物材料上，需要考量以下幾個面向：

（1）安全性（Safety）

　　安全性的考量尤其針對使用者為失智症或是兒童，為避免在不曉得該植物是否具毒性的情況下誤食，輕則作嘔、重則致命。因此，選擇療癒庭園栽種的植物種類時應再三確認，以避免吃到有毒的植物。下表取材於美國Aggie園藝網站，列舉出常見之有毒植物供參考。

　　除了植物是否具毒性為安全性的優先考量之外，部份多肉植物的刺時常比尖的葉緣來得更容易刺傷人。但並不代表完全不能栽種尖的或有刺的植物，只是在栽種配置上可以選擇較難接近的地方，譬如花園內部靠牆無法輕易進入處。

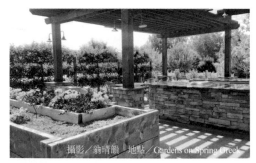

可食庭園設置抬高式植栽床，讓使用者不用彎腰就可以採收最新鮮的蔬菜，旁邊就有烹煮區，現採現吃。

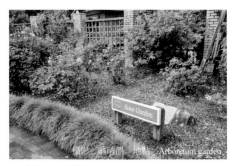

玫瑰花園栽種滿各個品種的玫瑰，以玫瑰為主軸增添其故事性。

植物名稱	有毒部位	症狀
風信子 Hyacinth 水仙 Narcissus 黃水仙 Daffodil	球莖	作嘔、嘔吐、腹瀉、可能致命的
夾竹桃 Oleander	葉、枝	劇毒、影響心臟、產生嚴重消化不良甚至死亡
孤挺花 Amaryllis	鱗莖	噁心、嘔吐、腹瀉
聖誕紅 Poinsettia	莖、葉白色汁液	皮膚過敏、紅腫、潰爛。誤食嘔吐、腹痛、甚至致命
黃金葛 Pothos	汁液	皮膚紅癢、誤食導致喉嚨疼痛
黛粉葉 Dieffenbachia （Dumb Cane） 姑婆芋 Elephant Ear	全株	劇烈灼燒刺激嘴巴和舌頭、若舌頭脹起阻擋呼吸道可能造成死亡
雞母珠 Rosary Pea 蓖麻 Castor Bean	種子	致命的、咀嚼服用一顆到兩顆雞母株種子即可能造成身亡、蓖麻種子對成人有接近致死劑量
飛燕草 Larkspur	幼株、種子	消化不良、神經激動、憂鬱、可能致命的
附子草 Monkshood	新鮮的根	消化不良和神經激動
秋水仙 Autumn Crocus 伯利恆之星 Star of Bethlehem	球莖	嘔吐、神經激動
鈴蘭（風鈴草） Lily-of-the-Valley	葉、花	不規律的心跳和脈搏、通常伴隨消化不良精神錯亂
鳶尾 Iris	地面下的莖	嚴重的消化不良

植物名稱	有毒部位	症狀
毛地黃 Foxglove	葉	大量則會導致嚴重的不規律心跳和脈搏，通常消化不良和精神錯亂。可能致命的
荷包牡丹 Bleeding Heart	葉、根	大量可能具有毒性、已證實對牛是致命的
大黃 Rhubarb	葉片	致命的 大量生的或煮過的葉子會造成抽蓄、昏迷，接著死亡
月桂樹 Daphne	漿果	致命的。少數量的漿果會讓兒童致命
虞美人 Poppy	全株、果實	中樞神經系統中毒，嚴重可能致命
常春藤 Ivy	果實、葉、種子	誤食引起腹痛、腹瀉。嚴重可能腸胃炎、呼吸困難
紫藤 Wisteria	種子、豆莢	中度到嚴重的消化不良
金鍊樹（阿勃勒）Golden Chain	莢膜	嚴重中毒、興奮、搖晃欲倒的、抽蓄、昏迷，可能致命的
杜鵑 Azalea	全株	致命的、產生作嘔、嘔吐、憂鬱、呼吸困難、虛脫及昏迷
茉莉 Jasmine	漿果	致命的、消化障礙及神經徵狀
馬纓丹 Lantana Camara（Red Sage）	綠色漿果、枝、葉	致命的、影響肺、腎臟、心臟，和神經系統

植物名稱	有毒部位	症狀
野生及栽培櫻桃 Wild and cultivated cherries	枝條、葉	致命的、食用時會釋放氰化物。喘氣、刺激、虛脫
橡樹 Oaks	葉、橡實	影響腎臟、幾天後才會出現症狀。大量會造成中毒
刺槐 Black Locust	樹皮、苗、葉	兒童在咀嚼樹皮和種子後，會產生作嘔、虛弱、憂鬱
毒堇（水鐵杉）Water Hemlock	全株	致命的、激烈的抽蓄

　　而台灣也已經有一些書籍或資料記載本地常見的有毒植物，建議讀者可自行參考，增加植物使用的相關知識。

（2）生長特性（Growth Characteristics）

　　植物的型態，包含大小、形式、顏色等皆能展現植物的特色，有時候我們選擇的植物是因為特別新奇，可能植物本身的尺寸大小、花朵特別大或特別小、外觀特別奇特、顏色鮮豔，種種特殊之處都讓走進花園的人體驗到驚喜感。

（3）栽種需求（Cultural Needs）

　　每一種植物適合的栽培環境都不一樣，如果栽種地點曬不太到陽光，我們就不會選擇需要全日照的植物種類；相反地，如果地點是日照豐富的地方，選擇需要全日照的植物也相對更適宜。

（4）有用（Usefulness）

植栽選擇具有五感刺激特性的，更能夠藉由人的感受拉近人與植物之間的連結。像是摸起來毛茸茸的到手香葉片（觸覺、嗅覺）、風吹過樹葉的聲音（聽覺）、可以做成青醬吃的羅勒（味覺）、撲鼻而來的桂花香（嗅覺）、放眼望去的花海（視覺）等，具有五感刺激的植物，在園藝治療課程中都是非常實用的植物材料！

（5）趣味性（Interest）

藉由植物的選擇來增加趣味性，讓使用者不僅只是來到一個庭園，而是覺得Wow！這個庭園很好玩而且有趣。不妨試試看在療癒庭園內，區分出不同的植物主題庭園，為每個主題增添故事性。

像是「pizza 庭園」種滿pizza 上會出現的，羅勒、番茄、青椒、花椰菜⋯等、或是「下午茶庭園」種些能泡花草茶的植物，玫瑰花、芳香萬壽菊、薄荷、檸檬香蜂草⋯等、或是發揮創意栽種具有台灣特色的「淨身庭園」，艾草、芙蓉、蒼浦、秣草⋯等具有民間避邪效果的植物。

⠣ 四、合適工具（Adaptive Tool）

合適工具的選擇考量，重點在於身體或肢體的能力，以及選擇前清楚評估身體能做到什麼？不能做到什麼？進而選擇適合的合適工具。當身體不能做到的動作，藉由輔助工具讓不能變成能，克服了肢體上的限制，人人都能盡情栽種，並且事半功倍達到療癒的效益。因此，這類型的合適工具（adaptive tool），也被稱為「賦予能力的工具（enabling tool）」。

（1）保護類（Protection）

針對下肢可以跪的使用者，簡單的護膝墊或泡棉墊子都能減輕膝蓋的負擔。

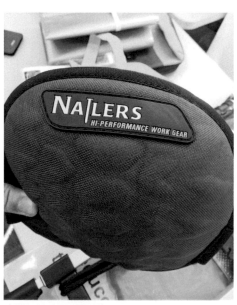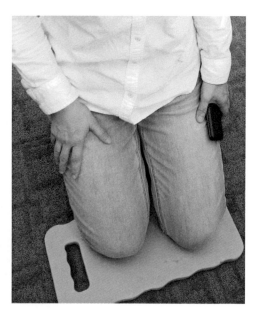

（攝影／翁晴韻、廖曼利）

（2）抓握類（Grip）

　　使用者不僅是一般人可以更有效率的操作園藝活動，其他像是關節炎、風濕性關節炎、腕管綜合症、手部功能障礙的使用者等，假使手腕彎曲有困難，能藉著經過特殊設計的合適工具，有更好的槓桿原理改善抓握及減少手腕彎曲的機會，讓腕關節處更輕鬆且舒適的操作園藝活動。

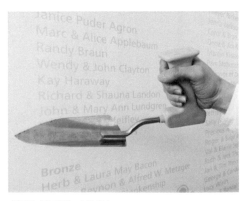

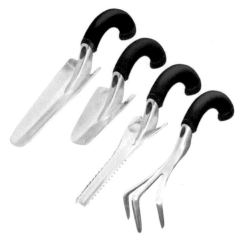

（https：//www.radiusgarden.com）

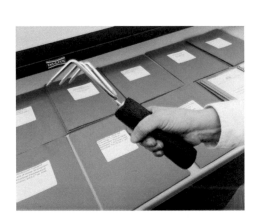

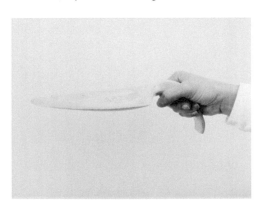

（攝影／翁晴韻、廖曼利）

（3）延伸觸及類（Extend Reach）

延伸長度，來幫助處理較遠或因肢體限制無法觸及的部分，此延伸觸及類的合適工具，不論是用購買的，或是自己製作延伸長度，延長的工具重量不能太重，否則手部得更吃力造成反效果。

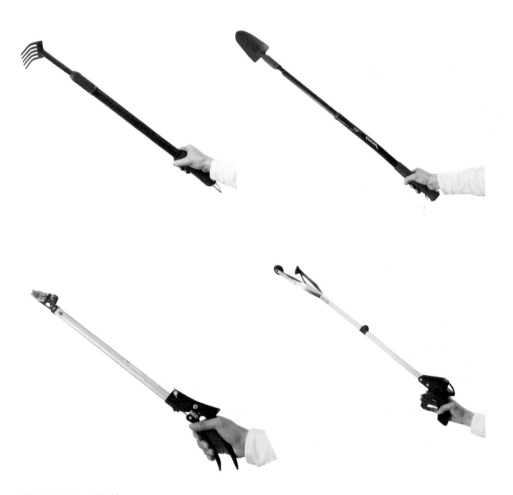

（攝影／翁晴韻、廖曼利）

（4）防止彎腰（Prevent Bend）

上述提到藉由庭園的設計，能夠將地平面的栽種區提升到適合栽種高度的植栽床（raised bed），但若沒有這樣的植栽床，想接近在地平面的植栽區，又沒辦法半蹲的時候，藉由跪凳（kneeling bench），雙手放在兩側的鐵框架支撐身體重量，再慢慢地跪在凳上，就能夠更輕易的接近植栽區從事園藝活動。從事完園藝活動後，一樣的將手撐住兩側鐵架處，起身較不費力。反過來凳面朝上，便是一張矮凳子，可以坐在上面休息。

如果不想跪著或彎腰，也可以選擇 Scoot-n-Do，能夠讓使用者坐在上面操作園藝。另外，藉由有通道的管子，可以不用彎腰、蹲、或跪著播種，只需要站著或坐在輪椅上，將種子放入洞孔，自然就會掉到土裡，也可以完成播種。

「合適工具（adaptive tool）」不僅是繞過了因為肢體「不能」的受限，發揮使用者本身具備的能力，變成「能」更舒適的使用工具之外，更是讓使用者在操作園藝治療活動的過程中，減少他人協助的重要角色。當使用者能夠利用「合適工具」，靠自己的力量操作、栽種、完成課程，這些靠自己做到的那一份成就感及自我肯定，才是「合適工具」背後的真正意義。

參考文獻

Adil, J. R. (1994). Accessible gardening for people with physical disabilities：A guide to methods, tools, and plants: Woodbine House Bethesda (MD).

Aggie Horticulture (2019). Poisonous Plants. Retrieved June 26, 2019, from https：//aggie-horticulture.tamu.edu/earthkind/landscape/poisonous-plants-resources/

Cooper-Marcus, C. and Barnes, M.(1999). Healing gardens：Therapeutic benefits and design recommendations：John Wiley.

Rothert, G. (1994). The enabling garden：Creating barrier-free gardens：Taylor Publishing Company.

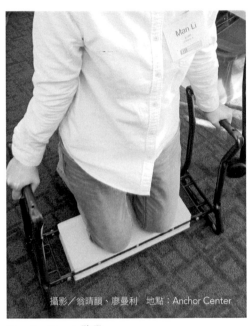

攝影／翁晴韻、廖曼利　地點：Anchor Center

Kneeling Bench 跪凳。

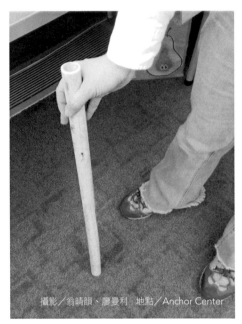

攝影／翁晴韻、廖曼利　地點／Anchor Center

播種管免彎腰或蹲下即可播種。

美國園藝治療庭園案例

1

失智者的記憶照護
Margaret T. Morris Center（MTM）

一、機構簡介

位於亞利桑那州北部的Margaret T. Morris Center，成立於1999年，至今（2019年）已擁有長達20年的歷史。這裡將環境設置成溫暖且有家的感覺，提供社區生活的協助，並致力於阿茲海默症、失智症、記憶喪失者的記憶照護。

Margaret T. Morris Center由成人照護服務組織（Adult Care Services, ACS）經營管理，成人照護中心是一個私立非營利組織，運作主要仰賴各界的慷慨捐款。成人照護服務組織（ACS）以人為本，榮譽及尊敬每位獨特的個體，專注在每個人的個人成長背景，以及個人偏好，相信每位接受成人照護服務組織（ACS）服務的人，都擁有享受最好生活品質的權利。

成人照護服務組織（ACS）不僅視服務對象為服務重點，更延伸服務所有組織內的工作同仁、參訪者、志工等，因為對組織而言，所有參與其中的人們，都是組織最感謝的夥伴。

DATA

■服務宗旨：

品質照護、品質服務、品質生活

■位置：

美國亞利桑那州，普雷斯科特（Prescott, AZ）

■發展歷史：

創始者Susan J. Rheem於1982年離開原本穩定的工作，在普雷斯科特成立了成人照護服務組織（Adult Care Services, ACS）。1984年，在私人基金會和社區的支持下，Susan正式讓私立非營利組織成人照護服務組織管理日間照護中心。美國最高法院首位女性大法官Sandra Day O'Connor更曾為普雷斯科特日間中心執行了動工儀式。

1984年，Susan開始和退伍軍人管理局（Veterans Margaret T. Administration, VA）合作，致力於國家和州層級發展最初形式的退伍軍人日間照護服務。在Susan和成人照護服務組織的努力下，普雷斯科特照護中心成為退伍軍人照護中心的首選之一。

1994年，成人照護服務組織（ACS）接收來自Robert Wood Johnson的資金，參與了由醫學大學的醫生Burton Reifler的受訓計畫，教育成人照護中心如何照顧失智者，以及建立健康照護服務的模式。

1988年ACS在普雷斯科特山谷（Prescott Valley）成立第二間成人日間中心，為紀念創始人Susan，於ACS成立滿三十週年時，將第二間成人日間中心命名為The Susan J. Rheem Adult Day Center，而第一間成立的中心為Margaret T. Morris Center。

二、使用者分析

　　Margaret T. Morris Center（MTM）主要提供居住型的照護服務，對象包含阿茲海默症者、失智症者、記憶喪失長者。除了服務對象為主要使用者之外，也時常能看見MTM中心的照護工作人員、住民的家屬、訪客、志工在療癒庭園中散步。

■使用者需求：

1 ｜ 阿茲海默症者、失智症者、記憶喪失長者，對於空間和時間的定向能力有障礙，時常會找不到回家的路，在花園中迷路。因此，療癒庭園中的步道設計需簡單，避免迷宮式的步道設計。

2 ｜ 注重療癒庭園的安全性，庭園需要有安全柵欄，若有門通往機構外，需要設置安全鎖以避免長者走失。

3 ｜ 有一半爺爺奶奶們是輪椅使用者，因此，療癒庭園的可及性和步道鋪面的設計都要特別注意。

4 ｜ 針對能步行的爺爺奶奶們，雖然能自行行走，但因肌肉衰退不希望在行走過程中體力不支而跌倒，因此，步道旁是否有扶把？是否有設置座椅休憩？皆是年長者在使用療癒庭園時的需求要素。

5 ｜ 療癒庭園內，若有和爺爺奶奶們過往經驗能相互連結的元素，能幫助記憶喪失的爺爺奶奶們回憶。

三、療癒庭園特色

　　Margaret T. Morris Center（MTM）的療癒庭園位於建築物正後方，從後方大門打開後，緊連的是有遮蔭棚的半開放式園藝治療操作區域，此操作區域為半開放式，可環視整個療癒庭園，花檯旁也種滿了玫瑰、季節性草花。天氣涼爽時，園藝治療師經常會在此區域進行園藝治療活動。

　　半開放式園藝治療操作區域的兩側，有無障礙坡道通往療癒庭園，兩條步道互相連通，因此，不論從哪一側進入療癒庭園，皆可從另一側返回機構後門。

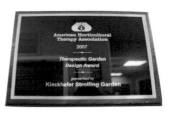

2007 年榮獲美國園藝治療協會（AHTA）的療癒庭園設計獎。
攝影／翁晴韻

　　我們可以從以下幾個面向確認，該療癒庭園是否符合療癒庭園之組成要素：

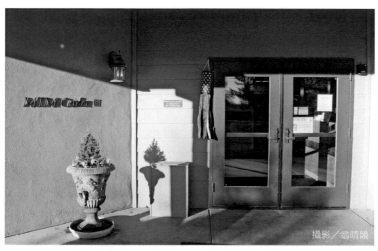

攝影／翁晴韻

Margaret T. Morris Center 正門

療癒庭園是否符合療癒庭園之組成要素：

1. 鋪面——易進入性

　　從機構主要建築物的後方大門，到半開放式的園藝治療操作區域，接著進入療癒庭園的和緩坡道。不論是步行、拄著助行器、或使用輪椅的爺爺奶奶們，都能夠自如地進出療癒庭園，整個鋪面的設計沒有高低差別，對輪椅使用者特別友善。連接療癒庭園的步道有坡度，對於肌肉較無力的爺爺奶奶們，坡道旁設置的扶把能在行動過程中作為輔助。

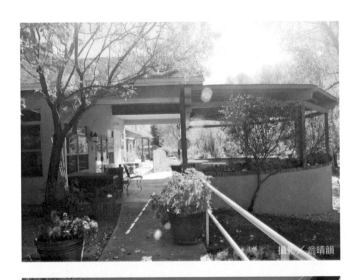

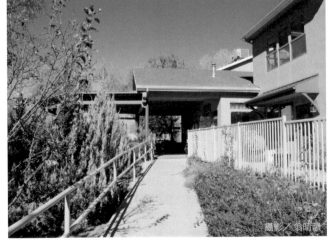

Margaret T. Morris Center 的療癒庭園，由建築物後方的半開放式園藝治療操作區域，延伸左右兩側通往療癒庭園的步道。

2. 鋪面——邊緣

　　步道邊緣設有扶把，仔細一看，扶把設計了兩種高度非常貼心，高的扶把能讓步行或使用助行器的爺爺奶奶們使用，較低的扶把則對於輪椅使用者相對容易扶握。

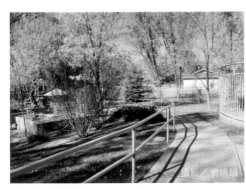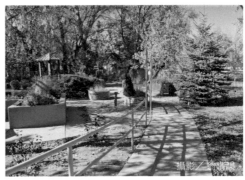

　　步道邊緣除了扶把之外，也有幾座休憩座椅的設置，當爺爺奶奶走累了，便能在座椅上休息片刻。此療癒庭園內的座椅包含有沙發軟墊及抱枕的座椅、石頭製的座椅以及鐵製座椅，這些不同形式的座椅為療癒庭園增添不少趣味性，並提供不同的選擇。

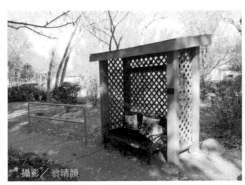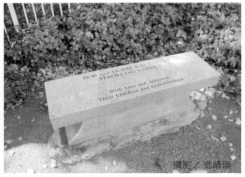

3. 可及性─植栽床

　　Margaret T. Morris Center（MTM）療癒庭園內可見不同高度的植栽床，目的是讓不同使用者有不同的選擇。舉例而言，坐輪椅的爺爺奶奶在較低的植栽床栽種植物，會比在較高植栽床需要抬高手臂來得更舒適些。從照片中也能發現，植栽床的水泥邊緣設計，寬度是一般成人能夠坐在上面的尺寸，因此，對於久站會累的爺爺奶奶們，植栽床邊緣設計能稍作休息，減輕使用者的勞累。

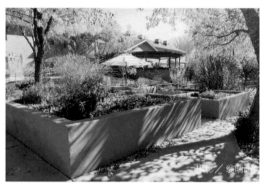

攝影／翁晴韻

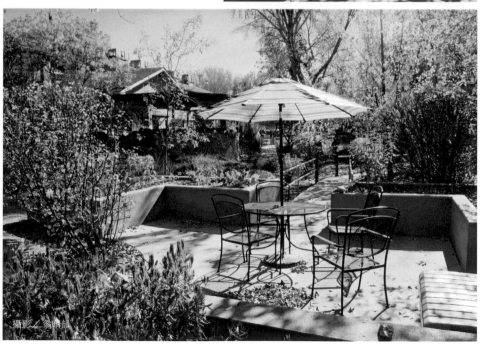

攝影／翁晴韻

4. 植栽──有用

　　療癒庭園內栽種著許多能刺激五感的植物，像是藉由搓揉天竺葵葉片，除了能感受葉子毛絨絨的觸感外，葉片經搓揉更是散發出淡淡的玫瑰芳香；或是尺寸雖迷你的蘭花卻有著濃郁的香氣；圓潤鮮紅的番茄，讓爺爺奶奶們都自告奮勇想要幫忙採收呢！

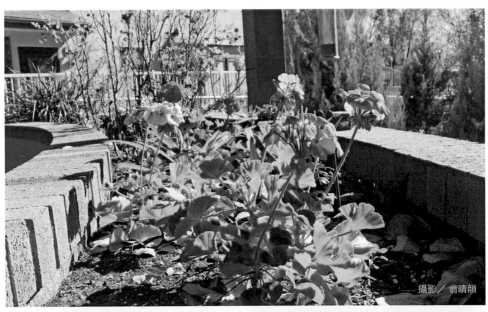

攝影／翁晴韻

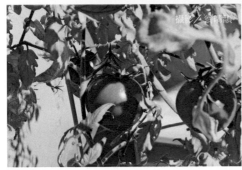

攝影／翁晴韻

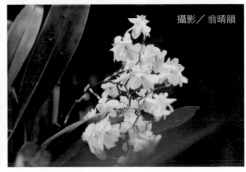

攝影／翁晴韻

5. 趣味性

　　Margaret T. Morris Center（MTM）的療癒庭園內多處可見水景，包含小型的噴泉、水池、以及石片形式的流水。還記得當初在此處實習時，指導人園藝治療師Pam和我分享的一個小故事——有次她推著坐輪椅的奶奶到水池旁，奶奶突然開始流眼淚，Pam關心奶奶為什麼突然哭泣呢？奶奶說，因為想到小時候家裡也有一個小池塘，憶起和家人相處的回憶。這位奶奶雖然患有失智症，但因為療癒庭園的場景觸動回憶，當下讓奶奶能夠清楚地描述出過往的記憶，實在讓園藝治療師非常感動。

　　除了水景之外，還有可愛的兒童銅像，為療癒庭園增添活潑感及趣味性。以及一個圓形裝滿白沙的禪庭園（Zen Garden），上面吊著一隻可以在白沙上畫圈的筆，充滿日式禪庭園的意象，也讓爺爺奶奶藉由在白沙畫圈得到心靈上的平靜。

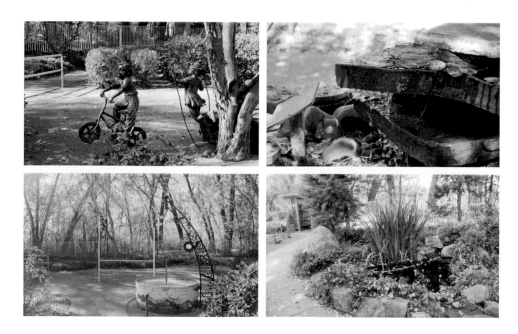

學習memo

易親近且具安全性

　　初訪Margaret T. Morris Center（MTM）的療癒庭園，就深深被設計的貼心給感動。此療癒庭園不僅有半開放式的園藝治療操作區域、易進入的療癒庭園、數個植栽床，以及有趣的水景設施。更重要的是，Margaret T. Morris Center（MTM）的療癒庭園讓使用者非常容易親近，爺爺奶奶們也都能自在的在庭園內觀賞、行動以及進行園藝治療活動。步道的設計也讓失智症者、阿茲海默症者、記憶喪失者，簡單就能找到回去機構的路，路程中也有扶把輔助，以及座椅供休憩。庭園的外圍有柵欄圍著，能避免爺爺奶奶走到外面造成安全性的問題。

　　唯一可惜的是，普雷斯科特的冬季氣候大致在零下5-10幾度之間，遇到下雪時，植栽可能無法越冬，因此，冬天過後療癒庭園需要更多人力來維護整頓。除此之外，Margaret T. Morris Center（MTM）的庭園設計對於使用者而言非常符合需求，也名符其實獲得美國園藝治療協會頒發的2017年療癒庭園設計獎。

　　回想在實習期間，只要主動詢問爺爺奶奶：「想不想和我一同到庭園走走呀？」爺爺奶奶們都會開心的答應呢！我們時常一起到療癒庭園漫步、曬曬太陽，嗅聞庭園栽種的金銀花、聽水流動的聲音，結束後，爺爺奶奶們總是能帶著愉悅的心情回到機構。

2

身體醫療與復健領域的領導者
Bryn Mawr Rehab Hospital

一、機構簡介

　　Bryn Mawr Rehab Hospital 是Main Line Health System旗下的一個復健醫院。Main Line Health System成立於1985年，是一個大型的非營利健康照護組織，服務賓州費城及其西郊地區的人們，包含醫療中心、數家醫院、戒癮中心、社區健康中心以及在美國東北部首屈一指的復健醫院—Bryn Mawr Rehab Hospital。

　　Bryn Mawr Rehab Hospital是身體醫療與復健領域的領導者，亦為一非營利組織，共有148床。醫院提供青少年和成人連續性的復健服務，包括急性住院治療和門診服務。治療的疾病類型包括大腦創傷、中風、其他神經系統疾病、脊髓損傷、截肢、骨傷及骨科疾病等。除了這些疾病的基礎復健方案外，Bryn Mawr Rehab Hospital另有一些創新復健方案，例如水療、輔助科技服務（例如人工智慧手臂）、司機復健專案、園藝治療、工作強化方案等。其專業治療團隊如下：

治療師
物理治療師、職能治療師、園藝
治療師及休閒遊憩治療師

復健科醫師　　　　　　　內科醫師

營養師　　　　病患與家屬　　　　護士
　　　　　　　　　　　具證照的復健註冊護士

照護管理師　　　　　　　心理師

DATA

■服務宗旨：

　　提供全面安全、高品質的健康服務，輔以相關的教育和研究活動，以滿足服務的社區之健康照護與改善生活品質之需求。

■位置：

　　美國賓夕凡尼亞州，莫爾文（Malvern, PA.）

■發展歷史：

　　Bryn Mawr醫院是一間古老的醫院。早在1893年，該地著名的醫生George S.Gerhard博士認為在城鎮的主要幹道上需要一家醫院來服務居民，因此創立了Bryn Mawr醫院。當Bryn Mawr醫院首次向公眾開放時，該醫院只能容納20名患者，並且只有三名醫生；到了20世紀初，Bryn Mawr已經可以容納約200名患者，並被視為該地區醫療界的一所燈塔。後來因為大量病患的復健需求，Bryn Mawr復健醫院（即Bryn Mawr Rehab Hospital）因應而生。座落在美麗的賓州莫爾文地區，Bryn Mawr Rehab Hospital已經提供近50年的復健醫療服務，醫院致力於提供全面的復健協助，運用最先進的設備和各式各樣的輔助療法如划橡皮艇、園藝治療、馬術治療、遊戲治療等，來為患者量身訂製康復計畫，也因此獲得許多醫療相關的獎項。

···· **DATA** ····

Sydney Thayer III 園藝治療中心

　　Bryn Mawr Rehab Hospital認為康復並不僅僅發生在醫院的病床或健身房內，有時候，讓患者回歸自然，是身體和心理康復的關鍵。園藝療法是一種新的療法，其使用植物和植物相關活動來幫助有殘疾或受到創傷的人們進行復健治療，提供患者改變傳統復健的步伐和風景，協助他們康復。

　　Bryn Mawr Rehab Hospital的Sydney Thayer III Horticultural Therapy Center是一個有著大教堂般的天花板、天窗和一個散發著寧靜和美麗的大溫室先進設施。這個自然、沒有威脅的環境，創造了一個平靜和療癒的感受。在這裡，美國園藝治療協會註冊園藝治療師和物理治療師、職能治療師、休閒遊憩治療師、語言治療師共同協調活動，使活動能達到病患的治療目標。患者可能參與在園藝治療團體中，也可能獨自進行。

　　在園藝治療活動區，有幾張桌子提供園藝治療活動使用。這裡的活動包括播種、澆水、為植物換盆、種植鮮花、插花、乾燥和壓花，以及當天氣允許時，在戶外進行種植的園藝活動。透過與植物一起工作，患者可以在自然的治療環境中改善移行能力、平衡能力、耐力、記憶力和社交能力。同時，肌力也可以被強化、協調性也能被改善。

　　在溫室裡，病患協助所有需要做的工作，例如播種、澆水、扦插移植和維護管理。他們也進行蔬菜育苗，這些蔬菜後續會移植到戶外的庭園，採收後會捐給當地的食物銀行；種植的花卉會拿來插花美化醫院的餐廳。

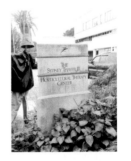

利用園藝治療活動來協助患者復健是Bryn Mawr Rehab Hospital的特色之一。

二、使用者分析

大腦創傷、中風、其他神經系統疾病、脊髓損傷、截肢、骨傷及骨科疾病的病患。

■使用者需求：

1 身體復健、認知復健、社會互動、提升正向情緒。

2 需要特殊合適性調整的工具。

3 急性住院的病患，即使開始復健治療療程，通常仍需要一對一的人力協助。.

三、療癒庭園特色

Bryn Mawr Rehab Hospital得天獨厚，既擁有室內操作園藝治療活動的地點—溫室，也擁有戶外的治療性庭園。戶外治療性庭園緊鄰停車場，因此訪客在停好車後有兩個選擇，一是直接進入醫院建築物的側門，另一是沿路走過部分的戶外治療性庭園後，再進入醫院建築的第二個側門。進入第二個側門後，又有兩個走向，一邊通往醫院建築的內部，另一邊則通往園藝治療中心。園藝治療中心是以一個展示病患作品以及操作園藝治療活動的數張桌子為起點，繞過病患的作品及活動操作桌後，即可進入溫室。整體來說，戶外治療性庭園基本上是沿著醫院建築物的外部邊緣設置的，而溫室與展示區則是有別於醫院建築室內與戶外庭園的另一獨立空間。

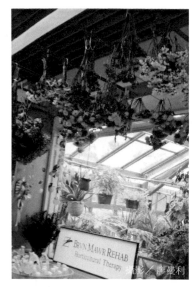

攝影／廖曼利

透過園藝治療中心內部展示及活動空間的大面空窗，即可窺見後方令人想一探究竟的美麗大溫室。

療癒庭園是否符合療癒庭園之組成要素：

1. 鋪面─易進入性、路徑寬度、鋪面材料

　　戶外治療性庭園緊鄰著停車場，非常方便探視者或是患者造訪。由於賓州的冬天下雪，多數患者又不良於行，因此鋪面的平整與防滑是非常重要的安全考量。另外，溫室也有特殊設計，包括6英呎寬的走道和防滑地板，以適應輪椅者使用。

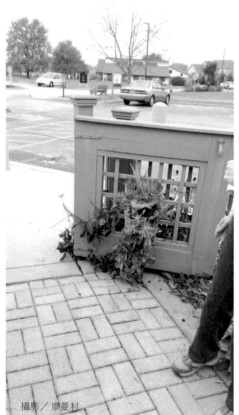
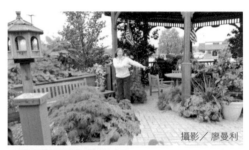
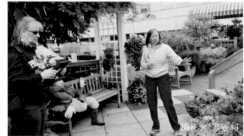
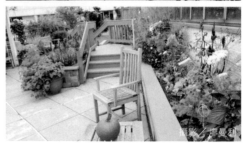

攝影／廖曼利

治療性庭園內的鋪面材質以防滑的透水磚為主。人行步道連接治療性庭園之處以及不同空間的轉換處，鋪面皆平整無高低落差。

2. 可及性—植栽床

為了讓患者能輕鬆使用溫室及戶外治療性庭園的植栽床，植栽床高度的設計是重要的考量點。Bryn Mawr Rehab Hospital的園藝治療師表示，如果是站著種植植物，30英吋（約76.2公分）的高度對多數人來講是舒適的；如果是坐著輪椅操作，植栽床的頂部邊緣大概高於膝蓋4英吋（約10.2公分）左右是合宜的。

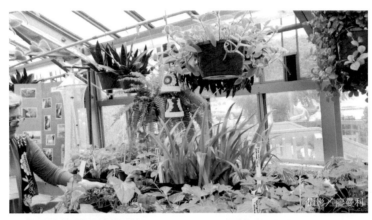

攝影／廖曼利

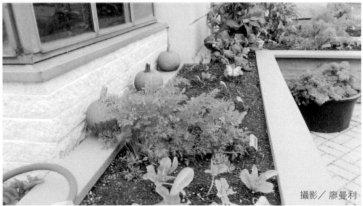

攝影／廖曼利

不論是室內的溫室植栽床，或是戶外治療性庭園的植栽床，其高度都適合站立者或坐輪椅者的使用。

3. 可及性—多樣化容器

　　Bryn Mawr Rehab Hospital的庭園裡，種植容器從地面的植栽床到沿著牆邊的植栽床、高圓盆、吊掛盆等都有，各式各樣的容器適用於不同的功能與環境，讓綠色空間變得立體與多樣化，同時也讓不同行走高度的人都有豐富漂亮的景觀可觀賞。

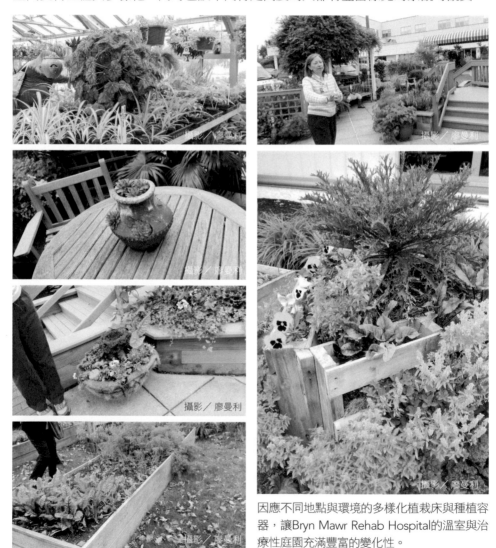

攝影／廖曼利

因應不同地點與環境的多樣化植栽床與種植容器，讓Bryn Mawr Rehab Hospital的溫室與治療性庭園充滿豐富的變化性。

4. 可及性—垂直庭園

　　垂直庭園除了傳統的直立型植物支撐攀爬架外，這裡的園藝治療師也利用簡單的滑輪系統來使吊盆上升或下降。繩索的末端固定在一個防滑拴上，防滑栓再固定在柱子或牆面上。防滑栓可以被拉放與固定在任何高度，因此適合任何高度或坐輪椅的人使用。

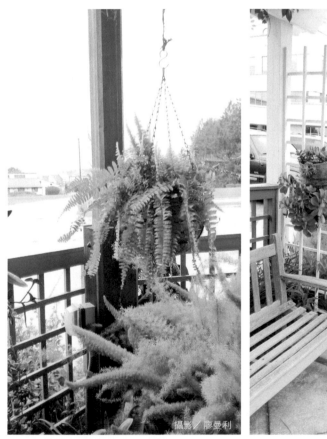
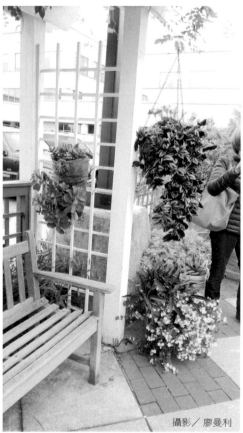

攝影／廖曼利　　　　　　　　　　　　攝影／廖曼利

將吊盆直接掛在廊格上，或使用滑輪系統來升降，方便任何高度的操作。

5. 可及性─合適性工具

操作園藝治療活動時，必須注意個案的姿勢與工具的安全性。同時因為這些個案都還在復健階段，因此園藝治療的活動時間不宜太長，活動中間視情況也可能需要多次休息。

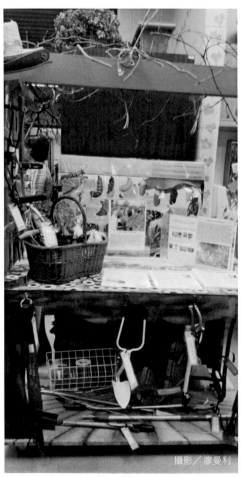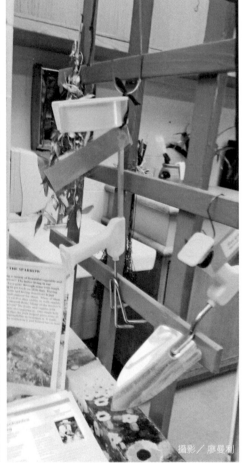

攝影／廖曼利　　攝影／廖曼利

因應病患需求而改造的合適性園藝工具。

6. 植栽—生長特性與栽種需求

　　Bryn Mawr Rehab Hospital的治療性庭園運用不同高度、顏色、質地的蔬菜與花卉，來創造美麗豐富的微景觀，讓即使是在進行職能治療練習上下樓梯的病患們，不再感到枯燥乏味—這就是Bryn Mawr Rehab Hospital改變傳統復健模式的步伐與風景，協助病患們康復的另一種貼心的方式。

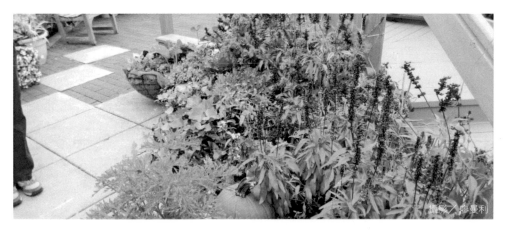

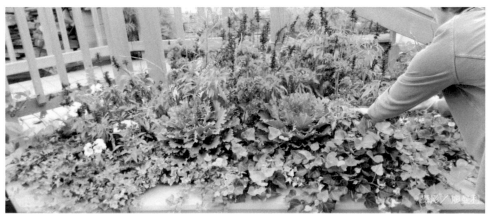

職能治療樓梯旁種植各式花卉蔬菜，使練習上下樓梯的治療活動變得有趣些。

7. 植栽—有用

　　人們在受傷後，經常會因為身體的因素而影響心理的健康—容易因此而覺得自己無用、成為別人的負擔、容易沮喪、沒有希望感。Bryn Mawr Rehab Hospital 藉由照顧未來捐贈給食物銀行的蔬菜，讓病患重拾自我的價值感、自信、自尊與能力感。心理的健康，將成為身體復健的重要支柱。

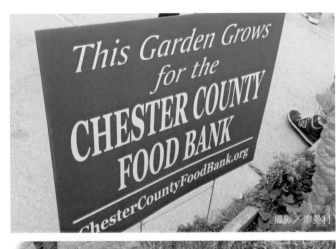

攝影／廖曼利

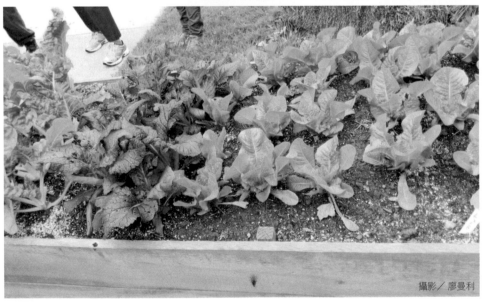

攝影／廖曼利

病患們照顧從溫室移植出來的蔬菜小苗，收成後捐給當地的食物銀行。

8. 趣味性

　　不論是觀賞魚池裡嬉戲的魚群、坐在南瓜農夫旁休息一會兒，還是利用不同材料模仿創作大自然的動物，「趣味性」常能令病患們枯燥與辛苦的復健之路，獲得一些些調劑，同時還能在進行身體復健時，展現病患個人內心的創造力呢！

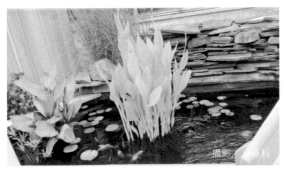

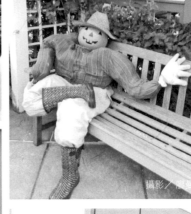

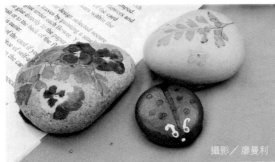

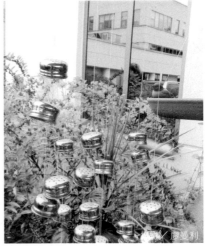

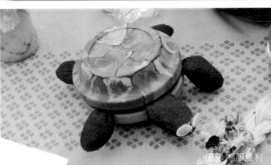

利用各種物件來創造趣味性的園藝治療活動，不僅讓創作者展現其才藝能力，也能令觀賞者會心一笑。

學習memo

改變復健的步伐與風景使康復加速

　　Bryn Mawr Rehab Hospital的園藝療法使廣泛的人群受益，從終身殘疾的人士到嚴重傷害康復的患者。各個年齡層的人都可以輕鬆參與溫室的活動，自然地提高身體和社交能力。特別設計的溫室包括超寬的走道和防滑地板，使輪椅使用者方便使用；溫室植栽床的高度以及合適性的工具，也讓病患們在操作園藝活動時，具安全性與方便性。在Bryn Mawr Rehab Hospital美麗的園藝治療中心裡，患者們在有效的、具有創造性的和靈活使用植物的治療舞台裡，與他人共享有意義的活動，共同見證大自然的療癒力量。

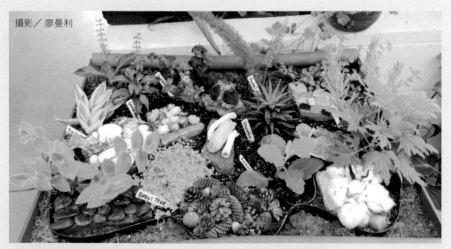

攝影／廖曼利

讓病患們認識植物多樣的風貌，進而讓植物成為復健的夥伴，是Bryn Mawr Rehab Hospital園藝治療的努力目標。

3

盲童專用療癒庭園
Anchor Center for Blind Children

一、機構簡介

　　Anchor盲人孩童中心（Anchor Center for Blind Children）為0-5歲全盲或視力受損的孩童，提供早期教育和介入服務。團隊致力於教育、療癒以及家庭支持服務，確保將來終身的成就。中心永遠以孩童和家屬為主，遍及嬰兒、學步期兒童、學齡前（幼兒園）、家庭支持、社區服務計畫，Anchor中心擁有多學科的專業團隊，皆能提供所有孩童的需求。

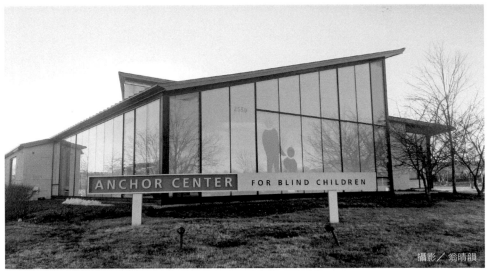

攝影／翁晴韻

Anchor盲人孩童中心（Anchor Center for Blind Children）。

D A T A

■**服務宗旨：**

　　主要為全盲或視力受損孩童提供發展、教育、支持服務，次要服務孩童的家屬，其專業團隊皆為全國認可的領導先驅。

■**位置：**

　　美國科羅拉多州，丹佛（Denver, CO）

■**發展歷史：**

　　Anchor盲人孩童中心，由一個科羅拉多圖書館員創立於1982年，第一個班級包含了4位學齡前學生，加上6位在家的嬰兒。如今每年服務超過195位孩童，為家庭、兄弟姊妹和照護者提供支持和教育。

　　中心裡的志工，有助於Anchor盲人孩童中心的發起和運作，持續至今一直如此，中心一開始是在Sunday學校借教室，後來直到2007年，才搬到現在的位置。

二、使用者分析

■**主要使用者：**

　　Anchor盲人孩童中心主要使用者為0-5歲的全盲孩童、視力受損的孩童。除了主要的服務對象外，次要使用者如：孩童家屬、工作人員、以及訪客。

■**使用者需求：**

　　由於視力受損甚至全盲，這裡多數的孩童會使用手杖輔助，探索前方道路是否安全可行。對於視力受損的孩童而言，光線也是重要的線索之一。

1	鋪面需要具備可及性以及安全性，避免階梯的設計。
2	鋪面避免水孔蓋或縫隙等設計，以免輔助行走的手杖卡住。
3	使用者為0-5歲，因此所有操作區域及植栽床等設備的高度，必須符合孩童的身高。
4	由於視覺上的缺陷，所有指引告示牌以及植物標示牌，必須使用點字讓孩童觸摸以了解內容。
5	視力受損的孩童仍略能看到外在事物，因此，可以採用不同的顏色幫助孩童更有效辨別物品。

三、療癒庭園特色

■**療癒庭園位置：**

　　療癒庭園位於主建築物的後方，庭園占地廣大，包含了五感庭園、向日葵庭園以及溫室。

療癒庭園是否符合療癒庭園之組成要素：

1. 鋪面——易進入性及材料選用

　　進出療癒庭園的門
與步道之間呈現同一水
平面，讓全盲孩童或視
力受損孩童能夠容易地
且安全地進出庭園。鋪
面材料以混凝土作為主
要步道，兼具平穩、堅
固、耐用、維護費用較
低等優點，適合使用手
杖的孩童。在五感庭園
內，我們可以發現有趣
的鋪面組合，包含大石
子、小砂礫、草地、混
凝土等材料，藉著增加
孩童的觸感體驗，讓全
盲或視力受損的孩童，
可以在五感庭園內好好
探索，同時刺激觸覺感
知。

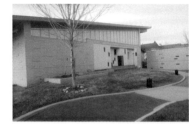
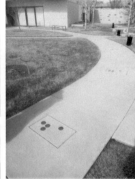
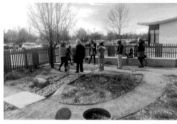
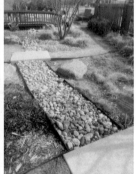
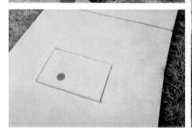
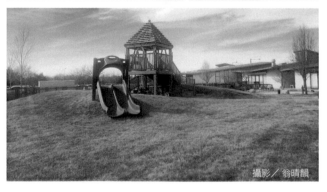

攝影／翁晴韻

2. 鋪面——鋪面邊緣

　　整個療癒庭園的步道邊緣，皆可看見紅色圓筒狀路燈（圖1），夜晚時，筒狀的小圓孔散出微光，而非光線直射的燈泡，如此一來有助視力受損的孩童在夜晚中安全行走於療癒庭園內。進入五感庭園時，不同鋪面之間還有安全引導桿（圖2），在療癒庭園中，也能看見設置低矮的長椅（圖3），讓孩童們隨時能在庭園中稍事休息。

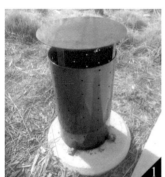
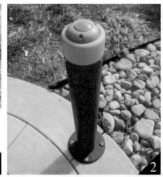

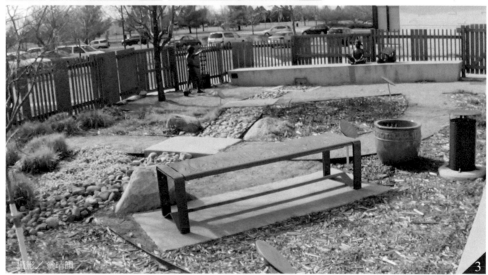

攝影／翁晴韻

3. 可及性──植栽床&多樣化容器

　　Anchor盲人孩童中心的植栽床與其他地方的植栽床相較，最大差異在於高度的設計。因為使用者多為0-5歲，0歲平均身高約50公分，5歲的平均身高則為110公分左右，考量孩童的身高，因此植栽床的高度不能過高，必須符合50-110公分的使用者需求。

　　有趣的是，植栽床的邊緣設計了坡度，是為了讓盲人或視力受損的孩童，可以坐在低處的植栽床上種植，或是沿著坡道走上植栽床。這樣貼心的設計，讓孩童不用費力而能和緩的走上植栽床，輕鬆操作鬆土或採收等園藝治療的課程。

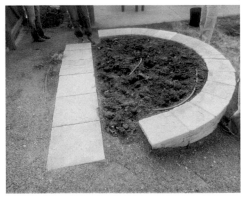
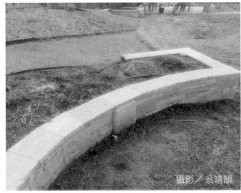

攝影／翁晴韻

　　我們知道，向日葵一般可以長到2.5-3.5公尺高，為向日葵專門設置的「向日葵庭園」，將栽種向日葵的盆器埋於地下，如此一來，等待向日葵日漸長高時，孩童們能與向日葵花更貼近。

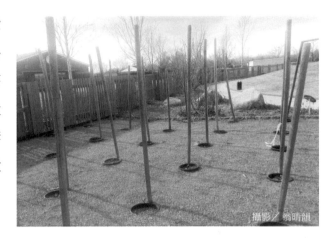

攝影／翁晴韻

　　溫室裡面有許多不同栽植的容器，也有大的栽植箱（綠色），在這裡，孩童們可以在栽植箱裡動手種植，在有範圍的操作空間中，可以有效幫助全盲孩童或視力受損孩童，順利完成體驗栽種的課程。

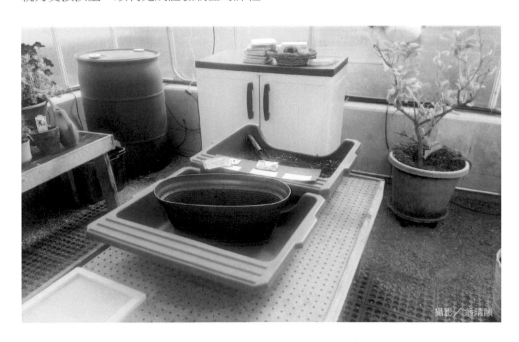

攝影／翁晴韻

無限可能

　　來到Anchor盲人孩童中心療癒庭園的參訪者，都很容易就感受到設計者為貼近使用者需求而設計的用心，還有不少專為全盲孩童和視力受損孩童的貼心設計，例如植栽床的高度、平穩安全的鋪面、增進觸感的不同鋪面，以及栽種能增進感官（嗅覺、觸覺、味覺）刺激的植栽，給孩童更多可能性，能夠在庭園中自由自在的探索。

　　最重要的事是，Anchor盲人孩童中心的療癒庭園，讓使用者能夠安全且容易的在庭園內行動、進行園藝治療活動。當全盲孩子或視力受損的孩子們，隨著年紀漸增開始認知自己和別人有些不同時，可能會開始自我否定、覺得不如他人，很多事情也因為視力的關係無法順利辦到。但是，來到Anchor盲人孩童中心的療癒庭園，可以感受到設計者想盡辦法利用環境的設計，讓使用者補足「不能」（因為缺陷而做不到的），這樣對盲童友善的環境設計，有助降低孩子們受挫的機率，提升他們成功的經驗、增加自信心，對孩童未來終身的身心發展有很大的助益。

4

急性住院者的舒緩之地
Abbott Northwestern Hospital

一、機構簡介

Abbott Northwestern Hospital是Courage Kenny Rehabilitation Institute的其中一個附屬機構。Courage Kenny Rehabilitation Institute成立於2013年，為美國明尼蘇達（Minnesota）全州和威斯康辛（Wisconsin）州西部社區的疾病患者、受傷患者及殘疾人士們，提供短期和長期的住院和門診康復協助以及社區服務。

該機構藉由提供優良的服務、創新的方案、突破性的研究，以及去除障礙的宣導，協助人們獲得健康與幸福。機構的理念願景是：「有一天所有人都能在社區中生活、工作、學習與玩耍——基於能力（abilities），而非殘疾（disabilities）。」

Abbott Northwestern Hospital即是Courage Kenny Rehabilitation Institute旗下的一個急性住院型脊髓損傷復健醫院，醫療照護團隊包括內科醫師、護士、復健護士、照護服務員、物理治療師、職能治療師、語言病理專家、心理師、社工師、休閒遊憩治療專家（包括園藝治療師）以及與社區有關之專家。在Abbott Northwestern Hospital，病患每天至少有3小時的治療療程，且同時執行練習日常生活之活動，使新學到之技能在離院前得以專精化。

DATA

■**服務宗旨**：

使所有年齡和所有不同能力的人之生活品質最佳化。

■**位置**：

明尼蘇達州，明尼阿波利斯（Minneapolis, MN）

■**發展歷史**：

雖說Courage Kenny Rehabilitation Institute成立於2013年，事實上，它整併了兩個歷史非常悠久的照護機構——Courage Center和Sister Kenny Rehabilitation Institute。

（1）Courage Center：

Courage Center成立於1928年，當時原是明尼蘇達州的殘障協會。該組織致力於滿足殘障兒童和成年人不斷變化的需求，強調宣傳、遊憩以及康復。1950至1960年間，在當時行政主任Wilko Schoenbohm富有遠見的領導下，協會成立了康復和培訓中心，也創立殘障人士的露營用地，並繼續進行公共宣傳的工作。1973年始，Courage Center的相關機構在其他地區陸續建置完成。

2012年，美國醫療保險和醫療補助服務中心（CMS）宣布，Courage Center是全美26個醫療保健創新獎的獲獎者之一。為期三年的180萬美元獎

勵,使Courage Center為殘障人士在複雜的醫療體系下,進一步發展建構出以患者為中心的醫療機構模式。

(2) Sister Kenny Rehabilitation Institute:

由護士伊麗莎白·肯尼創立。肯尼於1880年出生於澳大利亞,曾接受過軍隊護士的培訓,在澳大利亞叢林中服務病人長達31年,她被授予榮譽稱號「Sister」,本為姊妹或修女之意,在英聯邦國家則用於尊稱「護士」。

1911年,當時她遇到第一例脊髓灰質炎病例,肯尼護士沒有使用常規對脊髓灰質炎的治療方法——使用夾板固定受影響的肌肉;相反地,她運用自身常識以及對解剖學的理解治療疾病——運用濕熱敷袋幫助鬆弛肌肉與緩解疼痛,並使四肢移動、伸展和加強力量。 她透過「對肌肉再教育」的治療理論,發揮肌肉再訓練之效,促使它們再次運作。

1940年,肯尼護士前往美國,最後來到明尼蘇達州的明尼阿波利斯。1942年,肯尼護士學院成立,她開創性的肌肉康復原則,成為物理治療的基礎。長久以來,肯尼護士康復研究所成為美國首屆一指的康復中心之一,以進步和創新的願景聞名。

二、使用者分析

■主要使用者：

脊髓受傷者、中風患者為主。

■使用者需求：

1 身體復健、認知復健、社會互動、提升正向情緒。

2 需要特殊合適性工具。

3 急性住院的病患，即使開始進行復健治療療程，通常仍需要一對一的人力協助。

■園藝治療的協助

園藝治療協助參與者學習新的技能，或再次獲得他（她）們喪失的能力，並協助改善記憶、認知能力、工作任務的開始、語言能力和社會互動，也可以幫助強化肌肉、改善協調性、平衡感和耐受度，學習獨立工作、解決問題和遵循指令。

整體而言，園藝治療可提供的協助面向如下：

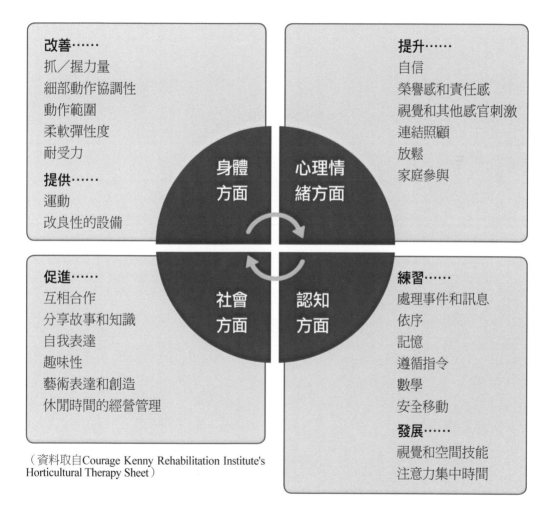

改善……
抓／握力量
細部動作協調性
動作範圍
柔軟彈性度
耐受力
提供……
運動
改良性的設備

身體方面

心理情緒方面

提升……
自信
榮譽感和責任感
視覺和其他感官刺激
連結照顧
放鬆
家庭參與

促進……
互相合作
分享故事和知識
自我表達
趣味性
藝術表達和創造
休閒時間的經營管理

社會方面

認知方面

練習……
處理事件和訊息
依序
記憶
遵循指令
數學
安全移動
發展……
視覺和空間技能
注意力集中時間

（資料取自Courage Kenny Rehabilitation Institute's
Horticultural Therapy Sheet）

三、療癒庭園特色

■療癒庭園位置

　　Abbott Northwestern Hospital的療癒庭園，位於醫院建築群中某一棟較低矮建築物的屋頂，雖然面積不大但舒適宜人。由於Abbott Northwestern Hospital屬於急性住院型脊髓復健的醫院，通常來到園藝治療庭園的病患，大多剛度過急性期開始進入穩定復健的階段，即使如此，為了安全起見，病患仍一定要在有人陪伴的情況下，才能來到空中園藝治療庭園。雖然從室內往外望，並沒有大面窗戶能看見空中庭園的景緻，但從較高樓層的窗戶向下看，仍很容易清晰可見病患與花草的頻繁互動。

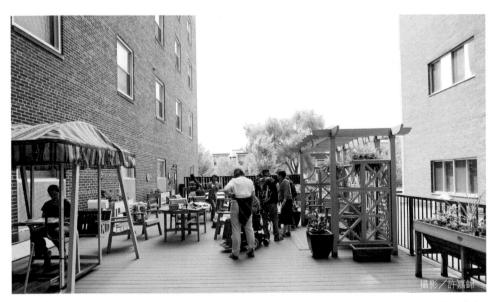

攝影／許嘉錦

空中園藝治療庭園雖小，但仍是病患們出來透透氣並有機會再次動手與大自然接觸的療癒空間。

療癒庭園是否符合療癒庭園之組成要素：

1. 鋪面

　　由於Abbott Northwestern Hospital的病患多半是行動有障礙者，為了讓病患方便使用空中園藝治療庭園，庭園門檻極為低矮同時設計了緩坡，方便使用輪椅、步行器、拐杖等的病患們容易進出庭園。

　　另外，由於空間有限，庭園並沒有實質具體的空間區隔與特殊路徑設計，而是以大面積的環保塑木為單一鋪面，好讓病患自由移行。庭園中絕大多數的桌椅也都是容易搬動的輕質塑木料，可隨時因應需求，創造或變換成談坐的空間。

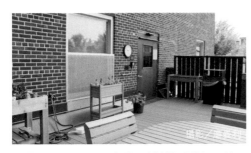

園藝治療庭園入口處的門檻鋪設緩坡，利於輪椅使用者或行動不便者行走。

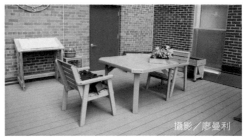

輕質的塑木桌椅，方便隨時挪移使用。

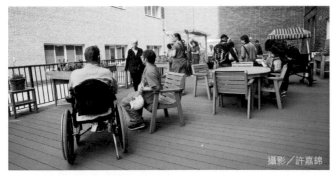

以大面積環保塑木為單一鋪面，方便病患移行。

2. 可及性——植栽床

　　沿著庭園四周的欄杆或牆面設置有園藝治療專用的植栽床，木料材質堅固穩定，讓人覺得親切沒有威脅。植栽床底部懸空或傾斜，加上適宜的高度與深度，都讓輪椅使用者非常容易貼近操作（腳不會卡在外面、手不會懸吊），少部分的植栽床下方放置園藝工具，適合站立的病患方便拿取使用。

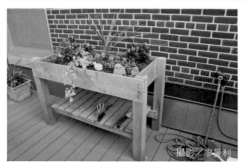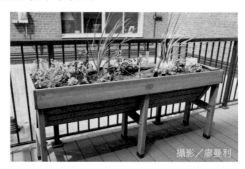

植栽床主要沿著庭園的邊緣設置，適合輪椅使用者使用，也有將工具放置下方，便於站立者取用。

3. 可及性——多樣化容器

　　除了植栽床以外，在這個空中園藝治療庭園裡，也使用矮圓盆、高方盆、小拖車、吊盆等容器創造視覺的豐富多樣性，甚至利用紙盒裝盛不同顏色與質感的植物，作為移動性強的裝飾組合盆栽。

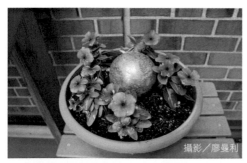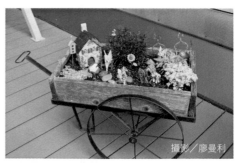

不同的植栽容器與展現方式，讓拜訪庭園的人們有多樣化的視覺感受。

4. 可及性──工具室

　　在這個療癒庭園裡，有一間設計貼心的工具室，裡頭存放了各種依不同個案需求而改造的合適性園藝工具，讓園藝治療活動的操作更容易可及。工具室外牆漆成白色，以人造的開花植物和乾燥花束妝點，在背後紅磚牆面的襯托下，美麗而明顯。

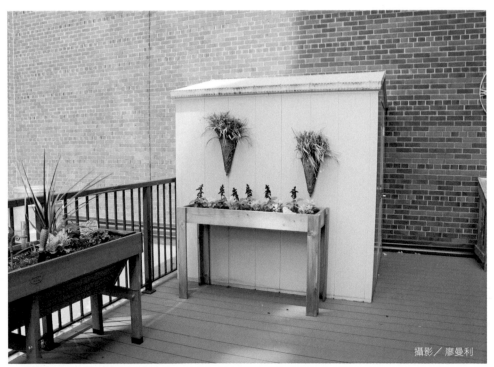

攝影／廖曼利

放置園藝治療活動用具的工具室。

5. 可及性──合適性工具

　　在園藝治療活動的設計裡，合適性調整的工具是非常重要的考量項目。Abbott Northwestern Hospital的專業職能治療師與園藝治療師，為病患量身設計各

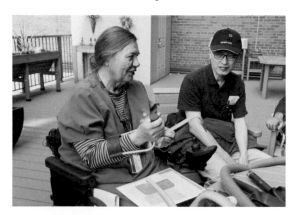

種園藝工具，考量輕質、防滑、改變施力方向、省力操作等各種面向，唯一目的就是希望個案能安全且輕鬆的操作園藝活動，作為恢復日常生活能力或執行任務活動的開端。

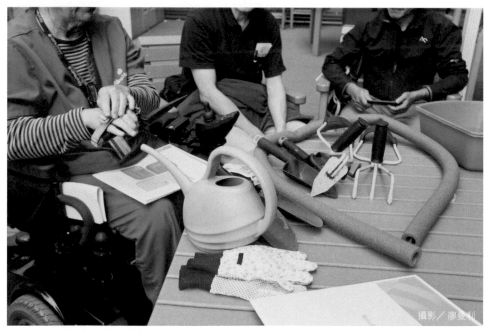

攝影／廖曼利

因應個案需求而改造的工具，顧及動作方向、安全與省力等考量，讓園藝活動更容易被執行。

6. 植栽——安全性、生長特性、栽種需求與有用性

在Abbott Northwestern Hospital裡，栽種的植物首重安全無毒與無刺，並以花卉和觀葉植物為主。由於明尼蘇達州的冬天會下雪，因此夏季裡，人們喜歡在有半日照以上的地方栽種各式漂亮的草花和觀葉植物。多樣繽紛的花草顏色，讓病患從單調的醫院室內空間來到戶外時，能感受到舒壓療癒的視覺饗宴。

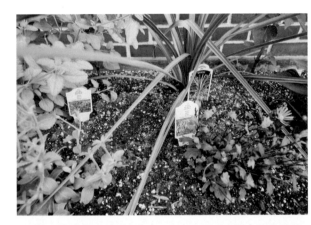

Abbott Northwestern Hospital空中園藝治療庭園的植栽以觀賞植物為主，並使用標示牌讓造訪者了解植物名稱及其特性。

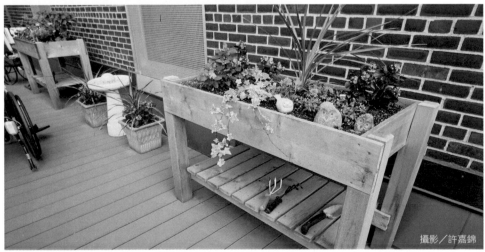

攝影／許嘉錦

7. 植栽——趣味性

　　請想像一下，當我們待在醫院裡一段時間，室內隨處可見都是醫療器材，所聞皆是藥品氣味，如果此時來到這個小巧的戶外園藝治療庭園，看到各種顏色的花草植物、可愛的青蛙和小天使、微縮的迷你精靈夢幻庭園，有著寫了鼓舞人心話語書籤的信箱，還可以自己動手栽種植物，這是多麼令人開心的事情啊！Abbott Northwestern Hospital的園藝治療庭園雖然不大，卻十足散發療癒的魔力。

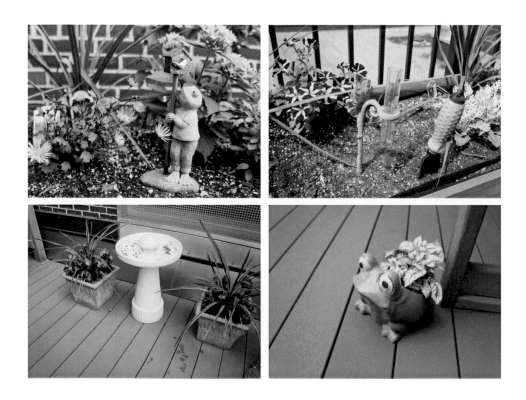

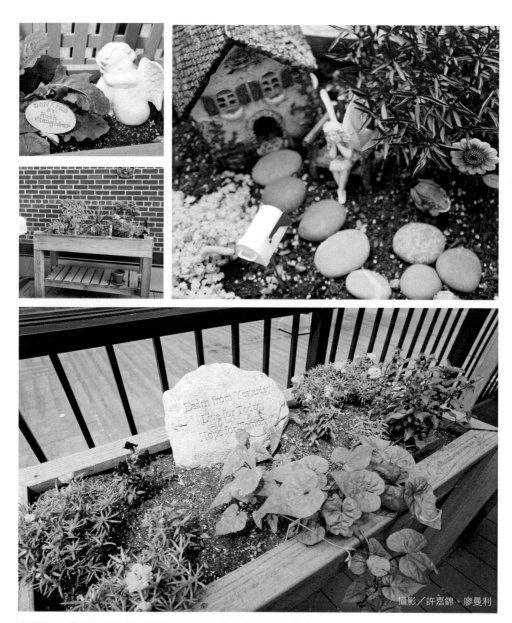

攝影／許嘉錦、廖曼利

庭園內可愛有趣的物件，讓駐足停留的造訪者處處有驚喜。

學習memo

新鮮芬芳的療癒力

　　Abbott Northwestern Hospital的園藝治療庭園或許不大，卻是病患們重要的療癒空間。在這裡，醫院提供抬高且適合身障病患使用的植栽床及調整過的園藝工具，讓病患們藉由園藝治療活動，獲取身體、認知以及心理社會面向的益處。更重要的是，這些活動也提供患者安靜的、獲得休息的和有充實感的工作。在這裡，園藝治療庭園與園藝治療活動，對急性住院型脊髓受傷及中風患者的效益明顯易見。

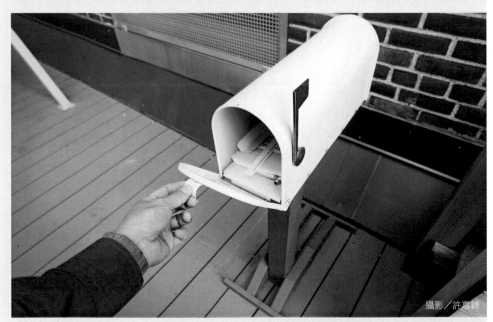

攝影／許嘉錦

療癒庭園信箱使用說明：〝如果您選擇一窺信箱裡的東西，那麼就請在信箱裡的筆記本上寫下您的感覺或想法，同時您也可以獲得一個由花園材料製成的書籤作為感謝的酬勞。〞

5

年長者的日間照護中心
The Susan J. Rheem Adult Day Center in Prescott

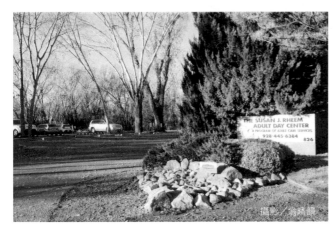

攝影／翁瑞韻

The Susan J. Rheem Adult
Day Center日間照護中心

一、機構簡介

位於美國亞利桑那州普雷斯科特的日間照護中心「The Susan J. Rheem Adult Day Center」，成立於1982 年，隸屬於成人照護服務組織（Adult Care Services, ACS）。

日間照護中心服務個案，以提供舒適的環境，透過全方位的醫療服務、社交活動來促進個案獨立生活的能力，作為一個像家一樣的照護環境，以及進入居住型護理之家前的一個早期安置場所（位於普雷斯科特的日間照護中心已於2018年停止營業）。

DATA

■**服務宗旨：**

　　品質照護、品質服務、品質生活。

■**位置：**

　　美國亞利桑那州，普雷斯科特（Prescott, AZ）

■**發展歷史：**

　　創始者Susan J. Rheem於1982年離開原本穩定的工作，在普雷斯科特成立了成人照護服務組織（Adult Care Services, ACS）。1984年，在私人基金會和社區的支持下，Susan正式讓私立非營利組織成人照護服務組織管理日間照護中心。美國最高法院首位女性大法官Sandra Day O'Connor更曾為普雷斯科特日間中心執行了動工儀式。

　　1984年，Susan開始和退伍軍人管理局（Veterans Margaret T. Administration, VA）合作，致力於國家和州層級發展最初形式的退伍軍人日間照護服務。在Susan和成人照護服務組織的努力下，普雷斯科特照護中心成為退伍軍人照護中心的首選之一。

　　1994年，成人照護服務組織（ACS）接收來自Robert Wood Johnson的資金，參與了由醫學大學的醫生Burton Reifler的受訓計畫，教育成人照護中心如何照顧失智者，以及建立健康照護服務的模式。

　　1988年ACS在普雷斯科特山谷（Prescott Valley）成立第二間成人日間中心，為紀念創始人Susan，於ACS成立滿三十週年時，將第二間成人日間中心命名為The Susan J. Rheem Adult Day Center，而第一間成立的中心為Margaret T. Morris Center。

二、使用者分析

■主要使用者：

The Susan J. Rheem Adult Day Center主要提供日間型的照護服務，對象包含一般長者、需要社交支持、醫療監護、個人疾病照護、阿茲海默症者、失智症者、記憶喪失長者，或是失能者。

■使用者需求：

1 | 一般長者因自主性較高，對療癒庭園的需求上，若能提供小區塊的栽種區域，讓一般長者決定自己要栽種的植物，或是負責維護庭園的某個區域，能提升他們對中心的歸屬感及自我認同。

2 | 阿茲海默症者、失智症者、記憶喪失長者，對於空間和時間的定向能力有障礙，時常會找不到回家的路，在花園中迷路。因此，療癒庭園中的步道設計需簡單，避免迷宮式的步道設計。

3 | 注重療癒庭園的安全性，庭園需要有安全柵欄，若有門通往機構外，需要設置安全鎖以避免長者走失。

4 | 針對能步行的爺爺奶奶們，雖然能自行行走，但因肌肉衰退不希望在行走過程中體力不支而跌倒，因此，步道旁是否有扶把？是否有設置座椅休憩？皆是年長者在使用療癒庭園時的需求要素。

5 | 療癒庭園內，若有和爺爺奶奶們過往經驗能相互連結的元素，能幫助記憶喪失的爺爺奶奶們回憶。

三、療癒庭園特色

■療癒庭園：

　　The Susan J. Rheem Adult Day Center的療癒庭園位於建築物後方，建築為一層樓，主要有休憩區以及寬廣的活動教室。穿過一樓的教室打開側門，銜接著和緩的坡道就能進入療癒庭園，庭園周圍有柵欄圍起，以避免爺爺奶奶走失的安全性疑慮。

療癒庭園是否符合療癒庭園之組成要素：

1. 鋪面——易進入性

　　從機構側門的坡道進入療癒庭園，坡度非常和緩平順，不論使用助行器或輪椅都能自行進出，而長度較長、呈V型的兩段坡道，若輪椅使用者在移動過程中感到疲累，也能抓著扶把或是在中間的轉換平台稍作休息。進入療癒庭園後，鋪面的地形平坦、沒有高低差，適合年長者行動。

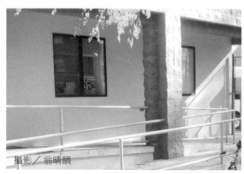
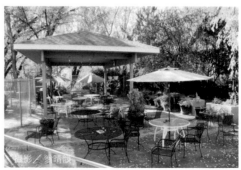

攝影／翁晴韻　　　　　　攝影／翁晴韻

The Susan J. Rheem Adult Day Center 的療癒庭園，由和緩的坡道進入，且坡道旁有欄杆輔助，經過坡道後可看見寬廣的療癒庭園。

2. 鋪面──鋪面材料

鋪面（地面）的材料選用價格較昂貴但也相對耐用的混凝土，維護費用上也較低。

混凝土鋪面相較於木屑或砂礫石鋪面，更符合The Susan J. Rheem Adult Day Center療癒庭園的使用者需求。平穩、堅固的混凝土鋪面，不論是行動自如的一般年長者，抑或助行器、輪椅的使用者，都是較舒適的選擇。附圖為使用助行器的奶奶，當太陽出來露臉時，奶奶最喜歡一個人推著輔具，緩緩走入療癒庭園散步、曬太陽，看看花草四季的變化。

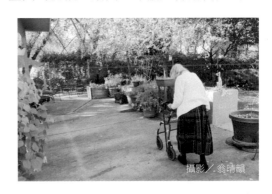

攝影／翁晴韻

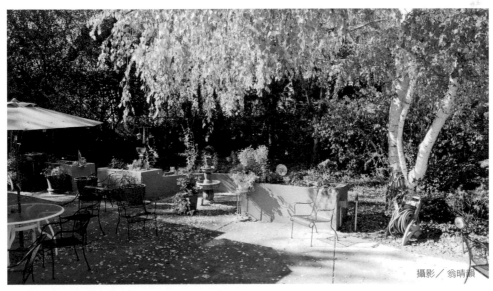

攝影／翁晴韻

3. 可及性——植栽床&多樣化容器

The Susan J. Rheem Adult Day Center療癒庭園的植栽床大致分成兩種高度，較高的植栽床提供有辦法自由行走的爺爺奶奶使用，而較低的植栽床則能讓坐輪椅的爺爺奶奶使用，或是坐在植栽床邊緣栽種植物。

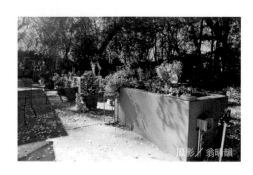

攝影／翁晴韻

除了植栽床之外，療癒庭園內也能見許多大大小小的栽植容器，還有在容器內搭設竹竿，讓植物能夠攀爬，創造垂直庭園。不論是高起的植栽床，或多樣化容器、垂直庭園，都讓膝蓋不便彎曲的爺爺奶們，更容易舒適地在療癒庭園中進行園藝治療活動。

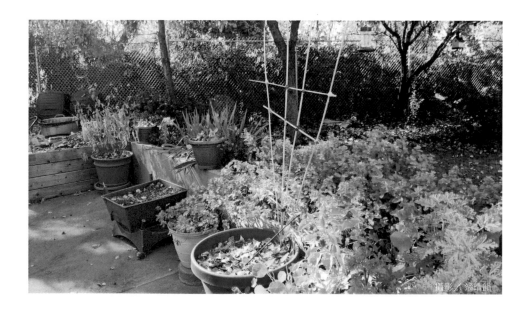

攝影／翁晴韻

4. 植栽——生長特性＆有用

The Susan J. Rheem Adult Day Center的療癒庭園雖然範圍不大，但植栽床上種滿了各式各樣不同型態的植物，像是豔紅的四季草花——日日春、葉片毛茸茸的銀葉菊、繽紛的彩葉草等，使小型療癒庭園充滿了變化。

在實習期間，有次一位爺爺緩緩走來問我：「能否讓我剪一些盛開的花卉呢？」原來爺爺想插一盆花，我很開心的答應了他。過沒多久爺爺拿著他插好的成品來給我看，還說想把這盆花放在室內教室，讓其他爺爺奶奶也能看見花園的美麗呢！

當下我們都很感動，雖然爺爺的插花看上去是兩三枝花插在水杯裡，但是爺爺願意主動和植物連結的動機，熱心想將植物的美好分享給大家，當下我們都知道，爺爺在做這件事情時是有成就感的、富足的。

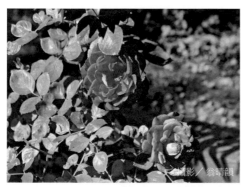攝影／翁晴韻

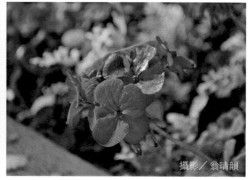攝影／翁晴韻

5. 趣味性

在前面的「療癒庭園組成要素」中可以得知，植物的「趣味性」固然是要素之一，也是以園藝治療為主體的療癒庭園所著重的。除了植物之外，其他像噴泉、裝置藝術或庭園相關的植物之外的元素，設置在療癒庭園內也能稍微妝點、活化整個庭園。

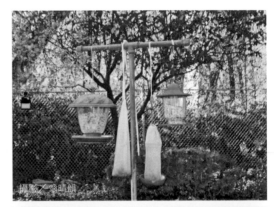

從The Susan J. Rheem Adult Day Center療癒庭園的照片我們可以觀察到，盆栽上放了幾隻小兔子塑像彷彿童話故事中誤闖森林的小白兔般，更增添了幾分活潑的氣氛；還有一座小噴泉，潺潺水聲促進爺爺奶奶的聽覺，更營造自然環境的氛圍；除了噴泉外，還有兩座餵鳥器裡投放了鳥飼料，吸引鳥兒們在庭園裡停駐，幸運的話，有時還能看見小鳥們在庭園遊玩跳躍，發出吱吱喳喳的鳥鳴聲呢！

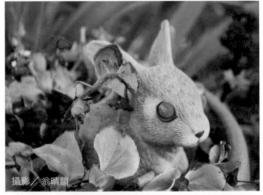

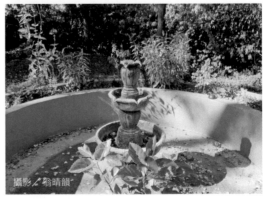

學習memo

小而巧的庭園設計

　　這座小而巧的療癒庭園，設計上考量爺爺奶奶們容易進出療癒庭園（鋪面易進入性）為主，還有植栽床以及多樣化容器易於栽種植栽（可及性）。而園藝治療的活動也能在療癒庭園中的遮蔭棚下執行，相較在室內進行的園藝治療課程，更能踏出戶外走進庭園，真正感受自然、草花盛放的美好。由於日間照護中心具自主能力的爺爺奶奶佔4分之1，熱心的爺爺奶奶們常會主動幫忙維護療癒庭園，時常自發性的澆水、拔草、撿落葉，而The Susan J. Rheem Adult Day Center療癒庭園，則提供爺爺奶奶們自主操作且安全的空間。

　　提及安全設計，在The Susan J. Rheem Adult Day Center療癒庭園，確實仍有一個安全問題需要注意 ── 由於療癒庭園的柵欄外，是每天接送爺爺奶

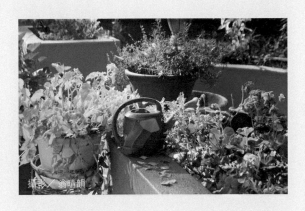

攝影／翁晴韻

奶們往來的交通車停放區，接送的司機有密碼可從柵欄進出中心。實習期間，某次剛好要去療癒庭園澆水，突然瞄到一位失智症爺爺往大開的柵欄門走去，嚇得我趕緊上前把爺爺帶回來。

後來追究原因，猜想可能是接送的司機在解鎖進出柵欄門後沒有鎖緊。檢討療癒庭園設計上的小缺失，設計柵門的原意是希望方便進出，但若不注意可能容易讓爺爺奶奶們走失。因應對策是爺爺奶奶們在照護中心的期間，應盡量避免從該門進出，又或許可以設置警鈴，一旦門未關緊時便鈴響通知，以防萬一。

除此之外，The Susan J. Rheem Adult Day Center日間照護中心所設置的療癒庭園雖然面積不大，但是許多設計上處處可以看見小巧思，功能性也能符合使用者的基本需求。

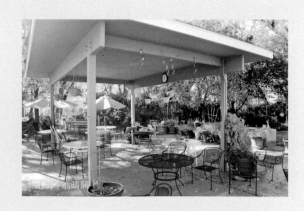

攝影／翁晴韻

6

大人小孩適用的社區園藝庭園
The Gardens on Spring Greek

一、機構簡介

The Gardens on Spring Greek成立於2004年，位於美國科羅拉多州的城市——科林斯堡（Fort Collins）。此處的療癒庭園是科林斯堡的社區植物庭園，佔地18英畝（約7.28公頃），主要由公立科林斯堡城市，以及私立The Gardens on Spring Greek的夥伴們合夥經營。

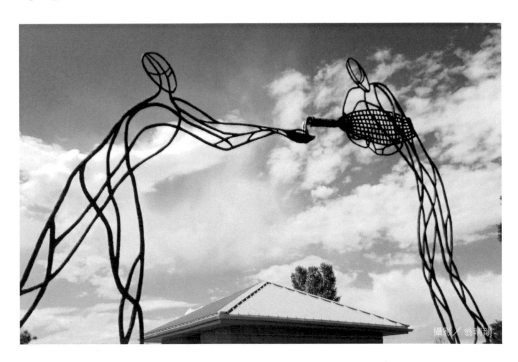

攝影／翁晴韻

DATA

■服務宗旨：

豐富人們的生命，以及透過園藝來培養環境的管理。

■位置：

美國科羅拉多州，科林斯堡（Fort Collins, CO.）

■發展歷史：

The Gardens on Spring Greek最初構想於1986年，但直到1995年才跨出重要的發展步伐，發起的非營利團體成功說服科林斯堡地方議會，運用地方資金開創社區園藝計畫。

直到2004年正式開始營運，開放給人們使用。第一座庭園——兒童庭園（The Children's Garden）於2006年開始運作，接著是可食庭園（The Garden of Eatin'）、2009年開始濕地庭園、2010年則是岩石庭園。近幾年基金提增，將陸續建蓋出美好草原、無畏庭園、自然主義庭園、牧草庭園以及山丘庭園等。

二、使用者分析

■主要使用者

　　The Gardens on Spring Greek是一個開放式庭園，任何人都能夠進入使用，使用者沒有侷限。庭園開設的課程主要提供給年長者、兒童與家庭、青少年營隊等對象，也提供學校導覽。

■使用者需求：

　　由於庭園沒有侷限主要使用者，因此以該庭園設計的核心價值為考量：

1 ｜ 透過對園藝的熱情來耕耘社區

2 ｜ 榮耀當地地景，自然和人文環境

3 ｜ 為全人類示範尊重及同情

4 ｜ 透過公共參與及夥伴關係服務北科羅拉多州社區

5 ｜ 用熱枕、創意及有效經費運用，提供卓越的服務

三、療癒庭園特色

　　療癒庭園位於科林斯堡的科林斯堡春河廊道附近。庭園由幾個不同的主題庭園組成，包含兒童庭園、可食庭園、岩石庭園、永續後院、入口庭園、乾旱廊道、示範庭園、社區庭園。

療癒庭園是否符合療癒庭園之組成要素：

1. 鋪面——易進入性＆鋪面材質

　　在The Gardens on Spring Greek的庭園內，有不少豐富又別具特色主題庭園，常讓初次造訪者十分驚艷，在不同主題的庭園間興奮穿梭，還能看見不同鋪面材料的運用，包含混凝土、木頭、砂礫、石塊等，即使是在多樣鋪面材料之間，銜接處都是平緩的，而且沒有高低落差，不論對兒童或年長者，鋪面設計上都能讓使用者安全行動，盡情在不同主題的庭園間遊玩。

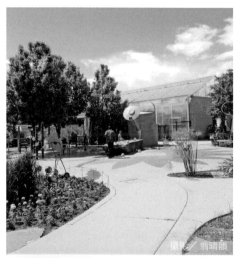

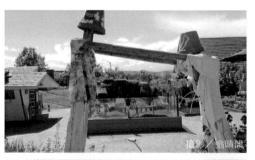

攝影／翁晴韻

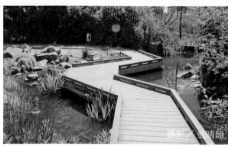

攝影／翁晴韻

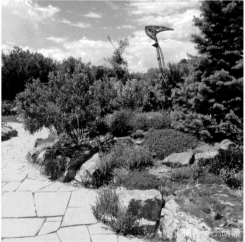

攝影／翁晴韻

2. 鋪面——邊緣

　　庭園步道的邊緣周圍設置了座椅（圖1），不論是在庭園走累了可以稍做休息，也能作為步道的導引。在岩石庭園的步道旁擺設了大塊的石塊（圖2），除了可讓使用者坐在上面休息之外，也作為很好的導引，避免使用者誤闖造景區，同時石塊的選擇也和岩石庭園非常融洽呢！

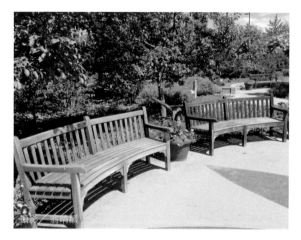

攝影／翁晴韻

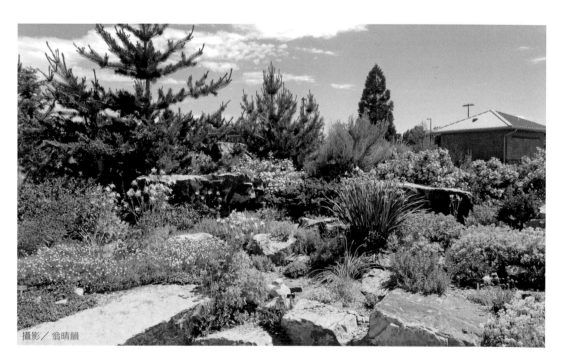

攝影／翁晴韻

3. 可及性──植栽床

在The Gardens on Spring Greek 各個主題庭園中,有「可食庭園」及「兒童庭園」這兩個主題庭園提供使用者栽種。

可食庭園除了栽植於畦上的菜園,也有抬高式植栽床,能讓使用者站著操作,很棒的是,植栽床旁邊設有烹飪台,能在採收蔬果後直接帶到烹飪台烹煮,立刻享用最新鮮的食材。而兒童庭園中,設置許多個小型植栽床,為了讓小小孩也能夠體驗種植植物,植栽床的高度為小朋友們設計,以能夠輕鬆使用為準則,不會因為過高而觸及不到。

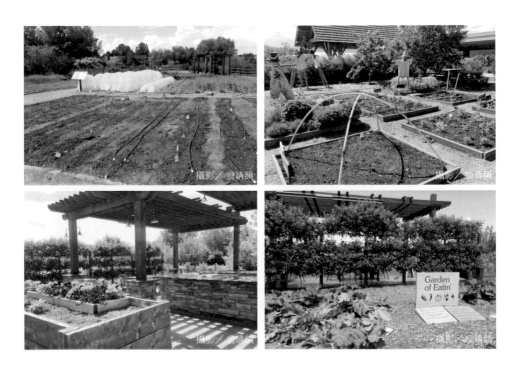

4. 可及性──多樣化容器

垂直花牆（圖1）運用木條創造出一格一格的植物生長區，而木條後方設有土壤及灌溉設施，如此便能讓使用者站著栽種及維護，避免彎腰或蹲下的身體動作。

小型的木製栽植容器（圖2），高度讓輪椅使用者的腳部能夠進出，方便種植。還有高起的栽植容器（圖3）也可以大玩創意，像這個栽植容器的外圍是以透明壓克力板構成，可以清楚看見內容物是砂質土等不同型態的介質，在砂質土上栽種適合的植栽，同時兼具教育和容易栽種的優點。

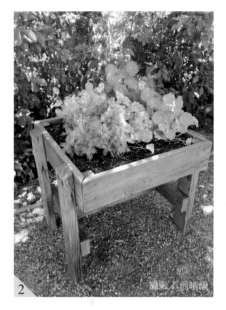

攝影／翁晴韻

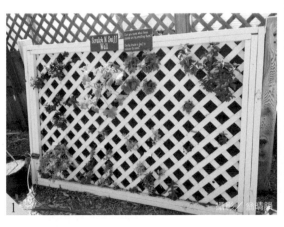

攝影／翁晴韻

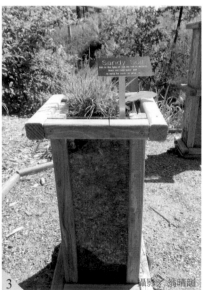

攝影／翁晴韻

5. 趣味性

在The Gardens on Spring Greek的庭園中,可見一大片分隔開的草坪(圖1),仔細一看才發現,每塊草坪栽植了不同品種的草,利用不同草皮營造出庭園的趣味性,讓使用者用眼、用心發掘品種的差異,也同時具有教育意義。

遠遠就能看見超大型水壺座落庭園(圖2),近看原來是個大水壺造型的裝置藝術,傳達永續水資源的重要性,如此設計,讓每個來到大水壺旁的人都感受到自身的渺小,也感受到我們都需要學習尊重,大自然所無私給予的資源。

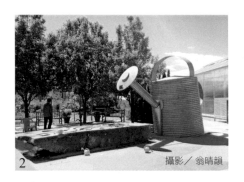

2　攝影／翁晴韻

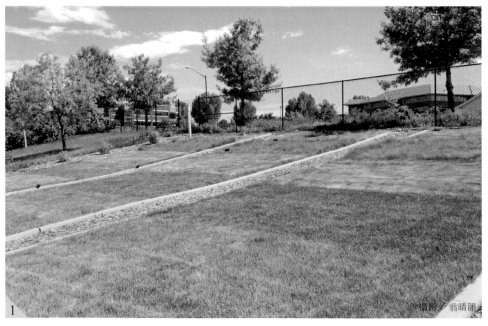

1　攝影／翁晴韻

兒童庭園中可見一處「秘密花園（圖1）」，其中運用植物創造出迷宮以及具有隱蔽性的竹竿帳篷，使小朋友們可以在庭園中自由探索，或是躲在帳篷講悄悄話，沒想到運用植物就能夠創造出如此有趣、充滿童趣的小庭園。

運用植物創造植栽床的主題性，以Pizza植栽床（圖2）為例，上頭種了羅勒、番茄，使用者每天幫忙澆水時，還能一面想像著Pizza有多美味呢！

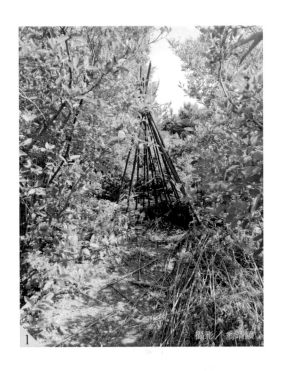

攝影／翁晴韻
1

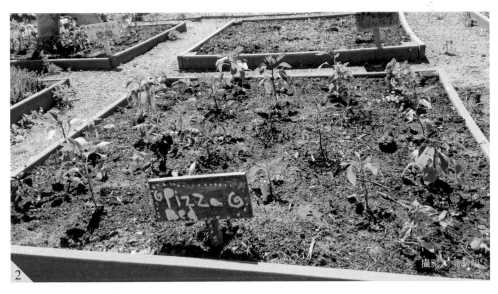

攝影／翁晴韻
2

學習memo

滿足探索樂趣的設計

在這邊，每個庭園都有要訴說的故事、欲傳達的理念。值得一提的是，每個庭園入口前都能看見向日葵造型的標示牌，讓使用者知道設計者的設計理念，也可以知道在這個庭園內的學習目標。設置標示牌的目的在拉近設計者和使用者之距離，也讓使用者在體驗過程中能更有效的獲得收穫。

The Gardens on Spring Greek療癒庭園的設計，從小朋友到年長者，甚至輪椅和助行器使用者都非常容易親近，因為這裡鋪面平緩、邊緣導引、植栽床、多樣化容器、運用植栽創造不同的庭園主題，讓使用者不僅使用上感到舒適，更有探索不完的樂趣。

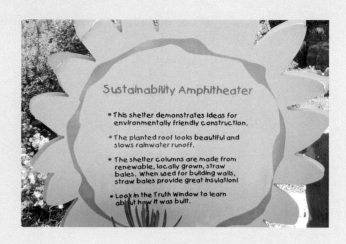

7

情緒及行為問題青少年的蛻變場域
Hillside

一、機構簡介

　　Hillside位於美國喬治亞州亞特蘭大城市中心附近,是一個專為7～21歲在情緒和行為方面遇到困難的兒童和青少年提供多種治療選擇的非營利機構。機構的兒童青少年以侵擾性情緒失調症(disruptive mood dysregulation disorder)和創傷後壓力症候群(post traumatic stress disorder)為主,另外也有少部分的精神疾病、焦慮、躁鬱、憂鬱症等。Hillside的治療方案包括:

• 住宿方案—全面的、教育的和校園風格的長期治療。

• 柯南特學校(Conant School)——一所完全被認可的學術日校。

• 寄養照護治療——一個提供改變、學習基本生活技能的穩定家庭環境。

• 日間方案—結合門診治療和學校的綜合治療。

• 社區介入—家庭支持治療以防止住院,或緩解從住院治療過渡回到家庭。

　　Hillside可以說是亞特蘭大的行為治療中心,主要的治療方式是辨證行為療法(Dialectical Behavior Therapy, DBT)。DBT是認知行為心理治療的一種方式,被認為適用於患有邊緣型人格障礙、情緒調節困難或是廣泛的一般人。在Hillside,所有的治療師都接受過DBT的強化訓練,即使是兼職人員也都接受過廣泛一般性的DBT培訓。

除了辯證行為療法外，Hillside也有其他特殊療法，例如遊戲治療、園藝療法、動物輔助療法、治療性擊鼓和表達藝術等，這些都是基於實證效果作為Hillside住宿治療計劃的一部分。Hillside認為，將休閒遊憩娛樂活動與心理治療相結合，是幫助青少年將他們學到的策略融入現實世界的最佳方式。

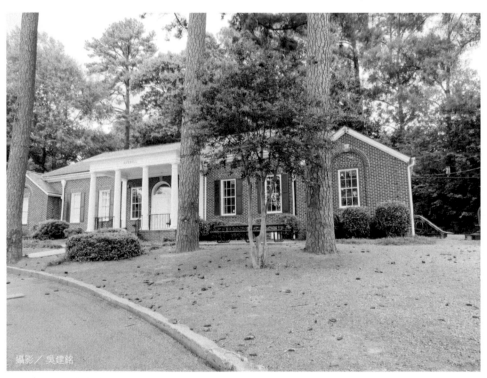

攝影／吳建銘

Hillside是獨特的住宿型兒童心理健康中心，位於喬治亞州亞特蘭大市中心，山坡校區環境優美舒適，看起來就像一所私立學校。

DATA

■服務宗旨：

藉由提供出色的住宿的和社區的心理健康服務，幫助兒童和家庭成長茁壯。

■位置：

美國喬治亞州，亞特蘭大城（Atlanta, GA）。

■發展歷史：

Hillside成立於1888年1月，是亞特蘭大最古老的非營利組織之一。最初是由Mrs. Levi Nelson、Mrs. Edgar McBurney和Mrs. J.P. Averill所領導的一個協助婦女的組織，為無家可歸的婦女和貧困兒童提供庇護所。這個庇護所最初被命名為Home for the Friendless，從在亞特蘭大市中心經營一個有十間房間的房子開始。這個庇護中心照顧婦女、兒童和新生兒，還根據需要安排了寄養安置和收養。

由於空間迅速變得不足，庇護所於1889年遷至Peters and Fair Streets的一間房子，然後在1892年再次搬到Highland Avenue和Randolph Street一處。並於1920年代，依據全美國新設立的規定進行了一些必要的改進，使庇護之家符合新的兒童福利標準。在此期間，在Mrs. McBurney的努力下，同濟會（Kiwanis Club）開始對庇護所產生興趣，並提供了金錢上的捐助，使庇護所達到國家標準，並協助提升照顧兒童的生活品質。

隨著庇護所的發展，需要更多的空間。1926年，庇護所新購買了8英畝連綿起伏的林地，並舉行了一場為庇護所命名的比賽。「Hillside Cottages」被選定為庇護所的新名稱，副標為"兒童友好之家"。同時，亞特蘭大同濟會（Kiwanis Club）也捐錢建造第一座建築，並於1927年完工，至今仍被稱為Kiwanis Cottage，是小男孩們的住所。正如Hillside的位置和設施隨著時間的推移而變化，為最貧困兒童提供服務的使命也不斷與時俱進。

現今Hillside為一非營利組織，專門提供處理兒童和青少年情緒及行為問題連續性服務的專屬機構。其校園位於亞特蘭大市中心Morningside鄰近社區的Courtenay Drive，有13英畝的校園，裡面有住宿型治療方案、行政辦公室、寄養照護治療辦公室和社區方案辦公室。由於每個孩子都有其獨特的優勢、興趣，當然也有各自的困難，因此Hillside的臨床醫師在實施個人治療計畫時，會考慮孩子個人的需求及各種機會。Hillside裡的各種介入方案都將重點放在孩子的優勢上，鼓勵他們成長並改進他們的問題，以使他們未來能成為自給自足的公民。

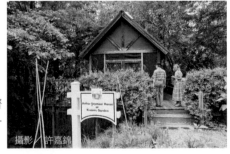

現今Hillside 的校園裡，仍有以同濟會（Kiwanis Club）命名的花園—Kiwanis Garden。

攝影／許嘉錦

二、使用者分析

■主要使用者

7～21歲在情緒和行為方面遇到困難的兒童、青少年及其家庭。

■使用者需求：

1 獲得成就感

2 提升自尊與自信

3 培養耐心

4 發揮創造力

5 培養生活及工作技能

6 尊重辛勤工作

7 其他

■園藝治療的協助

　　Hillside 成功協助孩子們的關鍵之一，便是Hillside提供各種治療方式，而園藝治療就是這些輔助性療法裡重要的一種。園藝療法在2015年被引入Hillside，是住宿型治療計畫不可或缺的一部分，也是個案們最喜歡的治療方案之一。園藝療法被排入孩子們日間課程的一部分，活動包括整個校園庭園之植物種植、採收開花和綠色植物來插花、繁殖植物、製作堆肥、餵鳥和飼養蝴蝶等。藉由園藝治療，孩子們探索自然、運用創造性表達和正念活動來增強他們的自尊與自我價值。

三、療癒庭園特色

■療癒庭園位置：

Hillside的庭園非常廣大，事實上，整個校園就像是零星的建築座落在一個大的療癒庭園裡。在離大門入口不遠處，有一個下沉式的水景庭園。在這裡，稍微與世隔絕的空間與寧靜的氣氛，能讓煩躁的心情沉澱下來，園藝治療活動有時候也會在這裡進行。

校園內的空間被巧妙的利用，例如緊鄰Conant School的建築物有一個小溫室，溫室外有組桌椅，桌上擺放著孩子們種的植物，襯著旁邊五顏六色美麗的花草，這裡就是一個療癒人心的諮商空間。

另外，工作人員在Conant School旁邊的寧靜區域裡安裝了吊床，創造了一個所謂的「撤退（retreat）」空間。在校園樹木的陰影下，常會看到孩子們在彩色吊床上閱讀、聽音樂或練習放鬆技巧。不僅增加了Hillside環境的療癒感受，也提高了孩子和家庭在校園裡的生活體驗之舒適度。

校園裡讓孩子們大顯身手的地點是Kiwanis Garden。在這裡，園藝治療師透過讓孩子們親身體驗種植植物以及相關的活動，見證植物的生命週期，為療癒和反思注入積極的隱喻，也促進了孩子們的社會化。園藝治療提供有目的的活動，使孩子們增能（empowerment）於物件的所有權和管理任務上。

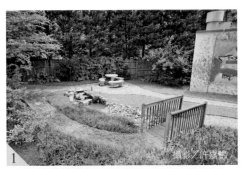

攝影／許逕錦

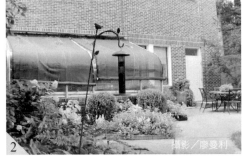

攝影／廖曼利

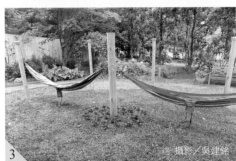

攝影／吳建銘

1. 2017年完成的一個有小水景的下沉式庭園，這個庭園已納入園藝治療活動方案中。
2. 緊鄰建築物的小溫室與療癒空間。
3. Conant School旁邊的「撤退」空間。
4. Kiwanis Garden是孩子們發揮能力、見證植物生命周期以及培養各項能力的重要園藝治療操作空間。

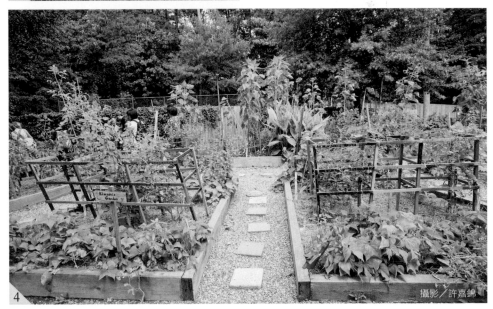

攝影／許嘉錦

療癒庭園是否符合療癒庭園之組成要素：

1. 鋪面

　　由於Hillside絕大多數的兒童青少年都是身體健全者，因此在鋪面上，除了主要道路及建築物旁的次要人行道路的鋪面材料是使用水泥外，庭園內部的鋪面主要都是碎石、天然草皮、樹皮等天然材質。當然，為了增添趣味性，也讓孩子們在大片的腳踏板上彩繪，甚至有些彩繪還結合遊戲，活潑有趣。

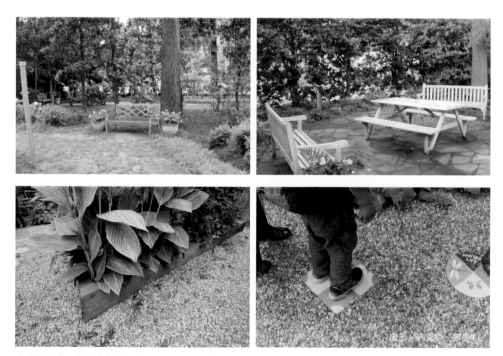

庭園裡以天然的材質為鋪面，包括草地、石板、碎石等。

2. 可及性──植栽床

在主要種植區─Kiwanis Garden裡，植栽床的設置極為簡單，大多直接使用一至三層的木板圍塑起來而已。孩子們有用不完的精力，大塊面積的墾除耕種，正適合他們使用。

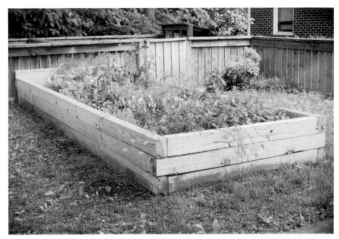

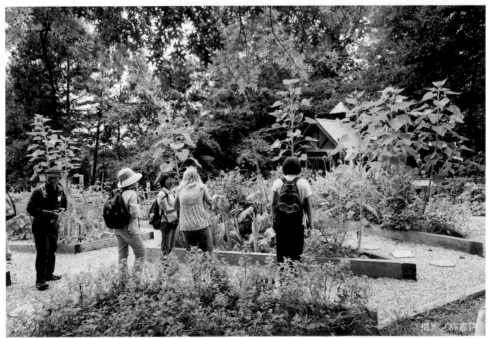

植栽床多為直接在地面用木板圍塑範圍，以便於讓孩子分區創作與種植。

3. 可及性──多樣化容器

　　Hillside主要是在Kiwanis Garden裡使用大面積的地面植栽床讓孩子們種植植物；而溫室是以繁殖植物為主，因此多使用一般的塑膠或素燒盆；走道邊緣或是庭園景觀桌椅的布置，則因地制宜使用橡木桶、塑膠圓盆等；也有廢物利用，例如讓孩子們彩繪導水管，釘掛在木籬上種植草莓。

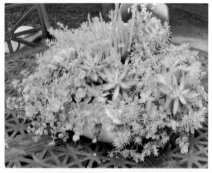

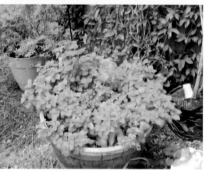

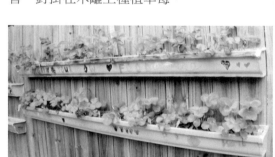

（攝影／廖曼利）

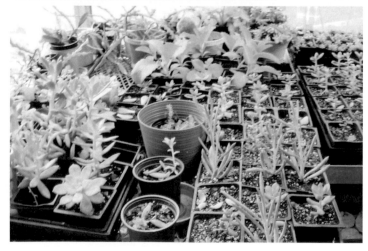

因地制宜或廢物利用的各種容器，都成為妝點Hillside的植物之最佳幫手。

4. 植栽特性及相關物件的趣味性

　　園藝治療可以讓孩子們在自然的情境下練習「選擇」與「嘗試」，再經由「付出」「照顧」，自己「收穫成果」--這是兒童少年生命教育裡重要的課題。另外，青少年源源不絕的創意，在廣大的校園環境裡恣意揮灑，常令人驚豔、由衷讚賞。這一切，除了增進個人的自尊與價值感外，也能促進孩子們對Hillside的認同感與歸屬感。

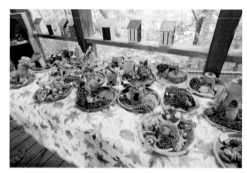
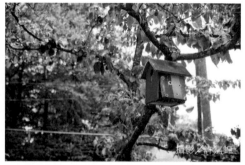

運用校園裡撿拾的材料發揮想像與創作，同時也自己製作並彩繪鳥屋懸掛在校園裡。

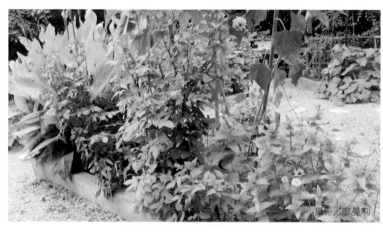

孩子們可以自己選擇與嘗試想要種植的植物。

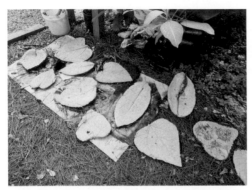

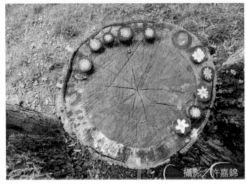

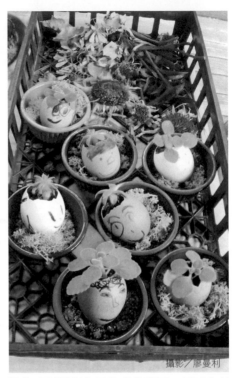

攝影／許嘉錦

攝影／廖曼利

用水泥拓印植物的葉片來做為腳踏板、在砍伐的樹樁上彩繪玩耍，大自然是最好的母親與玩伴。

等待頭髮逐漸生長茂盛的彩蛋，是否也是對自己成長耐心的等待？

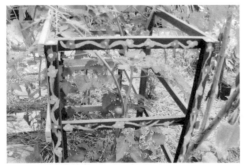

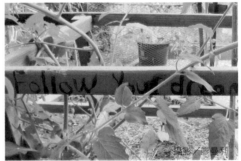

攝影／廖曼利

支持番茄的框架，也可以拿來彩繪，寫下心裡想對自己說的話語。

學習memo

蛻變的喜悅

　　Hillside讓有情緒及問題行為的兒童少年在大自然裡盡情的玩耍。他們種植蔬菜、花卉,並與家人和工作人員一起享受成果,也分享他們的成長;他們了解植物開花的傳粉媒介,及其對環境的作用影響;他們建立有效的生活技能,例如耐心、養育植物和尊重辛勤的工作,這些都是孩子們終其一生都能受惠的重要技能。

　　在Hillside,工作人員最先看見的,是個案的優勢與長處;而園藝治療活動讓孩子們有機會學習發揮自己的優勢—在他們創造的微小世界裡,自己成為規劃者與建造耕耘者,進而獲得成就感和面對自己與未來的自信心。

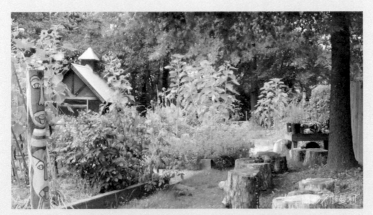

Hillside靜態的療癒環境以及動態與自然互動的生活方案,讓孩子們在此療傷與調整自己,準備未來展翅飛翔。

8

日間照護為主
The Susan J. Rheem Adult Day Center in Prescott Valley

一、機構簡介

位於美國亞利桑那州普雷斯科特山谷（Prescott Valley）的日間照護中心「The Susan J. Rheem Adult Day Center」，成立於1982年，隸屬於成人照護服務組織（Adult Care Services, ACS）。

日間照護中心服務個案，以提供舒適的環境，透過全方位的醫療服務、社交活動來促進個案獨立生活的能力，作為一個像家一樣的照護環境，以及進入居住型護理之家前的一個早期安置場所。

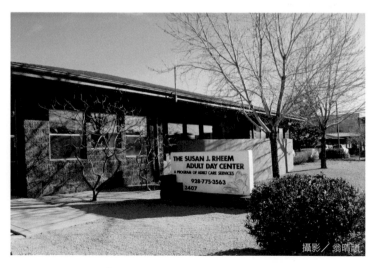

攝影／翁晴韻

The Susan J. Rheem Adult Day Center in Prescott Valley日間照護中心入口。

DATA

■**服務宗旨：**

品質照護、品質服務、品質生活

■**位置：**

美國亞利桑那州，普雷斯科特（Prescott, AZ）

■**發展歷史：**

創始者Susan J. Rheem於1982年離開原本穩定的工作，在普雷斯科特成立了成人照護服務組織（Adult Care Services, ACS）。1984年，在私人基金會和社區的支持下，Susan正式讓私立非營利組織成人照護服務組織管理日間照護中心。美國最高法院首位女性大法官Sandra Day O'Connor更曾為普雷斯科特日間中心執行了動工儀式。

1984年，Susan開始和退伍軍人管理局（Veterans Margaret T. Administration, VA）合作，致力於國家和州層級發展最初形式的退伍軍人日間照護服務。在Susan和成人照護服務組織的努力下，普雷斯科特照護中心成為退伍軍人照護中心的首選之一。

1994年，成人照護服務組織（ACS）接收來自Robert Wood Johnson的資金，參與了由醫學大學的醫生Burton Reifler的受訓計畫，教育成人照護中心如何照顧失智者，以及建立健康照護服務的模式。

1988年ACS在普雷斯科特山谷（Prescott Valley）成立第二間成人日間中心，為紀念創始人Susan，於ACS成立滿三十週年時，將第二間成人日間中心命名為The Susan J. Rheem Adult Day Center，而第一間成立的中心為Margaret T. Morris Center。

二、使用者分析

The Susan J. Rheem Adult Day Center in Prescott Valley主要提供日間型的照護服務，對象包含一般長者、需要社交支持、醫療監護、個人疾病照護、阿茲海默症者、失智症者、記憶喪失長者，以及身心障礙者，但該日照中心使用者大多數為一般長者。

■使用者需求：

1 一般長者因自主性較高，對療癒庭園的需求上，若能提供小區塊的栽種區域，讓一般長者決定自己要栽種的植物，或是負責維護庭園的某個區域，能提升他們對中心的歸屬感及自我認同。

2 身心障礙者執行園藝治療的認知訓練時，療癒庭園內的植物標示牌能幫助對象辨別植栽種類。

3 阿茲海默症者、失智症者、記憶喪失長者，對於空間和時間的定向能力有障礙，時常會找不到回家的路，在花園中迷路。因此，療癒庭園中的步道設計需簡單，避免迷宮式的步道設計。

4 注重療癒庭園的安全性，庭園需要有安全柵欄，若有門通往機構外，需要設置安全鎖以避免長者走失。

5 針對能步行的爺爺奶奶們，雖然能自行行走，但因肌肉衰退不希望在行走過程中體力不支而跌倒，因此，步道旁是否有扶把？是否有設置座椅休憩？皆是年長者在使用療癒庭園時的需求要素。

三、療癒庭園特色

The Susan J. Rheem Adult Day Center in Prescott Valley 的療癒庭園，位於進入建築物通過兩個開放活動空間後的小塊長條形空地。療癒庭園由三個部分組成──半開放式遮蔭操作及座椅休憩區、植栽床區、溫室區。而療癒庭園外有兩大片空地，從療癒庭園看出去視野遼闊。

療癒庭園是否符合療癒庭園之組成要素：

1. 鋪面　一易進入性

從機構進到療癒庭園，銜接處無高低落差，使用輪椅及助行器者皆能自行往返庭園與機構之間。但在半開放式遮蔭操作及座椅休憩區座椅較多且較重，行走上有些不容易，如果爺爺奶奶們經過時被椅子擋住，想移動椅子可能會有些困難。

進入溫室的鋪面緩和，容易讓一般年長者進出，但若是輪椅使用者要進出溫室，需要有人幫忙把門全開比較容易進出。針對輪椅使用者在進出溫室的門口設計，建議能夠用側邊單開的滾輪式拉門或自動感應門。

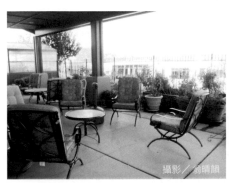

攝影／翁晴韻

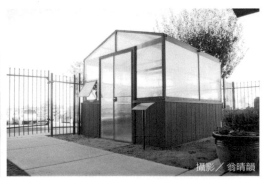

攝影／翁晴韻

2. 可及性──植栽床&多樣化容器

The Susan J. Rheem Adult Day Center in Prescott Valley的療癒庭園有兩個植栽床，植栽床的高度較低適合輪椅使用者，一般健康的爺爺奶奶需要彎腰操作，或是拿張椅子坐在植栽床旁邊栽種。植栽床旁有用竹竿設立的垂直藤架，若栽種可攀附在藤架上的豆莢、番茄等蔬菜時，這樣的高度可以讓爺爺奶奶們輕鬆採摘。

除了植栽床和垂直藤架外，療癒庭園內也能看見大大小小的盆器，讓爺爺奶奶們能自由選擇想要且合適的盆器栽種。上述的植栽床、垂直藤架、盆器，都能夠製造出高於地面的效果，因為若直接栽種於地平面，高度過於低矮需要俯身，可能對於爺爺奶奶的膝蓋、腰背造成不適，更遑論輪椅使用者了。因此若將種植處拉高，能增加療癒庭園的可及性。

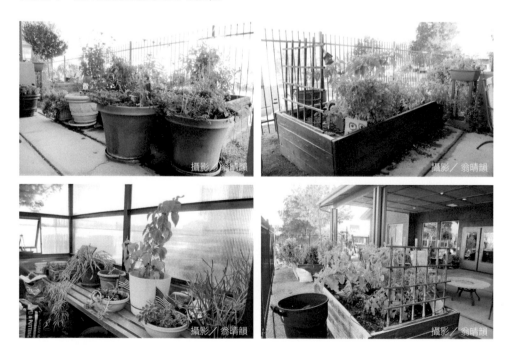

攝影／翁晴韻　攝影／翁晴韻

攝影／翁晴韻　攝影／翁晴韻

3. 植栽──有用

　　療癒庭園中，除了隨處可見季節性的可愛草花，更能看見許多蔬果的身影。在The Susan J. Rheem Adult Day Center in Prescott Valley日間照護中心的爺爺奶奶們，自主性都較高，也喜歡在療癒庭園栽種蔬果，然後採收帶回家烹煮。

　　還記得有一次，一位爽朗的爺爺在植栽床邊鬆土，我好奇湊上前問：「爺爺你在做什麼？」只見爺爺笑著從口袋掏出十多顆蒜頭給我看，說他要來種蒜頭！爺爺還說：「現在把蒜頭種進去，春天時就會發芽長出莖葉！」一問下才知道，原來爺爺很喜歡種植蔬果，自己家裡面也有菜園，只要有機會，爺爺就會採收蔬果來和機構的爺爺奶奶們分享呢。

　　當然，園藝治療師時常也會將療癒庭園的成熟蔬果帶入課程中，讓爺爺奶奶們一起共享豐收的喜悅，或是請廚房的師傅幫大家料理入菜，實在非常有趣！

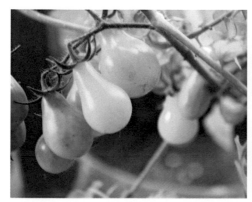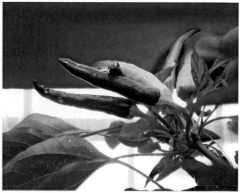

（攝影／翁晴韻）

學習memo

創造小巧的蔬果種植園地

The Susan J. Rheem Adult Day Center in Prescott Valley日間照護中心的療癒庭園，相較於其他同樣在成人照護服務組織（Adult Care Services, ACS）底下的療癒庭園，規模較小。但簡易的設計一目了然，對於記憶喪失長者而言不易迷路。庭園的易進入性，讓他們容易進出且能夠在庭園內安全行走。不過，庭園內的小缺點是椅子過多占用到行走空間，以及椅子重量過重、高度過低，若是腳無力的長者較難起身。建議可以將椅子換成爺爺奶奶坐下時，膝蓋角度呈現90度的椅子高度，才是較適合起身的高度。

除此之外，設置溫室對於喜愛栽種蔬果的爺爺奶奶們，不論一年四季都能栽種是很好的設計，如此一來也不怕冬季嚴寒下雪，植物凍傷死亡。也因為日間照護的爺爺奶奶們自主能力較高，園藝治療師會和爺爺奶奶溝通，請求自願者幫忙灌溉療癒庭園內的小生命們。而可愛的爺爺奶奶們，通常也都會主動要求負責自己想維護的區域呢！

雖然規模不大，也稱不上非常完美，但能看見許多爺爺奶奶安全的在療癒庭園使用、栽種及維護，就算是發揮療癒庭園應有的療癒功用了！

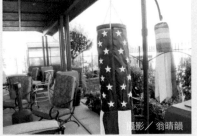

攝影／翁晴韻

9

巴金森之運動障礙專屬療癒之地
Struthers Parkinson's Center

一、機構簡介

　　Struthers Parkinson's Center是一個由國家巴金森基金會認定的卓越中心，在全美廣受好評，專門為巴金森氏症和相關運動障礙的患者及家人，提供全方位的醫療管理和生活品質服務。服務項目包括：

- 運動疾病的專業醫師進行評估和長期監測。
- 全天候團隊評估包括物理治療、職能治療、語言治療、音樂治療師、護士、社工人員與醫師的個人化評估和建議。
- 機構現地物理治療師、職能治療師、語言治療師和音樂治療師的協助。
- 深度腦部刺激（deep brain stimulation, DBS）手術前評估和術後管理。
- 社會性服務包括病患和家屬支持和提倡、工作相關能力諮商、理財與健康照護計畫和社區服務。
- 為患者和家屬提供護理免付費電話服務。

　　為方便運動障礙者移行，Struthers Parkinson's Center的建築只有一層樓。專業治療團隊包括神經病理專家、護士、職能治療師、物理治療師、音樂治療師、語言病理專家、社工、牧師和其他專業人士（包含園藝治療師）。在這裡，除了多種個案直接服務、研究活動，以及對病患、家人及專業人士的教育訓練方案外，提升生活福祉的活動包括：

- CREAT俱樂部的治療性日間方案。

- 專家帶領的現場活動,包括園藝課程、視覺藝術、戲劇、舞蹈和每月在藝術咖啡館的演講。

- 為每一階段巴金森氏症設計之現場運動、演說、太極、瑜珈課程。

- 有關巴金森氏症的出版物和訊息圖書館。

- 在五個階段的區域網絡中有80多個支持小組。

　　Struthers Parkinson's Center 一直致力於為巴金森氏症設計一個全面完整且基於自然的多功能治療中心。到了1996年,該中心與明尼蘇達大學景觀植物園合作,注入了新的能量;截至目前為止,該中心已有室內和戶外的庭園,許多活動及復健方案在庭園裡舉行。

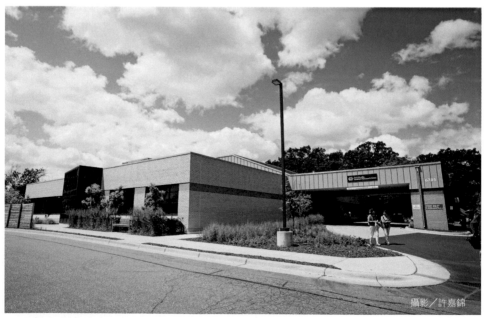

Struthers Parkinson's Center的園藝治療方案協助罹患運動疾病問題的患者維持身體功能及促進生活品質。

DATA

■服務宗旨：

協助巴金森氏症患者在每一個病程階段裡都能增進生活品質，並協助與巴金森氏症及相關的動作疾病和諧共處。

■位置：

明尼蘇達州，明尼阿波利斯（Minneapolis, MN）

■發展歷史：

Park Nicollet的Struthers Parkinson's Center的成立發展歷史，與Struthers夫婦的一生有關。早在1986年時，Alan Struthers被診斷出患有巴金森氏症，這使得他和他的妻子Evelyn一起尋找如何面對未來身體和情感上挑戰的方法。一直到在與Methodist醫院巴金森氏症中心的醫學博士Paul Silverstein及其專業團隊會面之前，他們所獲得的幫助非常有限。

Evelyn為了先生Alan和其他面對巴金森氏症的人，她全心全意貫注於如何協助這類的患者，終於在1989年，Evelyn和Alan發現了一個先驅性方案，此方案提供巴金森氏症病患及其家人進行喘息日間照護。由於對該方案的強烈需求，Struthers夫婦提供該方案的主要財政需求，同時建立了現在眾所皆知的CREATE俱樂部（一個致力於巴金森氏症的研究、教育、藝術和治療的中心）。藉由巴金森中心工作人員與巴金森社區成員之間的合作，CREATE方案具有創新性，並且提高了參與者的生活品質。

當Alan於1995年去世時，巴金森中心的需求已經超出了Methodist醫院所能提供的範圍。Evelyn和她的家人以及中心的領導人，希望能建立一個

世界級的獨立機構，專注於照顧巴金森病患者及其家人。為了實現這一夢想，Struthers家族成為新機構的主要捐助者。

　　Struthers巴金森中心在1995年底成立並開始營業。Evelyn是該中心的一名從不喊累的志工，並且常說：「如果當我活著的時候，能為地球上的其他人做一點小事，那我就做。」並且「如果有人很高興你在這裡，那麼你的生活就有意義。」許多來訪者認識她，但都只因為她是他們最喜歡的志工，而從不知“Evie”其實是使這個獨一無二的中心能被創造出來的領導者。直到2013年Evelyn去世之前，她一直都是該中心社區顧問委員會的積極成員。她的子女、孫子們和其他家族成員們繼承她的理念，繼續領導該中心、進行志願服務和支持中心財政支出的傳統。截至今日，Evelyn Struthers留下了激勵人心和領導力的遺產，仍然是Park Nicollet的Struthers Parkinson's Center的核心與靈魂。

二、 使用者分析

■主要使用者：

巴金森氏症和移動障礙相關的患者。

■使用者需求：

1 | 安全且易於行走的走道與鋪面

2 | 可及性的花壇設施

3 | 身體功能（移行、日常生活活動、感官功能等）的維持

4 | 認知功能的維持

5 | 心理社會功能的改善

Struthers Parkinson's Center每星期有一次園藝治療活動，每次大約45至50分鐘，個案可自由報名參加。一般而言，園藝治療的團體大約20人左右，會分成2～3個小組。在這裡，並沒有使用特別的園藝合適性輔助工具─有人可能會誤認為不會太重的材質工具適合手部震顫者使用，但事實上，較重的工具反而有助於手部震顫的穩定性。

三、療癒庭園特色

■療癒庭園位置：

　　為紀念Evie而命名的Evie's Garden，是一個具有治療復健功能的室內庭園，位於Struthers Parkinson's Center建築物的邊緣。庭園一側是大面落地窗，沿著落地窗種植高低錯落有致的觀葉植物；另一側沿著牆壁，設置一個只有三階樓梯的平台，作為讓移行有問題的病患復健運動之用；平台邊的牆面是水牆，利用水聲提供聽覺的刺激；走道盡頭的轉角處，大面玻璃旁放了幾張桌椅，讓患者隨意在此休息、看書，同時曬曬間接的陽光。明亮的陽光灑進Evie's Garden，襯著活力十足的綠色植物，讓人心情也好了起來。

　　戶外的園藝治療庭園則位於建築物邊緣，與停車場對望，庭園主要以操作園藝治療活動為主，因此植栽床的高度特別講究。在庭園邊緣也有桌椅讓患者們休息，旁邊種著攀爬的葡萄藤，在作者拜訪之時已結實累累、唾手可得，串串美麗的果實令人垂涎欲滴。

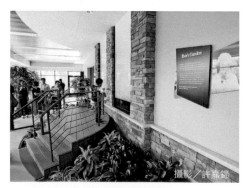

明亮、易行且可以訓練移行及爬樓梯能力的室內療癒庭園—Evie's Garden。

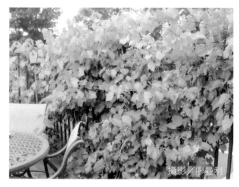

戶外園藝治療庭園座椅旁掛滿串串葡萄，讓人忍不住想品嚐一下。

療癒庭園是否符合療癒庭園之組成要素：

1. 鋪面

　　「安全的環境與通行」是照顧巴金森氏症及相關運動疾病患者的環境裡，最為首先且重要的議題。不論是室內還是戶外，Struthers Parkinson's Center療癒庭園的走道及鋪面設計，都符合通用設計（universal design）的原則—室內走道寬度120公分以上，室外通道130公分以上，同時鋪面堅硬、平整、防滑、無高低差，以防止巴金森氏症患者因拖曳性步伐及重心不穩等問題而容易跌倒。

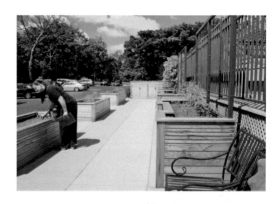

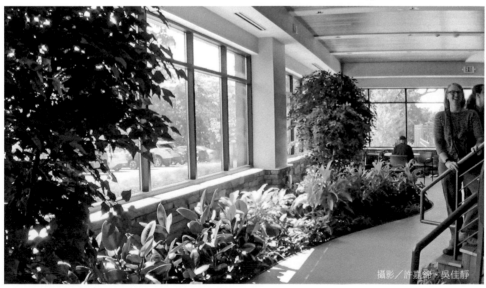

攝影／許嘉錦、吳佳靜

室內與室外的療癒庭園鋪面皆講求安全易行。

2. 可及性

　　戶外植栽床的設計，讓患者可以站著、坐在輪椅上或坐在植栽床邊緣種植植物。站著操作的植栽床底部稍微內縮，好讓站立時腳尖不會頂住牆面，同時彎腰時也較不會前傾，重心較穩。庭園植栽床旁邊設有許多座椅，方便患者們休息，或坐著曬曬太陽。

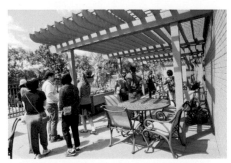

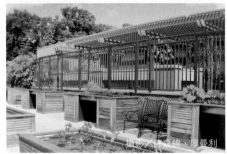

植栽床旁設有座椅，方便患者及家人休憩之用。

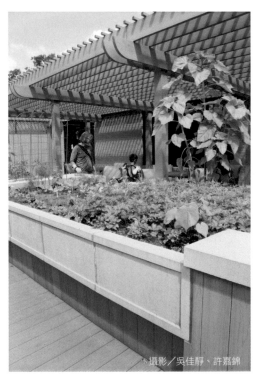

攝影／吳佳靜、許嘉錦

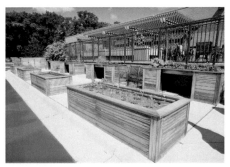

戶外園藝治療庭園，利用抬高式植栽床方便患者使用。

3. 植栽

　　在Struthers Parkinson's Center的園藝治療庭園裡，種的都是一般患者熟悉的庭園花卉及蔬菜，以促進維持患者的認知能力。雖然巴金森氏症也是腦神經退化性的疾病，但與阿茲海默氏症最大的不同在於前者主要是神經傳導物質如多巴胺分泌不足所致，後者則是腦神經元死亡與組織的萎縮。巴金森氏症最明顯的症狀是運動障礙，然而隨著年齡老化與病程的發展，認知障礙也通常伴隨發生，而失智症也是巴金森氏症常見的共病。因此與失智症一樣，認知功能的促進與維持，常是園藝治療的重要目的或目標之一。

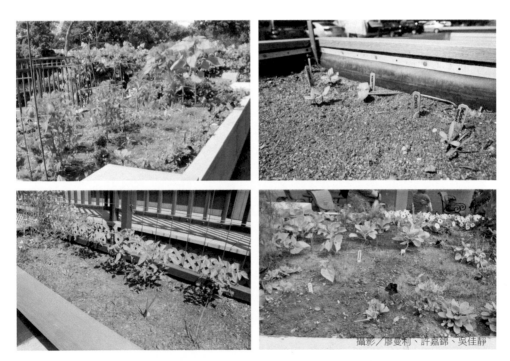

攝影／廖曼利、許嘉錦、吳佳靜

園藝治療庭園內種植的植物都是患者們日常生活熟悉的種類。

4. 其他

　　除了利用熟悉的植物外，日常生活裡常用的餵鳥器、家家戶戶幾乎都有的信箱等，也都是Struthers Parkinson's Center用來刺激患者長期記憶認知的重要物件。而開著大面窗戶的室內庭園，除了借引外面的景物、增加了視覺的景深之外，明亮的光線、綠色的植物與美麗的裝飾，對於患者、家屬、工作人員正向心情的提升也大有助益。尤其是在下雪的冬天，當戶外活動無法進行時，室內的庭園就成了大家重要的精神寄託之一。

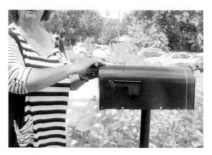

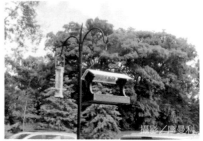

攝影／廖曼利

日常生活中的設施與物件，都是維持長期記憶的幫手。

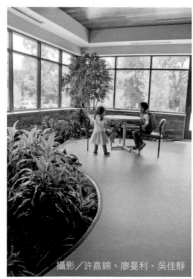

攝影／許嘉錦、廖曼利、吳佳靜

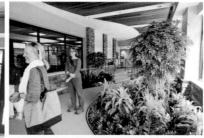

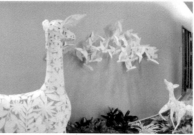

明亮的室內庭園是患者、家屬與工作人員最喜歡的環境之一。

學習memo

運動障礙的友善設計

　　巴金森氏症與相關運動障礙患者常見的症狀,如顫抖、運動遲緩、僵硬、容易跌倒、重心不穩等問題,常只是症狀問題裡冰山的一角。事實上,多種非運動障礙的症狀,如憂鬱、焦慮、認知功能退化、視覺改變、嗅覺退化、腸胃道及泌尿系統、疼痛、睡眠中斷干擾等問題,更是讓患者及家屬們身心煎熬的部分。庭園空間對於運動障礙的病患及家屬們是極為重要的地方,除了能提供身體能力的維持外,心理社會及認知功能的維持與促進,更是在沒有威脅的自然環境裡,能自然產生的效果。Struthers Parkinson's Center利用大自然的環境力量,協助患者在罹患疾病後的歲月裡,仍盡可能地享有大自然母親的恩寵並與之互動,提升生活品質。在這裡,雖然患者的病程仍會持續進展,但希望在與疾病痛苦的症狀共處之餘,仍能見到陽光露臉的燦爛、植物冒芽的喜悅、美麗花開的欣愉和飽滿果實的驚喜。Struthers Parkinson's Center對待患者及家屬們的誠摯用心,實在值得我們尊敬與學習。

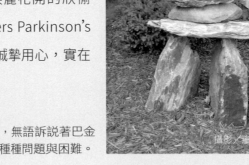

人形的平衡石,無語訴說著巴金森氏症患者的種種問題與困難。

攝影／廖曼利

10

公共植物園的園藝治療發展方式
Bullington Gardens

一、機構簡介

　　園藝治療的操作未必一定要在特殊機構內，一般的植物園也可以發揮這樣的功能，Bullington Gardens就是一個很好的例子。Bullington Gardens位於北卡羅萊納州（North Carolina），曾經是Bob Bullington的私人苗圃，現今是一個佔地12英畝的公共植物園，為學生、青少年及成年人團體提供園藝和其他科學方面的實踐教育。目前的園區可分成：

- 設備設施區（Facilities）：包括一個主要房屋及兩個溫室、可供出售植物拱型簡易溫室、圓形劇場、涼亭、亨德森縣教育基金會（Henderson County Education Foundation, HCEF）的辦公室（此為Bullington先生生前的住宅）以及可用於舉辦課程、會議和活動的多功能教室。

- 療癒庭園（Therapy Garden）：這個庭園是希望能讓行動不便的人更容易操作園藝活動。這裡設有抬高式花壇、一個無障礙工具棚、一處水景和一間溫室，溫室也同時也兼做園藝治療活動的室內教室。

- 大理花花園（Dahlia Garden）：擁有超過400種植物和數百種不同形狀和顏色的大理花品種。

- 授粉花園（Pollinator Garden）：蝴蝶、其他傳粉昆蟲和鳥類的天堂。

- 雨水庭園（Rain Garden）：擷取過多的降雨，主要種植能夠耐受潮濕和乾燥的原生植物。

- 草本庭園（Herb Garden）：根據用途又分為不同的部分：藥用、烹飪、芳香與染色、以及聖經的草藥，這裡也是輪椅使用者的友善庭園。

- Sally花園（Sally's Garden）：紀念Bob Bullington的妻子Sally之花園。花園的特色是四季且密集種植，植物包括日本楓樹 Shishigashira、limelight繡球花、Rozanne天竺葵等。

- 多年生邊界植物區（Perennial Borders）：凸顯多年生喬木與灌木的結合，能讓居家依此複製的種植展示區域。

- 反思庭園（Reflection Garden）：這是一處位於樹林內且周邊種植原生和落葉杜鵑的涼亭，主要紀念長期支持Bullington Gardens的Bob 和 Bea Hicks的花園。沿著自然景觀的小徑，即可來到這個寧靜的駐足休息處。

- 天然林地庭園（Native Woodland Garden）：林地環路是半英哩自然小徑的起點，沿途有許多當地本土植物，包括原生杜鵑、卡羅萊納百合以及早春短生植物（spring ephemerals）等。

- 遮蔭庭園（Shade Garden）：主要種植在乾燥遮蔭的環境下還能生長良好的植物種類。

　　Bullington Gardens的開放時間是每周一至周六早上8點到下午4點半，參觀庭園是免費的。這裡經常舉辦如何種植植物的工作坊，教導一般民眾園藝與植物的相關知識，偶爾也出租給一些非營利組織，作為辦理與植物相關課程或活動上課地點之用。

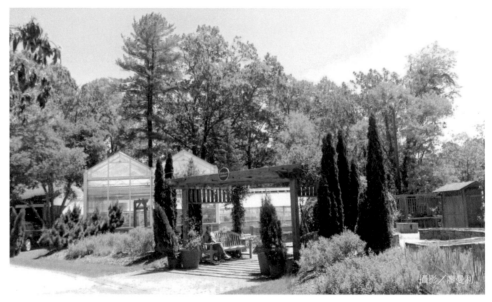

Bullington Gardens的療癒庭園入口。

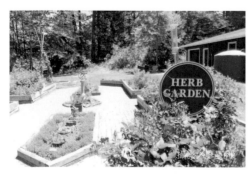

草本庭園是一個友善身心障礙者接近使用的庭園。

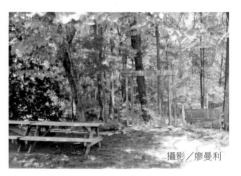

天然林地庭園的入口。

ＤＡＴＡ

■服務宗旨：

藉由以科學為基礎的園藝教育，將兒童和成人與大自然聯結起來；藉由各個主題庭園，來展示原生和觀賞植物的美麗與價值；並藉由園藝療法來提升面臨身體和心理挑戰的兒童和成人之生活技能。

■位置：

北卡羅萊納州，亨德森維爾（Hendersonville, NC）

■發展歷史：

Bullington Gardens的創立者是Bob Bullington，他曾經是一名紐約市的警察，非常熱衷於園藝，退休之後，他帶著妻子Sally一起搬到北卡來羅納州的亨德森維爾，並在1979年創辦了Flora Knoll農場。這個農場一直到1989年Bob Bullington過世之前，是一個以生產和販售觀賞植物為主的苗圃。Bob Bullington一直有一個願景，就是除了保有原生植物之外，在苗圃的經營買賣之下，也能引入多種新的和不尋常的植物。因此時至今日，原生的杜鵑花、新品種的山月桂和來自亞洲的樹木等等，仍然都可以在花園裡找到。

在Bob Bullington去世之後，苗圃財產轉為由亨德森縣教育基金會（Henderson County Education Foundation, HCEF）所擁有，並改名為Bullington園藝學習中心（Bullington Horticultural Learning Center），出租給亨德森縣立學校（Henderson County Public Schools, HCPS）使用。截至目前為止，Bullington Gardens是亨德森縣立學校（HCPS）和北卡羅萊納州合作推廣部的共同合作夥伴，協助以園藝療法來促進一般人和特殊族群身心健康的地方。

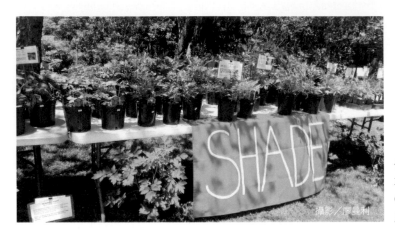

作者參訪之時，
巧遇Bullington
Gardens舉行春季
庭園苗木拍賣會。

二、 使用者分析

■主要使用者：

　　一般民眾、亨德森縣立學校的身心障礙特殊兒童、身心障礙的成人、社區高齡長輩等。

■使用者需求：

1	培養技能、工作試探。
2	促進社會心理健康（自信心、成就感、休閒嗜好、社會互動等）。
3	促進身體健康（手眼協調性、感官刺激、身體運動、耐受力等）。
4	促進認知功能（記憶、書寫、語文、算術等）

Bullington Gardens的園藝療法和自然教育：

　　Bullington Gardens的工作人員們認為園藝療法可以促進參與者的身心健康福祉，因此積極推廣並執行園藝療法來改善服務的兒童和成人們之生活，其中亨德森縣公立學校裡的特殊需求兒童和年輕人，便是主要的關注焦點；同時，當地養老機構和日間照顧方案的高齡長輩們也是Bullington Gardens的常客。整體來說，Bullington Gardens乃藉由各式庭園以及客製化與植物相關的活動（例如種植植物、製作玻璃容器庭園、製作工藝品---等），為上述人士提供享受庭園的樂趣，同時擴大對健康福祉的體驗，達到技能發展、身體或心理康復、促進健康的目的與目標。

　　另外，Bullington Gardens的另一項重要任務是全年免費提供亨德森縣立各級學校學生自然科學課程，這些課程在Bullington Gardens內或是在學校各別舉行。課程包括植物探索、學校蔬菜園、植物數學、自然田野戶外教學、入侵雜草問題、以及野生動植物的相互作用等。

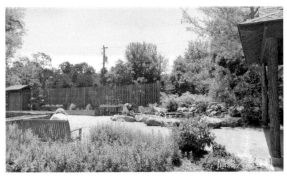

Bullington Gardens的療癒庭園(Therapy Garden)一隅。

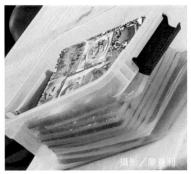

亨德森縣公立學校裡智能障礙兒童的園藝治療活動紀錄本。

三、療癒庭園特色

■療癒庭園位置：

　　從停車場下車，行經多功能教室不遠處，即可看見療癒庭園（Therapy Garden）就在前方。療癒庭園有一個大型的涼亭，可提供戶外團體活動之用；涼亭旁邊是一個水池，作為觀賞魚群活動休憩的地點；緊接著水池，便是沿著木柵圍籬設置的可移動抬高式種植台、工具棚和盆植操作台。盆植操作台旁有一區抬高式植栽床，做為亨德森縣立學校特殊兒童的戶外種植區。緊鄰著戶外種植區是溫室，溫室內有大張的桌椅、盆植操作台和水槽等，同時也擺飾了參與者的作品。整個空間、走道都是無障礙空間。

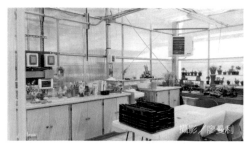
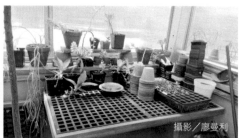

療癒庭園的戶外團體活動區（左）及戶外盆植操作區（右）。

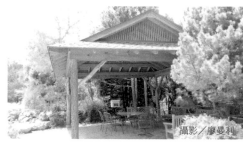
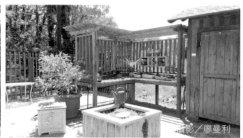

溫室內有數張桌子供園藝治療活動使用，角落設有一盆植操作區。

療癒庭園是否符合療癒庭園之組成要素：

1. 鋪面

由於Bullington Gardens園藝治療方案的參與者主要是亨德森縣立學校身心障礙兒童、青少年及高齡者，因此空間的無障礙性非常重要。基本上，戶外療癒庭園的走道都非常寬闊，鋪面材質主要是透水磚及極薄層的細碎石，電動輪椅行走起來並不困難；溫室內則是水泥硬鋪面，整體來說，不論室內還是戶外園藝治療活動空間，可及性及安全性都很高。

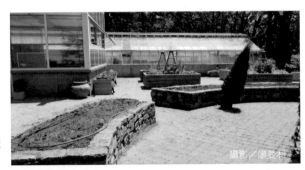

攝影／廖曼利

戶外走道寬敞，鋪面材質主要是透水磚和細碎石。

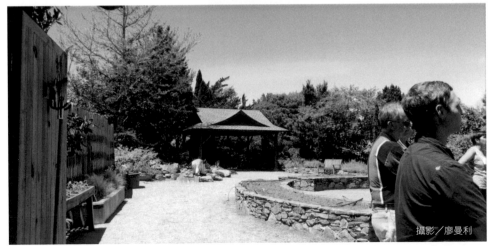

攝影／廖曼利

2. 可及性—植栽床

　　Bullington Gardens的療癒庭園內有各式各樣的植栽床，不過基本上都是抬高式的，利於身心障礙及高齡者使用，甚至也有用可愛的麥稈綑來作為種植容器兼植栽床。麥稈綑在使用前須先曬曬太陽，間隔幾日又要用水澆透，讓其稍稍腐化後（但不能至腐爛崩解的情況），便可挖洞種植植物。種植一個季節收成後，便會將逐漸腐爛的麥稈綑以及收成後剩下的植株殘體，一起移至堆肥區作堆肥，是一種環保且有趣的種植方式。

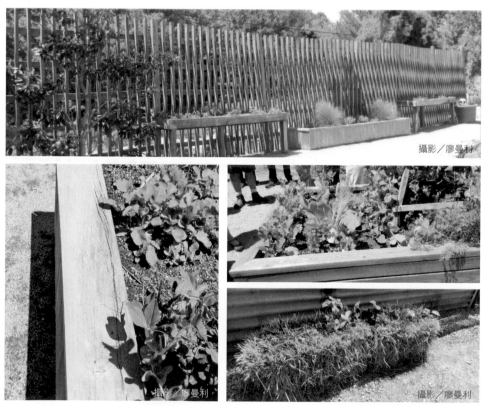

攝影／廖曼利

攝影／廖曼利

攝影／廖曼利

Bullington Gardens療癒庭園內各式各樣的植栽床。

3. 可及性—多樣化容器

　　不論室內或是戶外，種植植物的容器種類非常多，素燒盆、塑膠盆、木箱等最常見。在容器上發揮創意彩繪、創作裝飾，都是使容器多樣化的好方法，同時也增添了生活中的樂趣，讓看到的人會心一笑！

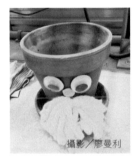

攝影／廖曼利

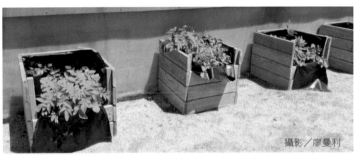

攝影／廖曼利

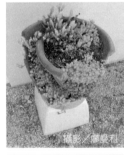

攝影／廖曼利

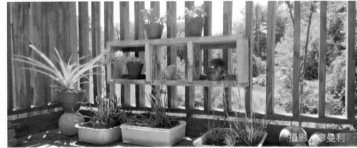

攝影／廖曼利

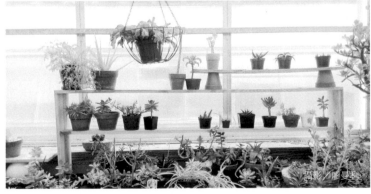

攝影／廖曼利

Bullington Gardens 使用的容器非常多樣化，有些裝飾也非常有趣。

4. 可及性—工具取用的方便性

對於特殊使用者而言,工具室的就近設置,對戶外園藝治療活動的可及性是非常重要的。Bullington Gardens 在戶外園藝治療活動操作區便設有一個工具室,工具室的一側是沿著圍籬擺放的可移動抬高式植栽床,另一側則是戶外盆植區以及連地的抬高式苗床,因此取用非常便利。不過為了安全起見,平時工具室是鎖著的,只有在園藝治療師帶領活動時才會開啟,並在監督下使用。

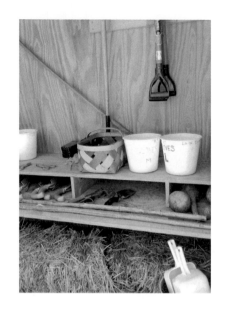

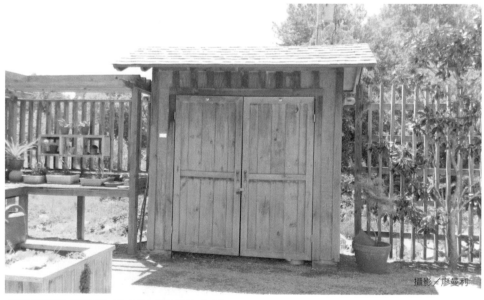

攝影/廖曼利

戶外園藝治療活動區的工具室外觀與內部。

5. 植栽

因為最早庭園的擁有者—Bob Bullington對於蒐集植物的愛好,因此Bullington Gardens可說是縮小版的植物園,裡面多樣的原生植物與外來植物,成為當地人們來到這裡逛花園的重要樂趣。不過在以操作園藝治療活動為主的戶外療癒庭園裡,大多種植常見的蔬菜,好讓亨德森縣立學校的智能障礙兒童能學習日常生活的食用蔬菜名稱;溫室則以多肉和觀賞類植物為主;在草本庭園(Herb Garden)裡,有一區專門種植可食或烹煮常用的植物,也是具有教育功能的展示區域。

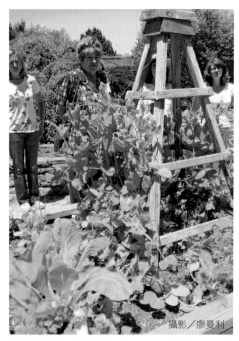

攝影/廖曼利

蔬菜和觀賞植物是Bullington Gardens的療癒庭園主要種植的植物。

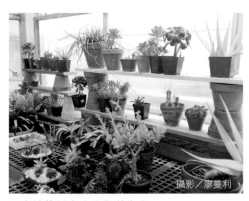

攝影/廖曼利

溫室植物以多肉和觀葉為主。

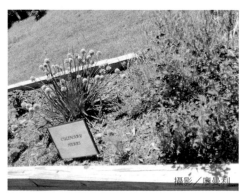

攝影/廖曼利

草本庭園中的煮食植物區。

6. 趣味性

在Bullington Gardens這個同時擁有原始林地與人造庭園的小型植物園裡，有非常多的物件可以被拿來創作使用。這裡的工作人員說，即使是智能障礙的特殊兒童或是青少年，他們的創意或偶爾天外飛來一筆的想法，也常令人驚艷。

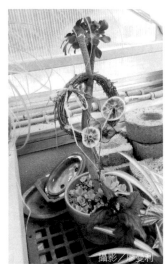 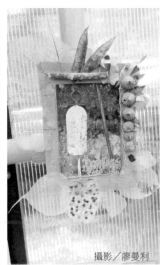 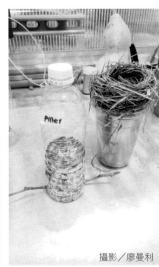

攝影／廖曼利　攝影／廖曼利　攝影／廖曼利

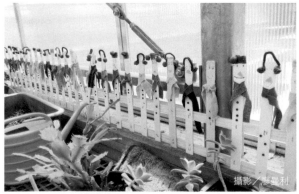 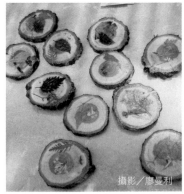

攝影／廖曼利　攝影／廖曼利

各式各樣的創作物件，讓觀賞者能感受自然的動力能量，也偶會莞爾一笑。

多面向的服務拓展全方位的可能

　　Bullington Gardens為亨德森縣內各式各樣的人們提供了全方位的服務：一般人來到這裡可以免費享受觀賞各式庭園的樂趣，並學習與植物有關或是園藝的相關知識；而亨德森縣立小學和中學需要特別關注的兒童青少年、社區特殊需求的成年人、高齡者或是失智症患者團體等，則是Bullington Gardens園藝治療方案設施的主要使用者，由編制內的美國園藝治療協會認證園藝治療師協助這些特殊的個案獲得技能的培養或是身心健康的促進。Bullington Gardens發揮了它廣大的力量，滿足了各種人的需求。可以想見的，這裡的個案種類雖然很多，在大自然裡所獲得的樂趣與感受或許不同，但相信那份感動與快樂的心，是相同的、也同樣難以言喻的---。大自然療癒力量之大，常從園藝治療或療癒庭園裡可窺見其一，Bullington Gardens就是一個很好的例子。

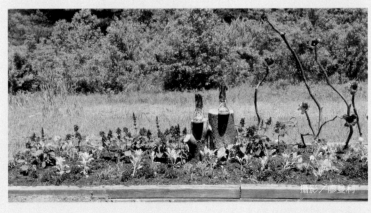

特殊兒童在工作人員帶領之下建造的一處庭園造景角落。

園藝治療基本功

作　　　者	廖曼利 、 翁晴韻
社　　　長	張淑貞
總 編 輯	許貝羚
美 術 設 計	關雅云
封 面 插 畫	林嘉卿
行 銷 企 劃	曾于珊 、 劉家寧

發 行 人	何飛鵬
事業群總經理	李淑霞
出　　　版	城邦文化事業股份有限公司　麥浩斯出版
地　　　址	115 台北市南港區昆陽街 16 號 7 樓
電　　　話	02-2500-7578
傳　　　真	02-2500-1915
購 書 專 線	0800-020-299

發　　　行	英屬蓋曼群島商家庭傳媒股份有限公司城邦分公司
地　　　址	115 台北市南港區昆陽街 16 號 5 樓
電　　　話	02-2500-0888
讀者服務電話	0800-020-299（9:30AM~12:00PM；01:30PM~05:00PM）
讀者服務傳真	02-2517-0999
劃 撥 帳 號	19833516
戶　　　名	英屬蓋曼群島商家庭傳媒股份有限公司城邦分公司

香港發行城邦〈香港〉出版集團有限公司

地　　　址	香港灣仔駱克道 193 號東超商業中心 1 樓
電　　　話	852-2508-6231
傳　　　真	852-2578-9337
E m a i l	hkcite@biznetvigator.com
馬新發行	城邦〈馬新〉出版集團 Cite(M) Sdn. Bhd.(458372U)
地　　　址	41, Jalan Radin Anum, Bandar Baru Sri Petaling,57000 Kuala Lumpur, Malaysia.
電　　　話	603-9057-8822
傳　　　真	603-9057-6622

製版印刷	凱林印刷事業股份有限公司
總 經 銷	聯合發行股份有限公司
電　　　話	02-2917-8022
傳　　　真	02-2915-6275
版　　　次	初版 3 刷 2024 年 6 月
定　　　價	新台幣 590 元／港幣 197 元

Printed in Taiwan　　著作權所有 翻印必究（缺頁或破損請寄回更換）

國家圖書館出版品預行編目（CIP）資料

園藝治療基本功／廖曼利, 翁晴韻著. – 初版. – 臺
北市：麥浩斯出版：家庭傳媒城邦分公司發行,
2019.07
　面；　公分
ISBN 978-986-408-499-9(平裝)
1.自然療法 2.園藝學
418.96　　　　　　　　　108008289